Beslenm[e ve]
Sağlık

Editör: Prof. Dr. Saime KÜÇÜKKÖMÜRLER

3. Baskı

PEGEM AKADEMİ

PEGEM AKADEMİ

Editör: Prof. Dr. Saime KÜÇÜKKÖMÜRLER

BESLENME VE SAĞLIK

ISBN 978-605-241-807-9
DOI 10.14527/9786052418079

Kitap içeriğinin tüm sorumluluğu yazarlarına aittir.

Pegem Akademi Yayıncılık, 1998 yılından bugüne uluslararası düzeyde düzenli faaliyet yürüten **uluslararası akademik bir yayınevi**dir. Yayımladığı kitaplar; Yükseköğretim Kurulunca tanınan yükseköğretim kurumlarının kataloglarında yer almaktadır. Dünyadaki en büyük çevrimiçi kamu erişim kataloğu olan **WorldCat** ve ayrıca Türkiye'de kurulan **Turcademy.com** tarafından yayınları taranmaktadır,indekslenmektedir. Aynı alanda farklı yazarlara ait 1000'in üzerinde yayını bulunmaktadır. Pegem Akademi Yayınları ile ilgili detaylı bilgilere http://pegem.net adresinden ulaşılabilmektedir.

1. Baskı: Ekim 2019, Ankara
3. Baskı: Şubat 2021, Ankara

Yayın-Proje: Şehriban Türlüdür
Dizgi-Grafik Tasarım: Müge Çetin
Kapak Tasarım: Pegem Akademi

Baskı: Vadi Grafik Tasarım ve Reklamcılık Ltd. Şti.
İvedik Org. San. 1420. Cad. No: 58/1
Yenimahalle/ANKARA
Tel: 0 312 395 85 71

Yayıncı Sertifika No: 36306
Matbaa Sertifika No: 47479

ÖN SÖZ

Yeterli ve dengeli beslenme sağlıklı bir yaşam sürdürebilmenin en önemli etmenlerinden biridir. Özellikle son yıllarda yapılan araştırmalar yeterli ve dengeli beslenme alışkanlığı kazananların, hastalıklara yakalanma olasılığının azaldığı veya hastalıklar ile daha kolay atlatabildiklerini göstermektedir.

Son yüzyılda beslenme bilim dalında yapılan araştırmalar, bilimsel verilere dayanarak elde edilen bilgilerin yeterli ve dengeli beslenmenin insan yaşam kalitesini arttırdığını göstermektedir. Yaşam kalitesi yüksek olan kişiler aynı zamanda etrafları ile uyumlu ilişkiler kurabilen ruh sağlığı yönünden oldukça iyi özellikleri olan kişilerdir.

Bu nedenle bu kitapta son yıllarda beslenme bilim dalında yapılan bilimsel araştırmalar incelenerek insanların sağlıklı yaşayabilmesi için gerekli olan temel besin öğeleri ve özelliklerine yer verilmiştir. Bu kitapta, beslenme bilim dalında insan sağlığını doğrudan etkileyen besin öğelerinden özellikle toplumda yaygın olarak görülen sağlık sorunlarına yer verilmiştir.

Günümüz gençlerinin bağımlılık konusunda bilinçlendirilmesi, yaşamlarının en önemli dönemlerinde karşılaşabilecekleri tehlikelerin farkında olabilmesi amacı ile bağımlılık alışkanlıkları, bağımlılığı etkileyen etmenler ve alınabilecek önlemler ayrıntılı olarak verilmeye çalışılmıştır.

Ergenlik dönemi ile birlikte gençlerin fizyolojik yapılarında da değişimler olmaktadır. Bu kitapta gençlerde ergenlik dönemi ile birlikte oluşan değişimler ve nedenleri ayrıntılı olarak verilmiştir. Cinsel gelişime paralel olarak karşılaşabilecek sağlık sorunlarına ve alınabilecek önlemler ayrıntılı olarak anlatılmıştır.

Sağlığın korunmasında ilkyardım bilgileri ve alınabilecek önlemler, insan yaşamında oldukça hayati bir önem sahiptir. Bu nedenle bu kitapta insan yaşamında karşılaşılabilecek sağlık sorunları göz önene alınarak, değişik kaza tiplerine göre yapılması gereken ilkyardım uygulamaları örneklerle birlikte gençlerin anlayabileceği bir dil ile anlatılmaya çalışılmıştır.

Hazırlanan bu kitabın gençlere doğru sağlıklı yaşam becerilerini kazandıracağı düşünülmektedir.

Kitap hazırlanırken mümkün olduğunca son yıllarda yapılan bilimsel araştırmalara dayanarak elde edilen veriler, kolay anlaşılabilir ve kolay uygulanabilir şekilde verilmeye çalışılmıştır.

Bu kitabın gençlere beslenme ve sağlıklı yaşam konularında yeni ve uygulanabilir bakış açıları kazandırabileceği düşünülmektedir.

Bu kitapta yer alan yazarlar, meslek hayatları boyunca bu tür dersleri üniversite eğitimi aşamasında değişik programlar altında dersler vererek birçok deneyimi olan kişilerdir. Yazarların ülkemiz gençleri ve özelliklerini çok iyi tanıması nedeniyle, seçilen üniteler ve ünitelerin içerikleri günümüz gençlerinin yaşamlarına olumlu katkılar sağlayacaktır.

Her ünite sonucunda yer alan soruların cevaplanması kitapta yer alan temel bilgilerin pekiştirilmesi açısından oldukça yararlı olacaktır.

Bölümler ve Yazarları

***Editör:** Prof. Dr. Saime KÜÇÜKKÖMÜRLER*

1. Bölüm: Beslenme Alışkanlıkları ve Beslenme Alışkanlıklarını Etkileyen Etmenler
Prof. Dr. Saime KÜÇÜKKÖMÜRLER - Gazi Üniversitesi

2. Bölüm: Karbonhidratlar
Prof. Dr. Saime KÜÇÜKKÖMÜRLER - Gazi Üniversitesi

3. Bölüm: Lipitler
Prof. Dr. Saime KÜÇÜKKÖMÜRLER - Gazi Üniversitesi

4. Bölüm: Proteinler
Prof. Dr. Saime KÜÇÜKKÖMÜRLER - Gazi Üniversitesi

5. Bölüm: Enerji Dengesi
Prof. Dr. Saime KÜÇÜKKÖMÜRLER - Gazi Üniversitesi

6. Bölüm: Su ve Elektrolitler
Prof. Dr. Saime KÜÇÜKKÖMÜRLER - Gazi Üniversitesi

7. Bölüm: Mineral Maddeler
Prof. Dr. Saime KÜÇÜKKÖMÜRLER - Gazi Üniversitesi

8. Bölüm: Vitaminler
Prof. Dr. Saime KÜÇÜKKÖMÜRLER - Gazi Üniversitesi

9. Bölüm: Günümüzde Yaygın Olan Kötü Beslenme Alışkanlıkları
Prof. Dr. Saime KÜÇÜKKÖMÜRLER - Gazi Üniversitesi

10. Bölüm: Gıda Katkı Maddeleri
Prof. Dr. Saime KÜÇÜKKÖMÜRLER - Gazi Üniversitesi

11. Bölüm: Sağlıklı Yaşam ve Egzersiz
Prof. Dr. Saime KÜÇÜKKÖMÜRLER - Gazi Üniversitesi

İÇİNDEKİLER

1. BÖLÜM
BESLENME ALIŞKANLIKLARI VE BESLENME ALIŞKANLIKLARINI ETKİLEYEN ETMENLER

2. BÖLÜM
KARBONHİDRATLAR

3. BÖLÜM

LİPİTLER

4. BÖLÜM
PROTEİNLER

5. BÖLÜM
ENERJİ DENGESİ

6. BÖLÜM
SU VE ELEKTROLİTLER

7. BÖLÜM
MİNERAL MADDELER

8. BÖLÜM
VİTAMİNLER

9. BÖLÜM
GÜNÜMÜZDE YAYGIN OLAN KÖTÜ BESLENME ALIŞKANLIKLARI

10. BÖLÜM
GIDA KATKI MADDELERİ

11. BÖLÜM

SAĞLIKLI YAŞAM VE EGZERSİZ

12. BÖLÜM

OBEZİTE İLE MÜCADELE

13. BÖLÜM

BÜYÜME VE GELİŞME

14. BÖLÜM
BAĞIMLILIKLA MÜCADELE

15. BÖLÜM
CİNSEL SAĞLIK

16. BÖLÜM
TRAFİK, AFET VE İLKYARDIM

TABLOLAR LİSTESİ

ŞEKİLLER LİSTESİ

1. BÖLÜM

BESLENME ALIŞKANLIKLARI VE BESLENME ALIŞKANLIKLARINI ETKİLEYEN ETMENLER

Prof. Dr. Saime KÜÇÜKKÖMÜRLER
Gazi Üniversitesi

İnsanların sağlıklı yaşayabilmesi için doğumdan itibaren yaşamı boyunca temel gıda maddelerine ulaşabilmesi gerekir. İnsanların yaşamını sürdürebilmesi için gerekli olan temel gıda maddeleri insanların fizyolojik gereksinimlerine karşılayabilecek nitelikte olmalıdır. Fizyolojik gereksinimleri karşılanan kişiler psikolojik olarak ta rahat ve çevresi ile uyum içindedirler.

Hayatımız boyunca her zaman, farkına varmadan sürekli olarak yaşamımızı doğrudan etkileyen kararlar vermekteyiz. Bu kararlar yaşamımızı, olumlu veya olumsuz yönlerde etkileyerek yön vermeye devam etmektedir.

Yaşamımıza yön veren kararlar içerisinden yaptığımız seçimler yıllar boyu devam ederek kişisel alışkanlıklara dönüşmektedir. Bu kişisel alışkanlıklar içinde beslenme alışkanlıklarının yeri oldukça önemlidir.

Beslenme alışkanlıkları çocukluk döneminden başlayan deneyimlerle tüm yaşantımıza hayatımız boyunca yön vermeye devam etmektedir. Bu alışkanlıklar yararlı alışkanlıklar olarak hayatımıza yön verebildiği gibi, bazen de hayatımıza olumsuz yönlerde etkili olabilmektedir.

İyi beslenme alışkanlıkları sağlıklı bir yaşam sürmemize katkı sağlar. Fiziksel olarak sağlıklı olan kişiler toplum içinde uyumlu, başarılı aynı zamanda sağlık sorunları oldukça az olan kişilerdir.

İyi beslenemeyen veya kötü beslenme alışkanlığı olan kişiler ise topluma uyum sağlayamayan, sürekli sağlık sorunları ile uğraşan kişilerdir. Toplumda yaygın olarak görülen hastalıklar genellikle yaşam boyunca yetersiz ve dengesiz beslenme alışkanlıkları ile doğrudan ilgilidir.

Toplumlarda yaygın olarak görülen kronik hastalıklar, kanserler, kalp damar hastalıkları, vb., kötü beslenme alışkanlıkları ile doğrudan ilişkilidir. Psikolojik ve ruhsal sorunlar da çoğu kez, beslenme sorunları ile doğrudan ilişkilidir. Dünyada bazı insanlar sağlıklı gıdalara hiç ulaşamadan yaşamlarını sürdürmeye çalışırken, bazıları da sadece kötü seçimler nedeniyle sağlıklarını kaybedebilmektedirler.

Sağlıklı gıda maddesinin insan yaşamına olan katkısının bilinmesi oldukça önemlidir. İnsanların gıda tercihleri hayatlarını doğrudan etkilemektedir. Doğru beslenme alışkanlıkları ile insanlar, yaşamlarını olumlu yönde sürdürebilir. Gıdaların özelliklerini tanıyarak doğru seçimler yapabilmek insanlar için eğlenceli bir yaşam felsefesi haline de gelebilir.

GIDA MADDESİ TERCİHİNİ ETKİLEYEN ETMENLER

İnsanların ne zaman, hangi gıda maddelerini, nasıl yiyeceği yıllarca oluşan deneyimleri sonucunda şekillenerek kişiye özgü özellikler haline gelmektedir. Toplumsal, çevresel koşullar vb. etmenler farkında olmadan alışkanlıklarımıza yön vermektedir. Gıda seçimlerimizi etkileyen etmenler alışkanlıklarımıza değişik şekillerde yönlendirmektedir.

Kişisel Özellikler

Hoşlandığımız veya hoşlanmadığımız gıdalara karşı tavrımızı belirleyen birçok etmen bulunmaktadır.

Genetik olarak gelişen tat alma duyusu gıda seçimlerini etkileyen en önemli etmenlerin başında gelmektedir. Tat alma duyusu embriyo döneminden itibaren hayatımız boyunca şekillenmeye devam etmektedir.

Tatlı, tuzlu, acı, ekşi tat kavramları doğrudan yaşamımız boyunca edindiğimiz beslenme alışkanlıklarını doğrudan etkilemektedir. Hoşlandığımız veya hoşlanmadığımız tat deneyimleri beslenme alışkanlıklarımıza yön veren en önemli etmenlerdendir. Yaşamımız boyunca tat alma duyusu deneyimlerimiz ile kendimize özgü tat kavramı oluşturmaktayız.

Toplumlarda alışkanlık haline gelen gıda maddeleri de tat alma duyusunun gelişimine yön vermektedir. Son yapılan araştırmalar tat alma duyusu (dil ve ağız içi), koku (burun), işitme duyusu (kulak), görme duyusu (göz) ve dokunma duyusunun (el) birlikte çalıştığını göstermektedir. Gıda tercihleri genellikle beş duyu organı ile yapılmaktadır.

Duyuşşal değerlendirme (Sensory yöntemi) adı verilen bu tip değerlendirmeler ile daha önceden kazandığımız deneyimlerle, gıdalar hakkında karar vererek, gıda tercihlerini ve gıda tüketimlerini gerçekleştirmekteyiz.

Alışkanlıklar

Alışkanlıklar farkında olmadan gıda tercihimizi etkileyen en önemli etmenlerden biridir. Sabah kahvaltısı, çay, zeytin, peynir, ekmek kavramı, öğle yemeği, çorba, ana yemek, devam eden akşam yemeği gibi standart haline getirdiğimiz kavramlar, gıda tercihimizi etkileyen önemli etmenlerdendir. Gıda seçimlerimizde temel öğünlere göre oluşturduğumuz kavramların etkisi oldukça fazladır.

Gelenek ve Görenekler

Toplumların alışkanlıklarına yön veren etmenlerden birisi de gelenek ve göreneklerdir. Bayram yemekleri, düğün yemekleri, ziyafet yemekleri, kutlamalar gibi alışkanlıklar beraberinde özel gıdalara yer verilmesi gibi alışkanlıklarımızı da etkilemektedir. Kandil simidi, bayram baklavası, aşure, yas helvası vb. toplumlarda özel günlerde, kutlamalarda özel gıda maddeleri hazırlanmaktadır. Bu tür gelenek ve görenekler beslenme alışkanlıklarımız üzerinde oldukça etkilidir.

Sosyal İlişkiler

Birçok insan mutlu veya güzel olayları kutlarken yemek yemekten hoşlanmaktadır. Kutlamalar sırasında çoğu kez yiyecek, içecek vb.ikramlar beraber yapılmaktadır. Doğum günü kutlamaları, bebeğin dişinin çıkması vb. hoşa giden bir olayın kutlanması gibi etkinlikler aynı zamanda, özel yiyecekler ve içecekler gibi gıda maddelerinin tüketildiği veya kutlamanın özelliğine göre ikram edildiği faaliyetler olarak algılanmaktadır.

Kullanılabilirlik, Ekonomiklik, Uygunluk

Yaşam koşullarına bağlı olarak insanlar kolay ulaşılabilen, hazırlanabilen aynı zamanda fiyatı bütçesine en uygun gıda maddelerini tercih etmeye çalışmaktadırlar. Bu tür etmenler insanların gıda maddesi tercihini de etkileyen önemli etmenlerden biridir. Kısa sürede hazırlanan yarı-hazır gıda maddeleri, konserveler, kısa sürede pişirilebilen gıda maddeleri, hazır soslar, yoğunlaştırılmış içecekler insanların beslenme alışkanlıkları üzerinde oldukça etkili olmaktadır.

Olumlu veya Olumsuz Gıda Deneyimleri

İnsan yaşamında hoşlanılan veya hoşlanılmayan gıda maddeleri genellikle geçmişteki deneyimleri ile ilgilidir. Geçmişte hiç hoş olmayan kötü izlenim bırakan, gıda zehirlenmesi veya sindirim kanalı sorunları, gıda maddesi alerjisi vb. yaşama neden olan gıda maddeleri alışkanlık kavramı içinde değerlendirilmez.

Çocukluk döneminde ödül veya ceza amaçlı kullanılan gıdalar da insanlarda olumlu veya olumsuz etkilere neden olarak beslenme alışkanlıklarında yer alması veya almaması gibi sonuçlara neden olabilir.

Duygusal Rahatlama

Birçok insan can sıkıntısından, depresyondan kurtulmak amacı ile yemek yemektedir. Bu tip kişiler arkadaşları ile beraberken değil, çoğu kez yalnız başına yemek yemeği tercih etmektedirler. Evde ve özellikle geceleri kendilerini rahatlattığını düşündüğü gıda maddeleri veya içecekleri tercih ederek ruhsal yönden rahatlamayı amaçlamaktadırlar.

Bu tür duygusal değişimleri olan kişiler, yalnızlık duygusu ile birlikte, genellikle karbonhidrat açısından zengin olan gıdaları tüketmektedirler. Bu tür beslenme alışkanlığı uzun süreli olduğunda çoğunlukla kilo artışı veya obeziteye zemin hazırlamaktadır. Bu durum aynı zamanda, temel besin öğeleri eksikliğine yol açarak, sağlık sorunlarına neden olmaktadır.

Değer Yargıları

Dini inançlar, politik görüşler, çevresel veya doğaya karşı duyarlılıklar da beslenme alışkanlıklarını etkileyen etmenlerdir. Müslümanlar ramazanda oruç tutmak, domuz eti yememek, vejeterjanlar da olduğu gibi hayvansal kaynaklı gıda maddeleri tüketmemek vb. değer yargıları beslenme alışkanlıklarını etkilemektedir.

Vücut İmajı

Fiziksel görünüm ve imaj kavramı beslenme alışkanlıkları üzerinde etkili olmaktadır. Gıda maddesi seçiminde kalori değeri yüksek olanların seçilmemesi veya katkı maddesi içerenlerin tercih edilmemesi vb. etmenler gıda maddeleri tercihinde oldukça önemli etmenlerdendir.

BESLENME

İnsanlar değişik etmenlerin etkisi altında kendine uygun gıda maddelerini seçerek beslenmeye çalışmaktadırlar. Gıda üretimleri ile uğraşan gıda üreticileri, firmalar, restoranlar gibi işletmeler, sağlık ve beslenme konularında çalışanlar sağlıklı beslenme alanları konularında değişik yaş ve gruplara rehberlik etmektedirler.

Son yıllarda sağlıklı beslenme ve sağlıklı besin maddeleri konularında çok fazla sayıda araştırma yapılmaktadır. Bu tür araştırmalardan elde edilen sonuçların paylaşılması, yeni tarifelerin geliştirilmesi, teknoloji alanındaki yenilikler gibi etmenler beslenme alışkanlıkları üzerinde etkili olabilmektedir.

Tüketiciler genellikle sağlıklı ve yeni gıda maddelerine karşı oldukça duyarlılar. Gıda maddelerinin fiyatı, depolanabilme koşulları, hazırlanabilme kolaylığı gibi etmenler gıda maddelerinin tercihini etkilemektedir.

Gıda maddesi tercihinde gıda maddelerinin tadı, hoşlanılan gıda maddeler olması, alışılan gıda maddeleri olması, kolay hazırlanabilmesi, ucuz olması gibi etmenler oldukça önemlidir. Bunun yanında gıda maddelerinin besin değeri, gıda maddelerinin bileşimleri oluşturan besin öğeleri ve özellikleri oldukça önemlidir.

Besin Öğeleri

Gıda maddelerinin bileşiminde değişik özelliklerde ve değişik miktarlarda besin öğeleri bulunmaktadır. İnsan vücudunun sağlıklı olarak çalışabilmesi için bu besin öğelerine gereksinim vardır. Besin öğeleri vücudun yapısında bulunan dokuların ve organların düzenli olarak çalışabilmesi için gerekli olan temel elementlerdir.

Besin öğeleri insan vücudunda moleküllere, atomlara kadar parçalanarak devamlı hareket halindedir ve değişime uğramaktadır. Bu şekilde vücuttaki organların gelişmesi ve yenilenmesi sağlanmış olur. Doğumdan itibaren bütün hücreler yaşam süreci içinde sürekli değişime uğrar, hücreler devamlı olarak yenilenir. Cilt yüzeyinde bulunan vücut sıcaklığının korunmasında görev alan yağ hücreleri bile sürekli olarak her yıl değişime uğramaktadır.

Hemoglobin kırmızı kan hücrelerinin yapısında bulunan proteindir. Hemoglobinin görevi akciğerlerden alınan oksijenin dokulara taşınmasını sağlamaktır. Bir molekül hemoglobin proteini dört molekül oksijen taşır. İnsan vücudunda bulunan milyarlarca hücrenin her birinin korunması, tamiri ve yenilenebilmesi için oksijene ihtiyaç vardır. Bu kadar önemli görevleri olan hemoglobinin yenilenebilmesi 120 günde gerçekleşirken, sindirim kanalının iç yüzeyinde, besin öğelerinin emiliminde görevli olan hücreler her 3 günde bir yenilenmektedir.

Bu tür biyokimyasal süreçler insan vücudunda sürekli olarak devam etmektedir. Gıda maddelerinin bileşiminden sağlanan enerji yardımı ile besin öğeleri kullanılarak hücreler görevlerini yerine getirmeye devam etmektedir.

Bu nedenle besin öğelerinin insan vücudundaki etkilerinin bilinmesi oldukça önemlidir. Besin öğelerinin tek başına insan vücudunda özel görevleri olabildiği gibi bazen de birbirlerini tamamlayıcı yönde etkili olabilmektedir. Örneğin kalsiyum, kemik ve dişin temel yapısını oluşturmaktadır. Bunun yanında gıdaların bileşiminde bol miktarda bulunan C vitamini ise kalsiyumun kemiklerde kullanımını sağlamlaştırıcı yönde etkili olmaktadır.

BESİN ÖĞELERİNİN SINIFLANDIRILMASI

Besin öğelerinin değişik şekillerde sınıflandırılabilmesi mümkündür. Besin öğeleri elde edildikleri kaynağa göre organik veya inorganik olarak tanımlanabilir.

İnorganik Besin Öğeleri

İnorganik besin öğeleri içinde en yaygın olarak bulunanlar mineral maddelerdir. Her mineral madde kimyasal bir elementten oluşmuştur. Kimyasal elementlerin atomlarının her biri değişik ortamlarda bile birbirine benzemektedir. Örneğin; demir elementi (Fe), gıda maddesinin bileşiminde, gıda maddesi pişerken, sindiriminde, kırmızı kan hücrelerinin yapısında, kullanımında, vücuttan atılımında da demir elementinin yapısında bir değişiklik olmamaktadır.

Demir gibi kalsiyum, fosfor, magnezyum, potasyum, çinko vb. mineral maddeler gıda maddelerini bileşiminde yaygın olarak bulunmaktadır. Bu tür mineral maddelerin insan vücudunda birçok biyokimyasal sürecin gerçekleşmesinde önemli görevleri bulunmaktadır.

Organik Besin Öğeleri

Karbonhidratlar, lipitler (yağlı bileşikler), proteinler ve vitaminler organik bileşiklerdir. Bu tür bileşiklerin yapısı, inorganik bileşiklerden daha komplekstir. Bu grupta yer alan bileşiklerin en önemli özelliği canlı hücrelerden oluşmasıdır. Çoğunlukla bileşimlerinde karbon (C) elementi bulunur. Karbon elementine ilave olarak yapılarında çoğunlukla hidrojen (H), oksijen (O) molekülleri de bulunmaktadır. Organik bileşikleri aynı zamanda yaşayan canlı bileşikler olarak da tanımlamak mümkündür. Proteinlerin ve bazı vitaminlerin bileşiminde diğer elementlere ilave olarak nitrojen (N) elementi bulunmaktadır.

Besin öğeleri kullanım amaçlarına göre zorunlu olan (elzem olan) veya zorunlu olmayan (elzem olmayan) besin öğeleri olarak da sınıflandırılmaktadır.

Elzem Olan Besin Öğeleri

Bazı besin öğeleri insan vücudu tarafından üretilemediği için mutlaka gıda maddeleri ile alınması gerekmektedir. Proteinlerin yapı taşını oluşturan aminoasitlerin bazıları insanlar tarafından üretilememektedir. İnsan organizmasının sağlıklı çalışabilmesi için gerekli olmayan bileşikler aynı zamanda elzem olmayan bileşikler olarak tanımlanmaktadır.

Elzem Olmayan Besin öğeleri

İnsan organizmasının sağlıklı çalışabilmesi için gerekli olmayan bileşikler aynı zamanda elzem olmayan bileşikler olarak tanımlanmaktadır.

Alkol içeriği yüksek olan içecekler,

Fitokimyasallar (bitkilerin bileşiminde aktif olarak bulunan kimyasal bileşenler).

Pigmentler (bitkilerin bileşiminde bulunan, bitkilere değişik renkleri veren moleküller).

Katkı maddeleri (gıdaların daha uzun süre bozulmadan kalmasını sağlamak amacı ile teknolojik işlemler sırasında ilave edilen maddeler) vb.

İnsanların yaşamlarını sürdürebilmesi için mutlaka tüketilmesi zorunlu olmayan, elzem olmayan besin öğeleri olarak tanımlanmaktadır.

Elzem Olmayan Besin öğeleri İnsan organizmasının sağlıklı çalışabilmesi için gerekli olmayan bileşikler aynı zamanda elzem olmayan bileşikler olarak tanımlanmaktadır.

Besin öğeleri enerji veren ve enerji vermeyen besin öğeleri olarak da sınıflandırılabilir.

Enerji Vermeyen Besin Öğeleri

Vitaminler ve mineral maddelerin vücutta metabolizması sonucunda enerji oluşmaz. Bu nedenle bu tip besin öğeleri aynı zamanda enerji değeri olmayan besin öğeleri olarak da tanımlanır. Su da enerji değeri olmayan ancak, insan yaşamı için oldukça önemli bir maddedir.

Enerji Veren Besin Öğeleri

İnsan vücudunda proteinler, lipitler (yağlar ve yağlı bileşikler) ve karbonhidratlar vb. organik bileşikler aynı zamanda enerji değeri olan bileşiklerdir. Bu tip moleküllerin biyolojik olarak yakımı sonucunda ortaya çıkan enerji kalori olarak tanımlanır. 1 gr. protein ve 1 gr. karbonhidratın vücutta metabolizması sonucunda ortaya çıkan enerji 4 kalori iken, 1 gr. yağ vücuttaki metabolizması sonucunda 9 kalori vermektedir.

GIDA MADDELERİNDEN SAĞLANAN ENERJİNİN HESAPLANMASI

Bir gıda maddesinin enerji değeri bileşiminde bulunan protein, karbonhidrat ve yağ miktarına göre değişir. Proteinin ve karbonhidratın 1 gramının insan vücudunda metabolize olması sonucunda 4 kalorilik enerji oluşur. Buna karşın 1 gram yağın metabolize olması sonucunda 9 kalorilik enerji oluşmaktadır.

Buna karşılık alkol enerji kaynağı olmasına rağmen besin öğesi değildir. Fakat insan vücudunda metabolize olması sonucunda 1 gram alkol, 7 kalori değerinde enerji vermektedir.

Gıda maddelerinin enerji değerlerinin tanımlanmasında en fazla enerji değerinin kaynağı dikkate alınarak tanımlama yapılır. Etin bileşiminde önemli oranlarda sırası ile su, protein, vitaminler ve mineral madddeler bulunmaktadır. Örneğin; etin bileşiminde protein miktarı fazla olduğundan, et proteininden gelen enerji diye tanımlanır.

Ekmeğin bileşiminde sırası ile karbonhidrat, su, protein, vitaminler ve mineral maddeler bulunur. Ekmeğin bileşiminde enerji değeri en fazla olan ve en fazla bulunan besin öğesi karbonhidratlardır. Bu nedenle ekmeğin bileşimindeki karbonhidratlardan kaynaklanan enerji olarak tanımlanır.

Bu kuralların dışında enerji değeri yüksek olan gıda maddeleri de bulunmaktadır. Örneğin çay şekeri, saf karbonhidrat kaynağıdır. Şekerin bileşiminde %1-2 oranında nem (su) bulurken, bunun dışında sadece karbonhidrat bulunmaktadır. Şekerlerin bileşiminde karbonhidrat ve nem dışında vitaminler ve mineral maddeler bulunmaz. Bu nedenle bu tür gıda maddeleri aynı zamanda boş veya saf kalori kaynağı olarak adlandırılır.

Yemeklik yağlar da enerji değerleri oldukça yüksek olan gıda maddeleridir. Yağların bileşiminde %0,5-1 oranında nem (su) bulunur. Bunun dışında kalan kısım sadece yağ molekülüdür. Yemeklik yağların bileşiminde bunlardan başka ADEK vitaminleri, yani yağda eriyen vitaminler bulunur. Tereyağının bileşiminde ise %10 oranında süt artığı bulunmaktadır. Tereyağının yıkanması sonucunda elde edilen sade yağın bileşiminde ise bu su oranı %3-5 kadar azalmaktadır.

İnsan Vücudu Açısından Enerjinin Önemi

İnsan vücudunda enerji tüm fiziksel ve biyokimyasal bütün süreçlerde temel yakıt hammaddesi olarak kullanmaktadır. Gıda maddelerinin tüketilmesi sonucunda insan vücudunda proteinler, karbonhidratlar ve yağların parçalanması sonucunda enerji oluşmaktadır. Ortaya çıkan enerji beyin ve sinir sistemi, adele dokusu vb. dokuların çalışabilmesini sağlar. Aynı zamanda bu organların ortaklaşa çalışabilmesi sonucunda enerji oluşmaktadır.

Bu nedenle enerji insanların temel yakıt kaynağıdır. Özellikle enerjinin bir kısmı vücutta adele dokularında yedek enerji kaynağı olarak depolanmaktadır. Bu depolanan enerji özellikle yoğun ve uzun süreli enerji gerektiren sporlar açısından oldukça önemlidir.

Her gün harcadığımız enerjiden fazlasınının alınması sonucunda, iç organların etrafı ve cilt altı dokuda yağ molekülleri depolanmaya başlar. Bu tip yağlar vücut yağı olarak tanımlanır.

Özellikle öğünler arası ve gece yatmadan önce tüketilen enerji değeri yüksek içecekler ve enerji değeri yüksek gıda maddelerinin depo enerji kaynağına dönüşmesi kolaylaşmaktadır. Bu tip beslenme alışkanlıkları, önce kilo artışına neden olur. Bu tür alışkanlıkların devam etmesi ve beraberin de pasif yaşam alışkanlığının olması ile obeziteye (aşırı şişmanlık) zemin hazırlar.

Son yıllarda beslenme alanında yapılan bilimsel araştırmalar yaşamın her aşamasında nasıl beslenmemiz konusunda rehber olacak verilere ulaşmamızı sağlamaktadır.

DOĞAL VE SAĞLIKLI BESLENME

Doğal ve sağlıklı beslenme vücudun sağlıklı olarak çalışabilmesi için gerekli olan enerji ve besin öğelerinin yeterli ve dengeli bir şekilde alınabilmesidir.

Beslenme alanı, organların sağlıklı çalışabilmesi için hangi tür besin öğelerinin, ne miktarlarda, nasıl alınması ve kullanılması konusunda çalışmalar yürüten bir bilim dalıdır. Bilimsel verilere dayanılarak düzenlenen beslenme alışkanlıkları öncelikle kişisel sağlık ve dolayısıyla toplum sağlığının korunması ve sürdürülebilmesi açılarından oldukça önemlidir.

Beslenme bilim dalı kendisini destekleyen birçok bilim dalı ile birlikte çalışarak çok yönlü şekilde insanların beslenme alışkanlıklarına katkı sağlamayı amaçlayan bır bilim dalıdır. Beslenme bilimi biyoloji, fizyoloji, immünoloji(bağışıklık bilimi), biyokimya, eğitim, psikoloji, sosyal psikoloji vb. birçok bilim dalı ile birlikte çalışmaktadır.

Yetersiz ve dengesiz beslenme durumunda vücut organları fonksiyonlarını normal olarak yerine getiremez. Eğer yetersiz beslenme çok uzun süreli devam ediyorsa besin öğeleri eksikliklerine bağlı birçok hastalık ortaya çıkabilir veya uzun süreli açlık ve yetersiz beslenme ölüme yol açabilir.

Günlük yaşamdaki tüm faaliyetlerimiz yürüyebilmek, düşünebilmek, yemek yiyebilmek için sağlıklı ve dengeli beslenmek gerekir. Sağlıklı olan kişiler günlük yaşamlarını dengeli ve düzenli bir şekilde yürütebilir. Yaşam amaçlarımız sağlıklı olduğumuzda gerçekleşebilir.

SAĞLIKLI BESLENMEDE GIDA MADDELERİNİN ÖNEMİ

Gıda maddelerinin bileşiminde bulunan besin öğeleri ve gıda maddelerinin sindirimi sonucunda oluşan enerji insanların sağlıklı olarak yaşayabilmesini sağlar. Gıda maddelerinin bileşiminde bulunan besin öğeleri insanların büyüme ve gelişme, aktif ve sağlıklı olma, hareket etme, çalışma, düşünme ve öğrenme vb. aktivitelerin iyi bir şekilde yerine getirebilmesini sağlar.

Sağlıklı Beslenme İçin Gerekli Olan Temel Besin Öğeleri

Temel besin öğeleri beş ana grup altında toplanabilir.

- Karbonhidratlar
- Lipitler (Yağlar)
- Proteinler
- Vitaminler
- Mineral maddeler

Gıda maddelerini tükettiğimizde bu temel besin öğelerinden yararlanarak sağlıklı bir şekilde yaşamımızı sürdürebilmek mümkündür.

Çalışma Soruları

1. Kişisel özelliklerin gıda tercihine etkisini örneklerle açıklayınız.
2. Alışkanlıkların gıda tercihine etkisini örneklerle açıklayınız.
3. Gelenek ve göreneklerimizin gıda alışkanlıklarımıza etkisini örneklerle açıklayınız.
4. Gıda deneyimlerinin yeme alışkanlıkları üzerine etkisini örneklerle açıklayınız.
5. Değer yargılarımızın yeme alışkanlıkları üzerine etkilerini açıklayınız.
6. Besin maddesi ve besin öğesi ne demektir? örnek vererek açıklayınız.
7. Organik besin öğeleri nelerdir? örnek vererek açıklayınız.
8. İnorganik besin öğeleri nelerdir? örnek vererek açıklayınız.
9. Enerji veren ve enerji vermeyen besin öğelerini tanımlayınız.
10. Enerjinin insan yaşamı açısından önemini açıklayınız.
11. İnsan yaşamı için gerekli olan temel besin öğeleri nelerdir? tanımlayınız.

Kaynaklar

Alexandra Bargiota A. at al., (2003). Eating Habits and Factors Affecting Food Choice of Adolescents Living in Rural Areas. *Hormones,* 12(2):246-253.

Delores C., S. James., (2004). Factors Influencing Food Choices, Dietary Intake, and Nutrition-Related Attitudes Among African Americans:Application of a Culturally Sensitive Model *Ethnicity & Health* 9(4):349–367.

Harcastle SJ, et al., (2015). Food Choice and Nutrition: A Social Psychological Perspective. *Nutrients,* 7, 8712–8715; doi:10.3390/nu7105424.

Higgs S., Thomas J., (2016). Social Influences on Eating. *Current Opinion in Behavioral Sciences* 9, 1-6 https://doi.org/10.1016/j.cobeha.2015.10.005.

Sheima Al-Adili., (2018). Food Choıces and Factors That Affects Food Choıces among Immıgrants From Iraq Resıdent In Sweden. *A quantitative study. Master Thesis in Food Science.*

2. BÖLÜM

KARBONHİDRATLAR

Prof. Dr. Saime KÜÇÜKKÖMÜRLER
Gazi Üniversitesi

KARBONHİDRATLARIN OLUŞUMU

Karbonhidratlar vücudun çalışması için gerekli olan temel enerji ve posa (lif) kaynağıdır. Karbonhidratlar doğada klorofil bakımından zengin bitkilerin güneş enerjisini kullanarak fotosentez sonucunda oluşmaktadır. Klorofil bakımından zengin olan canlılar ışık enerjisini kullanarak organik bileşikleri üretmektedir. Bitkiler havadan karbondioksit ve topraktan suyu kullanarak güneş ışınları yardımı ile bünyelerinde glikoz molekülünü oluşturmaktadırlar. Bu olaya fotosentez adı verilmektedir (Şekil 1).

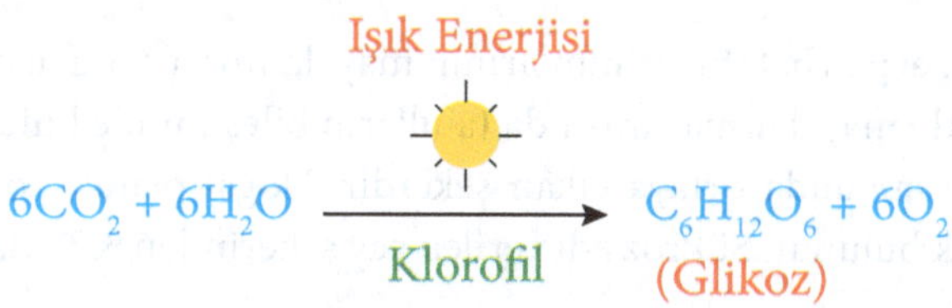
Işık Enerjisi
$6CO_2 + 6H_2O \rightarrow C_6H_{12}O_6 + 6O_2$
Klorofil
(Glikoz)

Şekil 1. Karbonhidratların Oluşumu (Fotosentez)

Karbonhidratlar C, H, O moleküllerinden oluşmuşlardır. Karbonhidratlar özelliklerine göre nişastalar ve şekerler olmak üzere iki grupta toplanır.

Temel karbonhidrat kaynakları, nişastadan zengin olan gıda maddeleri pirinç, buğday, mısır ve patates vb. gıda maddeleridir. Bileşiminde nişasta bulunmayan tahılların karbonhidrat oranı daha azdır. Şekerden zengin gıda maddeleri ise meyveler, bal, şeker vb. gıda maddeleridir.

Şekerler kolay çözünebilen ve zor çözünebilen şekerler olarak iki grupta sınıflandırılabilir.

Şekerlerin Sınıflandırılması

Karbonhidratlar

Monosakkaritler (tek şekerler): Glikoz, früktoz, galaktoz.

Disakkaritler (iki şekerler) : Sükroz, maltoz, laktoz

Polisakkaritler (çok şekerler) : Nişasta, posa(lif)

Disakkaritler

Çay şekeri: Sükroz → Glikoz + früktoz

Süt şekeri: Laktoz → Glikoz + galaktoz

Malt şekeri: Maltoz → Glikoz + glikoz

Basit şekerler iki şeker molekülünün birleşmesi ile oluşmuş şekerlerdir. Genellikle doğada yaygın olan şekerlerdir. Basit şekerlerden en yaygın olanı sükroz veya sakkaroz adı ile anılan çay şekeridir. Bu tip şekerler suda hızlı bir şekilde çözünür. Bu tip şekerlerin bileşiminde bulunan glikoz molekülü sindirim sırasında hızlı bir şekilde çözünerek, kana geçer. Kan şekeri glikoz bu duruma örnek olarak gösterilebilir.

Süt şekeri olarak da adlandırılan laktoz glikoz ve galaktozdan oluşmuştur. Sadece süt ve süt ürünlerinin bileşiminde bulunan şekerdir. Tatlılık derecesi çok az olan şekerdir.

Malt şekeri arpa vb. tahıl tohumlarının mayalanması sonucu ortaya çıkan şekerdir. Genellikle mayalanma sırasında tahılların bileşiminde bulunan nişastanın parçalanması sonucunda ortaya çıkan şekerdir. Doğal olarak doğada genellikle çok nadir olarak bulunur. Sükroz adı verilen çay şekerinden %30 daha az tadı olan bir şekerdir.

Şekerlerin Tatlılık Dereceleri

Şekerlerin tatlılık derecesinin hesaplanmasında sakkaroz(pancar şekeri) esas olarak alınır.

Tablo 1. Şekerlerin, Sakkaroza Oranla Tatlılık Derecelerinin Karşılaştırılması (%)

Şeker	%
Sakkaroz (Glikoz + früktoz)	100
Glikoz	74
Früktoz	173
Maltoz (Glikoz + glikoz)	33
Laktoz (Glikoz + galaktoz)	16

Tablo 1'de de görüldüğü gibi tatlılık derecesi en fazla olan şeker monosakkarit olan früktozdur. Früktoz meyve şekeri olarak da bilinmektedir. Suda çok kolay çözünebilen bir şeker türüdür. Früktoz yaygın olarak bal, ağaçlardan elde edilen meyveler (kiraz elma üzüm vb.), dutsu meyveler (dut, yaban mersini, böğürtlen, ahududu vb.) kavun, karpuz, patates vb. bazı kök sebzelerde bulunmaktadır.

Tatlılık derecesi en az olan süt şekeri laktozdur. Çay şekerinin bileşiminde bulunan früktozun oranı ise oldukça fazladır. Monosakkaritler çok hızlı bir şekilde kana karışırken, molekül sayısı arttıkça karbonhidratların çözünmesi zorlaşır. Çay içine ilave edilen şekerin hızlı bir şekilde dağılması gibi monosakkaritlerin su içinde hızlı bir şekilde çözünmesinden kaynaklanmaktadır. Tablo 1'de görüldüğü gibi, özellikle maltoz ve laktozun tatlılık derecesi sakkaroza göre oldukça azdır.

Sindirim sırasında da glikoz molekülü suyun bileşiminde, oldukça hızlı bir şekilde çözünür. Bu şekilde kan yolu dolaşımı yardımı ile enerji oluşturmak için tüm hücrelere dağılır. Glikoz hücrelere taşındıktan sonra enerji amacı ile kullanılmaz ise hücrelerin yapısında yedek enerji olarak depolanır. Özellikle kas dokularında glikoz molekülü **glikojen** çevrilerek depolanır. Tekrar hücre enerjiye ihtiyaç duyduğunda glikojen, glikoz molekülüne dönüşerek enerji vermek amacı ile yedek enerji olarak kullanılmaktadır.

Polisakkaritler (Kompleks Karbonhidratlar)

Polisakkaritler çok sayıda monosakkaritin birleşmesi ile oluşmuş, oldukça büyük moleküllerdir. İnsan vücudunda depolanan glikojen bir polisakkarittir. Bitkilerin bileşiminde bulunan nişasta ve posa (lif) da polisakkarittir.

Glikojen

Glikojen sadece hayvansal kaynaklı gıda maddelerinin bileşiminde oldukça sınırlı miktarlarda bulunmaktadır. Glikojen karbonhidrat kaynağı değildir. Fakat hayvansal dokularda hayati önemi bulmaktadır. Hayvansal dokuların canlılığını sürdürmesi glikojen sayesinde gerçekleşir. Hayvansal dokuların enerjiye ihtiyacı olduğunda hormonların enerji salımını teşvik etmesi sonucunda, karaciğer ve adele dokusunda depolanmış olan glikojen glikoz molekülüne dönüşerek kullanılır. Glikojen hayvansal dokularda acil enerji kaynağı olarak kullanılmaktadır.

Nişasta

Glikoz hayvansal dokularda yedek enerji olarak depolandığı gibi, bitkilerin bileşiminde de yedek enerji olarak depolanmaktadır. Hayvansal kaynaklı dokularda glikojen olarak depolanan glikoz, bitkisel kaynakların bileşiminde nişasta olarak depolanmaktadır. Nişasta yüzlerce binlerce glikoz molekülünün birleşmesi ile oluşmuştur. Buğday, pirinç, patates, bezelye, fasulye gibi daha sonra kurubaklagillere dönüşen sebzeler ve kurubaklagillerin bileşiminde nişasta molekülleri bol miktarda bulunmaktadır. Kök ve yumru sebzelerde bitkinin yedek enerji olarak depolanmaktadır. Nişasta molekülleri sadece bitkisel kaynaklı dokularda bulunur.

En zengin nişasta kaynakları; pirinç, buğday, mısır, kurubaklagiller ve patatesdir.

Posa (lif)

Posa, bitkilerin destek dokusudur. Sebzeler, meyveler ve kurubaklagiller posa yönünden zengin gıda maddeleridir. Posa nişastadan oldukça farklıdır. Posa enerji vermek amacı ile kullanılamayan bir çeşit polisakkarittir. Posanın insan sindirim sistemi enzimleri tarafından parçalanarak enerji vermek amacı ile kullanılması mümkün değildir.

Posa çeşitleri selüloz, hemiselüloz, pektin, sakızlar ve lignin posayı oluşturan karbonhidrat kaynaklı moleküllerdir.

Selüloz

Bütün bitkilerde selüloz bitkinin hücre duvarında miyofibriller halinde bulunur. Özellikle birçok sebzenin bileşiminde %30-40 oranında bulunurken, tahıl tanelerinin hücre duvarında %2-4 oranında bulunmaktadır. Sebzeler, meyveler ve kurubaklagillerde bol miktarda selüloz bulunmaktadır. Yapı olarak bir çok glikoz moleküllerinin birleşmesi ile olmuş olmasına rağmen, glikoz molekülünün bağlarının farklı olması nedeniyle insan enzim sistemi tarafından parçalanabilmesi mümkün değildir.

Hemiselüloz

Tahılların selüloz gibi ikinci destek dokusu hemiselülozdur. Glikoz moleküllerinden oluşmuş olmasına rağmen, selüloza göre daha zayıf bir doku yapısı bulunmaktadır. Kısmen çözünebilme özelliği bulunan bitkilerin omurgasını oluşturmaktadır. Enerji vermek amacı ile kullanılmaz.

Ancak selüloz ve hemiselüloz bağırsakların peristaltik hareketlerini (kasılma-gevşeme hareketi) sağlayarak ince bağırsaklara kadar gelen besin öğelerinin tekrar parçalanması ve emilimi aşamasında yardımcı olarak görev yaparlar. Bunun yanında sindirilemeyen, toksik özelliği olan ve sindirim sonucu ortaya çıkan artıkların bağırsaklardan uzaklaştırılmasında görev yaparak bağırsakların sağlığını koruyucu yönde etkili olur.

Pektin

Pektinler de diğer polisakkaritler gibi glikoz molekülünün bileşiminden oluşmuştur. Çoğunlukla bitkilerde ve meyvelerde, özellikle de turunçgillerin yapısında bol miktarda bulunmaktadır. Pektin molekülleri diğer polisakkaritlerden farklı olarak suda çözünebilen özelliktedir. Bu nedenle suda çözünen moleküller suyun soğumasına paralel olarak meyve sularına peltemsi bir kıvam vermektedir.

Pektin gibi benzer özellikteki polisakkaritler **inulin, sakız (guar gum sakızı)** baklagiller, yulaf, çavdar ve arpa vb. bitkisel kaynaklı gıda maddelerinin bileşiminde yaygın olarak bulunan polisakkaritlerdir. Bu tür gıda maddelerinin pişirilmesi sırasında pişme suyunun peltemsi kıvamda olması bu tür karbonhidratlardan kaynaklanmaktadır.

Lignin

Diğer polisakkaritlerden farklı bir yapısı bulunmaktadır. Temelde glikoz molekülü olmasına rağmen lignin üç boyutlu bir yapısı bulunmaktadır. İnsanlar ligninin yönünden zengin gıda maddeleri tükettiğinde, lignin yönünden zengin gıda maddeleri içerdiği lignin nedeniyle tokluk hissi verir. Havuç, bitki tohumları, çilek vb. benzeri meyvelerin tokluk sağlaması bileşimlerindeki lignin miktarı arttıkça artmaktadır. Lignin armutlar ve patates gibi yumru sebzelerde kumlu bir yapı sağlamaktadır.

Oligosakkaritler

Kurubaklagiller, sindirilemeyen posanın en fazla bulunduğu gıda maddeleridir. Kurubaklagillerin bileşiminde aynı zamanda oligosakkaritlerde bol miktarlarda bulunmaktadır. Oligosakkaritler aynı zamanda bağırsaklarda gaz oluşturan karbonhidratlardır. Oligosakkaritler ince bağırsaklarda kısmen enzimler tarafından parçalanarak kalın bağırsaklara geçerler. Oligosakkaritler kalın bağırsaklarda yaygın olarak bulunan bakteriler yardımı ile parçalanırlar.

Posanın Bağırsak Sağlığı Üzerindeki Etkileri

- **Posanın su tutma kapasitesi vardır.** Posa sünger gibi suyu absorbe ederek bağırsakların bileşimindeki suyu emerek bağırsaklarda hacım arttırıcı yönde etkili olmaktadır. Aynı zamanda bağırsaklarda hareketi artırarak sindirim sonucunda oluşan toksik bileşiklerin atılımını kolaylaştırır.
- **Glikozun emilimini geciktirir.** Glikozun emilimini engelliyeci yönde etkili olur. Şeker hastalığını (diyabet) önleyici yönde etkili olmaktadır.

- **Nişastanın parçalanmasını yavaşlatır.** Nişastanın parçalanmasının yavaşlaması glikozun emilimini geciktirici yönde etkili olmaktadır.
- **Kan kolesterolünü engelleyici yönde etkili olur.** Kan kolesterolünü kontrol ederek kalp ve damar hastalıklarını önleyici yönde etkili olmaktadır.
- **Viskosite oluşturma kapasitesi bulunmaktadır.** Bağırsak içinde jelimsi-yapışkanımsı bir yoğunluk oluşturur.
- **Katyon değiştirme kapasitesi bulunmaktadır.** Mineral maddelerini bağlama yeteneğini ile mineral maddelerin tekrar vücut tarafından kullanılmasını sağlar.
- **Safra bağlama kapasitesi bulunmaktadır.** Safra asitlerini bağlayarak safra asitlerinin atılımı veya sağlığa zararlı hale gelmesini önleyici yönde etkili olur.
- **Fermantasyon arttıcı özelliği bulunmaktadır.** Bağırsakların doğal yapısında bulunan bakteriler yardımı ile posa bağırsak yüzeyinde fermantasyonu arttırıcı yönde etkili olmaktadır. Bu tür bakteriler posa özelliği olan molekülleri parçalayarak ve enerji üreterek vücudun kullanımına sunar.

Nişasta ve posa sağlık açısından oldukça yararlıdır. Kilo kontrolü, kalp-damar hastalıklarının önlenmesi, kanser ve diyabet gibi hastalıkların önlenmesi ve sindirim kanalı sağlığının korunabilmesi için son derecede yararlıdır.

Ancak fazla posa alımı da zararlı olabilir. Fazla posa alımı, çok fazla sıvı tüketimi ile gıda maddelerinin bağırsaklarda hızlı hareket etmesi, yararlı besin öğelerinin kullanımını engelleyici yönde etkileyebilir. Örneğin gıda maddelerinin bileşiminde bulunan mineral maddelerin emilimi için bir süre sindirim kanalında kalması gerekir. Bu sürecin hızlanması ile gıda maddelerin bileşiminde doğal olarak bulunan mineral maddelerin emilimi engellenebilir. Bu nedenle yeterli ve dengeli beslenme oldukça önemlidir.

1 gr. karbonhidrat vücutta metabolize olma sonucunda 4 kalorilik enerji sağlar. Bu enerji vücudun çalışabilmesi için kullanılır. Bunlara ilaveten makromoleküller halinde sinir sistemi, kalp ve böbreklerin fonksiyonlarını düzenler. Aynı zamanda glikoz yedek enerji olarak dokularda depolanmaktadır.

İnsanlarda depolanan enerji glikojen depoları olarak adlandırılırken, bitkilerde glikoz ve nişasta molekülleri olarak depolanmaktadır. Glikojen ve nişasta depolarının enerjiye dönüşümü oldukça yavaştır.

KARBONHİDRAT KAYNAKLARI

Çay şekeri saf karbonhidrat kaynağıdır. Rafine edilmiş bir şeker olduğu için bileşiminde posa bulunmamaktadır. Diğer şeker yoğunluğu fazla olan gıda maddeleri de benzer özellikler göstermektedir.

Pirinç, bulgur, makarna ve ekmek vb. tahıl kaynaklı gıda maddeleri benzer özellikler göstermektedir. Bu grupta yer alan gıda maddelerinin bileşiminde bulunan su oranı da oldukça az olduğu için, karbonhidrat değeri oldukça fazladır. Ancak genel olarak posa oranları oldukça azdır. Tam buğday unundan yapılan ekmeklerin posa oranı da daha fazladır.

Kurubaklagillerin karbonhidrat ve posa oranları oldukça fazladır. Taze meyveler ve sebzelerin bileşimlerinde oldukça fazla oranlarda su bulunduğu için posa oranı az gibi görülmektedir. Bu tip sebze ve meyvelerin bileşiminde vitaminler, mineral maddeler ve su bulunmaktadır. Bu tür besin öğeleri de insan sağlığı açısından oldukça yararlıdır. Kurutulmuş veya taze olarak tüm sebze ve meyveler oldukça sağlıklı gıda maddeleridir.

Tablo 2. Bazı Gıda Maddelerinin Bileşimindeki Karbonhidrat ve Posa Miktarları (%)

Gıda maddesi	Karbonhidrat	Posa
Şeker	99,5	-
Pirinç	80	0.3
Bulgur	78	1.5
Makarna	75	0.3
Ekmek	56	0.5
Mercimek	61	5
Kurufasulye, nohut	60	4
Elma	15	1
Portakal	12	0.5
Üzüm	17	o.5
Havuç	10	1
Kabak, patlıcan	6	1
Domates, patates	5	1

Tablo 2 incelendiğinde, sakkaroz adı ile adlandırılan çay şekeri saf karbonhidrat kaynağı olduğu için bileşiminde karbonhidrat ve çok az nem dışında başka bir besin öğesi bulunmamaktadır. Pirinç, bulgur makarna vb. tahıllar ve kurubaklagillerin önemli karbonhidrat kaynağı olduğu görülmektedir. Ancak kurubaklagillerin bileşiminde tahıllardan farklı olarak önemli oranlarda posa (lif) bulunmaktadır.

Taze meyve ve sebzeler de karbonhidrat kaynağıdır. Meyveler karbonhidrat açısından daha zengin iken, sebzeler posa açısından daha zengin olan gıda maddeleridir.

Taze sebzelerin bileşimindeki su oranı %90-95 oranında yani oldukça fazladır. Kurutulmuş sebzelerdeki su oranı %10-20'ye kadar azalmaktadır. Bu nedenle kurutma işlemi ile kurutulmuş sebzelerin bileşimindeki posa oranı oldukça fazla oranlarda artmaktadır.

Taze meyvelerin bileşimindeki su oranı ise %80-95'dir. Sebzelerden farklı olarak meyvelerin bileşiminde şeker ve nişasta bulunmaktadır. Bu nedenle kurutma işlemi ile birlikte kurutulmuş meyvelerin bileşimindeki su oranı %10-20 oranına kadar azalmaktadır. Bu nedenle kurutulmuş meyvelerde aynı zamanda karbonhidrat ve posa açısından oldukça zengin gıda maddeleridir.

Tahıllar ve kurubaklagiller en iyi karbonhidrat kaynaklarıdır. Taze veya kuru olarak tüketilen sebzeler ve meyveler karbonhidrat açısından çok iyi kaynaklardır.

Karbonhidratlar her gün en az bir öğün tüketilmesi gereken gıda maddeleridir. Tam tahıldan yapılan ürünlerin bileşiminde bulunan kepek vb. nedeniyle posa oranı artmaktadır. Bu nedenle tam tahıllardan yapılan gıda maddeleri karbonhidratların iyi kaynakları olarak tanımlanmaktadır.

Tablo 3. Karbonhidrat Kaynaklarının Özelliklerine Göre Sınıflandırılması

Çok İyi Kaynaklar	**İyi Kaynaklar**	**Kötü Kaynaklar**
Sebzeler	Pirinç, pilavlar	Çay şekeri
Meyveler	Ekmek	Şekerlemeler
Kurubaklagiller	Makarnalar	Bal, pekmez
Tam tahıl ürünleri	Hamur işleri	Reçel, marmelat

Tablo 3'te sebzeler, meyveler, kurubaklagiller ve tam tahıllardan yapılan ürünler karbonhidratların çok iyi kaynakları olarak tanımlanmaktadır.

İyi kaliteli karbonhidrat kaynakları ise pirinç ve bulgur gibi maddelerden yapılan pilavlar, ekmek, makarnalar ve hamur işleridir. Pirinç gibi tahıllardan yapılan pilavlar, özellikle beyaz ekmek vb. Tahıl unlarından yapılan hamur işleri ve makarnalar iyi karbonhidrat kaynağı olarak tanımlanabilir. Ancak pirinç pilavı yerine, bulgur pilavı posa değeri daha fazla olduğu için tercih edilmelidir. Mayasız yufka ekmeği yerine mayalandırılarak yapılan hamur işlerinin besin değerleri daha fazladır.

Çay şekeri veya çay şekeri kullanılarak yapılan şekerlemeler, reçeller, bal, pekmez vb. tatlılar iyi karbonhidratlar olarak tanımlanmamaktadır. Çünkü bu tip karbonhidratlar hızlı bir şekilde kana karışarak kan şekerini yükseltmektedir. Bu tip karbonhidratlar daha hızlı bir şekilde vücut yağına dönüşebilmektedir. Bu nedenle saflaştırılmış karbonhidrat kaynakları iyi kaliteli karbonhidratlar olarak tanımlanmamaktadır.

KARBONHİDRATLARIN SİNDİRİMİ

Karbonhidratların Ağızda Sindirimi

Karbonhidratların mekanik ve kimyasal sindirimi ağızda başlar. Ağıza alınan gıda maddeleri çiğneme ile ufalanarak küçük parçalara bölünür. Gıda maddelerinin çiğnenmesi sırasında ağızdan salgılanan tükrüğün bileşiminde bulunan **amilaz enzimi** karbonhidratların disakkaritler ve oligosakkaritlere kadar parçalanmasını sağlar. Amilaz enzimi nişasta moleküllerini amiloz ve amilopektin moleküllerine kadar parçalar. Daha sonra bu molekülleri glikoz ve maltoza kadar parçalamaya devam eder. Nişasta moleküllerinin maltoza kadar parçalanması sonucunda tahıllar ağız içinde çiğnenmeye başlandıktan birkaç dakika sonra, tatlı bir tat oluşturmaya başlar. Nişastanın yaklaşık 1/5'i maltoza dönüşmektedir.

Ağızda çok fazla oranda glikozun uzun süre ile kalması diş çürümelerine neden olabilir. Bu nedenle karbonhidrat tüketimi sonucunda mümkün olduğu kadar kısa sürede su ile gargara yapılması veya dişlerin fırçalanması diş çürümelerini azaltabilir.

Karbonhidratların Midede Sindirimi

Tükürüğün bileşiminde bulunan amilaz enzimi, midenin özsuyu içinde bulunan kuvvetli asit nedeniyle mide içinde etkili olamaz. Ancak ağız içinde gerçekleşen mekanik parçalanma midede devam eder. Mide asidi yardımı ile özellikle posa kısmen parçalanarak midenin boşalmasını geciktirir. Bu durum doyma duygusunun gelişimine yardım eder.

Karbonhidratların İnce Bağırsaklarda Sindirimi

Karbonhidratların midede kısmen parçalanması ile kısa sürede midede kalan karbonhidratlar yoğun sıvı bir karışım halinde ince bağırsağa doğru hareket eder. Bu arada pankreastan salgılanan salgı içinde pankreatik enzimler bulunmaktadır.

Pankreastan salgılanan enzimler karbonhidratları kendilerini oluşturan en küçük moleküllere kadar parçalamaya devam eder.

- Amilaz enzimi → Maltoz = Glikoz + Glikoz,
- Sükraz enzimi → Sükroz = Glikoz + Früktoz,
- Laktaz enzimi → Laktoz = Glikoz + Galaktoz.

Ancak her karbonhidrat molekülü kendine özgü özel enzimler tarafından parçalanmaktadır.

İnsanlarda yeterince laktaz enzimi salgılanmadığında laktoz intoleransına (süt şekeri olan laktozun emilememesi) neden olur. Sindirilemeyen laktoz, kalın bağırsaklarda bulunan bakteriler tarafından parçalanmaya başlar. Bu tip kişiler süt ürünleri tükettiklerinde şiddetli karın ağrısı, ishal, kramplar, gaz oluşumu vb. sindirim ile ilgili sağlık sorunları yaşar.

İnce bağırsaklarda karbonhidratlar glikoz moleküllere kadar parçalanır. Früktoz ve galaktoz da karaciğerde uzun bir metabolize olduktan sonra glikoza dönüşür.

Glisemik İndeks

Karbonhidratların tüketimden sonra glikozun kana geçiş hızına glisemik indeks adı verilmektedir. Yemek yedikten bir süre sonra pankreastan salgılanan insülin ince bağırsaklara ulaşmış olan karbonhidratların kullanımını arttırarak, obezite, tip 2 diyabet, kalp-damar hastalıkları gibi hastalıklara zemin hazırlamaktadır. Bu nedenle kan şekerinin hızlı bir şekilde artması istenmez. Mümkün olduğunca düşük glisemik indekse sahip olan gıda maddeleri insan sağlığı açısından daha yararlıdır.

Glisemik İndeks Değeri

- Glisemik indeks (GI) değeri az olan gıda maddeleri (GI:55 ve altı): Elma, şeftali, yeşil fasulye, yağsız süt, yoğurt, kepekli ekmek ve kurubaklagil yemekleri vb.
- Glisemik indeks değeri orta derecede olan gıda maddeleri (GI:56-69): Kayısı, muz, makarna, bulgur, buğday unundan yapılan ekmek vb.
- Glisemik indeks değeri yüksek olan gıda maddeleri (GI:70 ve üzeri): Kavun, karpuz, patates, pirinç pilavı, beyaz ekmek, şekerli yiyecekler ve içecekler vb. (Sydney University, 2011).

Karbonhidratların Kalınbağırsaklardan Atılımı

Yemek yenildikten 3-4 saat sonra şekerler ve nişastaların tamamı sindirilir. Kalınbağırsaklarda çok az oranlarda nişasta ve sindirilemeyen posa kalır.

Karbonhidratların kana geçişi ile hücrelerde enerji amacı ile kullanılır. Fazla enerji glikojene dönüşerek kas dokularında depolanır. Glikojen acil enerji gereksinimi olduğunda kullanılan yedek enerji deposudur. Karbonhidratlar enerji ihtiyacından çok fazla tüketildiğinde ise insan vücudunda yağa dönüşerek depolanır.

Günlük beslenme alışkanlıklarımızda enerji ihtiyacımız karşılamak amacı ile karbonhidratlara ihtiyacımız vardır. 1 gr karbonhidrat 4 kalori verir. Ancak karbonhidratların gereğinden fazla tüketilmesi durumunda vücudumuzda yağa dönüşerek, depolanmasına neden olur.

Yeterli ve dengeli beslenmede kompleks karbonhidratların tercih edilmesi sindirim kanalı sağlığı açısından önemlidir. Nişasta ve posa yönünden zengin bir diyet tokluk hissini sağlar. Diyette karbonhidrat oranının fazla olması, yağdan sağlanan enerjinin daha az kullanılmasına neden olur. Çünkü yağa göre karbonhidratlardan daha kolay enerji sağlanabilmektedir (1 gr karbonhidrat 4 kalori enerji verirken,1 gr yağ 9 kalori verir)

Tablo 4. İyi ve Kötü Karbonhidratların Özellikleri

İyi Karbonhidratlar	Kötü karbonhidratlar
Komplekstir.	Basittir.
Sindirimleri zordur.	Kolay sindirilir.
Vücutta parçalandığında enerji verir.	Vücutta parçalandığında enerji üretmeyebilir
Uzun süre tok tutar.	Hemen acıktırır.
Gıdaların yapısında doğal olarak bulunur.	Gıdalara katkı maddesi olarak ilave edilirler.
Kan şekerini hızlı yükseltmez.	Kan şekerini oldukça hızlı yükseltirler.
Enerji sağlamak amacı ile kullanılırlar.	Hızlı bir şekilde yağ deposuna dönüşür.
Düşük glisemik endekse sahiptirler.	Yüksek glisemik indeks değerine sahiptirler.
Vücutta yağ depolarının azalmasına yardım ederler.	Vücutta yağ depolarını arttırıcı yönde etkili olurlar.

Karbonhidrat Tüketimi

Karbonhidratlar insan yaşamı açısından en fazla enerji sağlayan gıda maddeleridir. Yeterli ve dengeli beslenmede günlük enerji gereksiniminin %55-60'nını karbonhidrat kaynaklarından sağlanması gerekmektedir.

1 gr. karbonhidrat 4 kalori verir. Standart bir günlük yaşamı olan, ağır fiziksel faaliyetlerde bulunmayan bir kişi 100-150 gr. karbonhidrat ile günlük karbonhidrat gereksinimini karşılayabilir. Ancak seçilen karbonhidrat kaynaklarının özelliği oldukça önemlidir. Tam buğday unundan, mayalandırılarak yapılmış ürünler ve kurubaklagiller iyi kaliteli kaynaklar olarak değerlendirilmektedir. Her öğünde 1-2 dilim ekmek veya küçük bir kase pilav günlük gereksinimi rahatlıkla karşılayabilir. Veya bir kase baklagil yemeği, hem karbonhidrat, hem de posa açısından oldukça zengin bir gıda maddesidir.

Taze ve kurutulmuş sebze ve meyveler, karbonhidrat, posa, vitaminler, mineral maddeler gibi besin öğeleri açısından çok zengindir. Her öğünde bu tür gıda maddelerine yer verilmeye çalışılmalıdır.

Çalışma Soruları

1. Monosakkaritler ve özellikleri nelerdir?
2. Disakkaritler ve özellikleri nelerdir?
3. Polisakkaritler ve özellikleri nelerdir?
4. Glikojen nedir, neden önemlidir?
5. Posa yönünden zengin gıda maddeleri nelerdir?
6. Posanın insan sağlığına etkileri nelerdir?
7. Karbonhidratların ağızda ve midede sindirimi nasıl olmaktadır?
8. Karbonhidratların bağırsaklarda sindirimi nasıl olmaktadır?
9. Glisemik indeks nedir, neden önemlidir?
10. İyi kaliteli karbonhidrat kaynakları nelerdir?
11. Pektin ve özellikleri nelerdir?
12. Lignin ve özellikleri nelerdir?
13. İyi kaliteli karbonhidratların özellikleri nelerdir?
14. Kötü kaliteli karbonhidratların özellikleri nelerdir?

Kaynaklar

Burdurlu S, Karadeniz F. (2010). Gıdalarda Diyet Lifinin Önemi.*Gıda Mühendisliği Dergisi*.18-25. http://www.gidamo.org.tr/resimler/ekler/f6ffe13a5d75b2d_ek.pdf?dergi=15

Gorton L. (2011). Fiber Properties | Bakingbusiness.com | November 01, 16:04 https://www.bakingbusiness.com/articles/34460-fiber-proper.

Kankara, M (Edit). (2008). Carbohydrates Biomolecules (Introduction, Structure and Functions). Publisher: *National Science Digital Lib*rary).

Kevin A. Boudreaux K A. Ed. (2011). CHEM 2353 (Chapter7). *Fundamentals of Organic Chemistry* Carbohydrates Carbohydrates.

Marriott BP, Olsho L, Hadden L,Connor P. (2010). Intake of Added sugars and selected nutrients in the United States, national. *Health and Nutrition Examination Survey* (NHANES) 2003–2006. Crit Rev Food Sci Nutr;50:228–58.

Nantel G. (1997). Carbohydrates in human nutrition http://www.fao.org/3/X2650t/X2650t02.pdf

Rebello SA, et al., (2014). Amount, Type and Sources of Carbohydrates in Relation to İschemic Heart Disease Mortality in A Chinese Population: A Prospective Cohort Study. *Am J Clin Nutr*. Jul; 100(1):53-64.

Slavin J., C. J. (2014). Carbohydrates.*Adv Nutr*. Nov; 5(6): 760–761. Published online Nov 3. doi: 10.3945/an.114.006163.

Stein C. J. (1996) Carbohydrates. http://www.biology.clc.uc.edu/courses/bio104/carbohydrates.htm.

University of Sydney (2011). Glycemic Index Database. *The University of Sydney*, all rights reserved. http://www.glycemicindex.com/.)

3. BÖLÜM

LİPİTLER

Prof. Dr. Saime KÜÇÜKKÖMÜRLER
Gazi Üniversitesi

Lipitler yağlar ve yağlı bileşiklerin genel adıdır. Yağlar, aldehitler, mumlar, gliseroller ve fosfolipitler vb. lipit türevi bileşikler olarak tanımlanır. Lipitler yağlı bileşiklerin diğer besin öğelerinden daha fazla kalori vermeleri nedeniyle genellikle enerji değeri çok, kolay kilo aldıran besin öğeleri gibi oldukça yanlış algılanmaktadır.

Lipitler tüm canlıların yapısında oldukça önemli metabolik süreçlerin gerçekleşmesinde görevli bileşiklerdir. Lipitler canlıların temelini oluşturan hücrelerin oluşmasında, hücrelerin çalışmasında görev aldıkları gibi, acil durumlarda kullanılmaktadır. Yağlı bileşikler canlıların açlık ve kıtlık durumlarında depolanmış olan enerjinin kullanımını sağlayarak, yaşamın devamı gibi hayati rolü olan bileşiklerdir.

Lipitler genellikle suda çözünemeyen yağlar ve yağlı bileşiklerdir. C, H ve O moleküllerinden oluşmuş olmalarına rağmen oldukça fazla kalori verirler. 1 gr. yağ 9 kalori değerinde enerji verir. Lipitler doğadaki tüm canlıların yapısını oluşturan hücrelerin çalışabilmesi için gerekli besin öğeleridir.

Lipitlerin canlıların yaşamında 3 temel görevi bulunmaktadır.

- **Hücre zarının temel bileşenidir.**
- **Enerji deposu olarak çalışır.**
- **Sinyalizasyon görevi bulunur.**

Hücre sinyalizasyonunu sağlayarak, hücrelerin temel faaliyetlerini düzenler ve tüm hücre hareketlerini koordine eder. Hücrelerin mikro ortamlarını doğru algılama ve doğru tepki verebilme yeteneği, normal doku oluşumunun yanı sıra hücrenin gelişimi, doku onarımı ve bağışıklık sistemi gibi hayatsal süreçler lipitler aracılığıyla gerçekleşir.

Lipitler dünyadaki tüm canlıların yaşamını sürdürebilmesi için gerekli olan temel besin öğeleridir. Bir organizmanın sağlığını korumada önemli rol oynarlar. Lipitlerin en önemli fonksiyonu, hücresel membranların yapıtaşını oluşturmalarıdır. Diğer fonksiyonları arasında enerji depolama, izolasyon (vücut sıcaklığını koruma), hücresel iletişim ve hücrenin yapısını koruma gibi faaliyetleri de bulunmaktadır.

Hemen hemen tüm lipitler suda çözünmez. Hidrofobik moleküller yani suyu sevmeyen moleküllerdir.

İnsan yaşamında önemli görevleri olan lipitler genellikle 3 grupta toplanabilir.

- **Trigliseritler (Yağlar)**
- **Fosfolipitler**
- **Steroller**

Trigliseritler (Yağlar)

Trigliseritler 1 molekül gliserol ve 3 yağ asidinin oluşturduğu bileşiklerdir.

Gliserol + 1 yağ asidi → Monogliserit

Gliserol + 2 yağ asidi → Digliserit

Gliserol + 3 yağ asidi →Trigliserit

Doğada yağlar büyük bir çoğunlukla trigliseritler halinde bulunurlar. Trigliseritlerin molekül yapıları çok büyük olduğundan bu şekilde sindirilebilmeleri mümkün değildir. Trigliseritler kendilerini oluşturan yağ asitlerine parçalanarak sindirilebilir. Trigliseritler çoğunlukla monogliseritler veya digliseritler halinde sindirilebilmektedir.

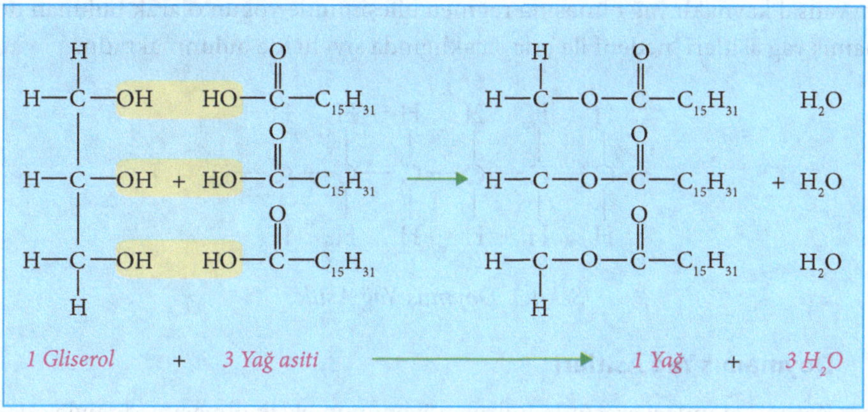

Trigliserit (Nötr Yağ) Sentezi

Şekil 2. Trigliseritlerin Yapısı

Lipitlerin %95 oranındaki en büyük kısmını trigliseritler veya trigliseroller olarak adlandırılan yağlar oluşturur. Yağlar çoğunlukla enerji sağlama amacı ile kullanılmaktadır. Yiyecek hazırlamada yaygın olarak, zeytinyağı, ayçiçek yağı, mısırözü yağı gibi bitkisel kaynaklı yağlar ve tereyağı, iç yağı gibi hayvansal kaynaklı yağlar kullanılmaktadır. Bu tip yağlar aynı zamanda görünür yağlar olarak da tanımlanır.

Gıda maddelerinin doğal yapılarında da yağlar bulunmaktadır. Bu tip yağlar ise görünmez yağlar olarak adlandırılır. Süt (%3-4) ve sütten yapılan yoğurt, peynir, çökelek lor vb. süt ürünlerinin doğal bileşiminde yağ bulunmaktadır. Et (%15-20) ve et ürünleri, sucuk, pastırma, yumurta (%10-12). Hayvansal gıda maddelerinin doğal yapısında da yağlar bulunmaktadır. Özellikle fındık, fıstık, ceviz vb. (%40-60) yağlı tohumların bileşimlerinde de önemli miktarlarda yağ bulunmaktadır.

Doymuş Yağlar

Yağ asitlerinin karbon moleküllerinin hidrojen iyonları ile doyurulması (tamamlanması) ile oluşan kimyasal yapılardır (Şekil 3). Doymuş yağlardan zengin gıda maddeleri, sert peynirler, etler, et ürünleri (sucuk, salam, vb.) gibi genellikle hayvansal kaynaklı gıda maddeleri doymuş yağ asitleri açısından zengin gıda maddeleridir.

Hayvansal kaynaklı yağlar genellikle oda sıcaklığında katı halde bulunmaktadır. Hayvansal kaynaklı yağların oda sıcaklığında katı halde bulunması karbon molekülü etrafındaki hidrojen iyonlarından kaynaklanmaktadır. Ancak, balık yağı hayvansal kaynaklı yağ olmasına rağmen bileşiminde yoğun olarak bulunan doymamış yağ asitleri nedeni ile oda sıcaklığında sıvı halde bulunmaktadır.

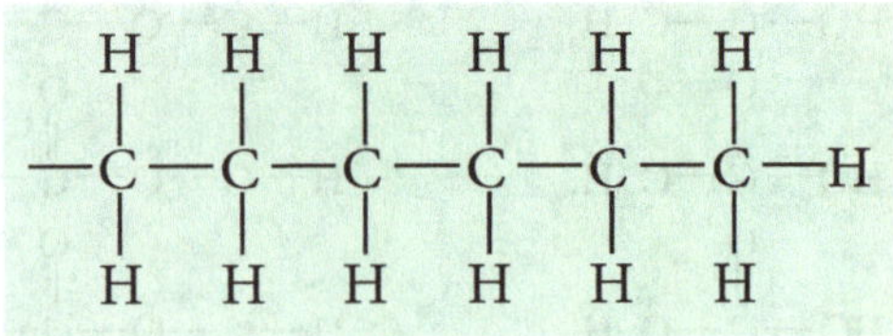

Şekil 3. Doymuş Yağ Asitleri

Doymamış Yağ Asitleri

Karbon atomları arasında hidrojen iyonunun eksik olması nedeniyle oda sıcaklığında sıvı halde bulunan yağlar, doymamış yağ asitleri olarak tanımlanır (Şekil 4). Zeytinyağı, ayçiçek yağı, mısırözü yağı gibi bitkisel kaynaklı, oda sıcaklığında sıvı halde bulunan yağlar, doymamış yağ asitleri bakımından zengindir. Kakao yağı ise, bitkisel kaynaklı yağ olmasına rağmen bileşiminde bol miktarda doymuş yağ asidi bulunması nedeniyle oda sıcaklığında katı haldedir.

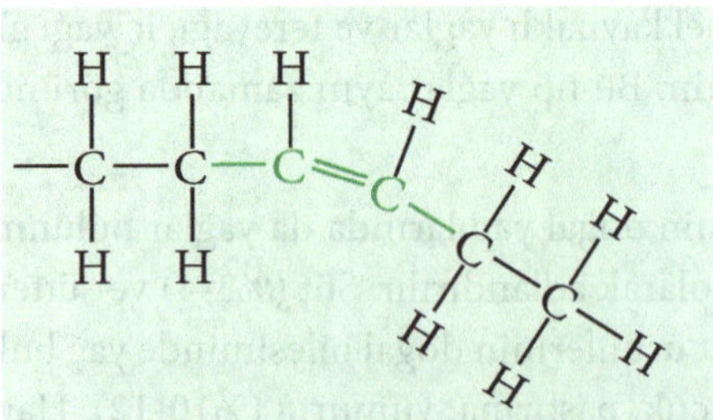

Şekil 4. Doymamış Yağ Asitleri

Trans Yağlar

Doymamış sıvı yağların hidrojen iyonun yerinin değiştirilmesi ile oluşan yağlardır. Doğada bulunmayan yağ asidi çeşitleridir. Teknolojik olarak ne kadar çok hidrojen iyonunun yapısı değiştirilmiş ise o kadar katı halde bulunur. Hazır hamur işleri, pastalar, kekler, gofretler, kurabiyeler, bisküviler, kremalar, margarinler, pastacılıkta kullanılan sıvı margarinler, çikolata-barlar, cipsler gibi atıştırmalık gıdalar trans yağlar açısından oldukça zengindir. Bu tip yağlar hazır gıda maddelerinin yapımını kolaylaştırır, dayanma süresini uzatır, aynı zamanda çok ucuzdur.

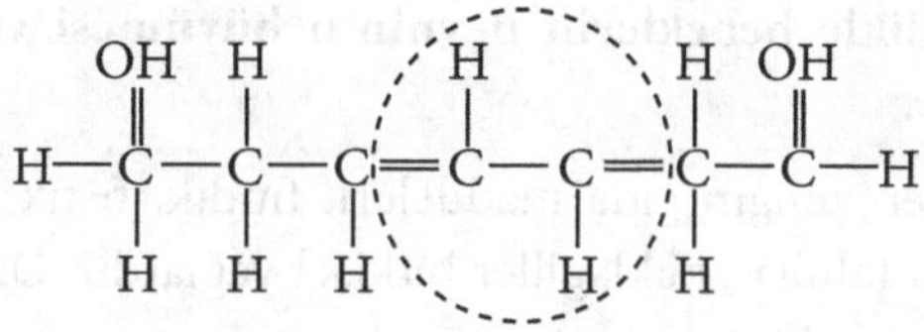

Şekil 5. Trans Yağlar

Trans yağlar özellikle lokanta, pastane, kafe gibi yerlerde yaygın olarak kullanılmaktadır. Kızartmalarda da bu tip yağlar çok tercih edilmektedir. Patates, tavuk vb. kızartmalarda bu tip yağlar defalarca bozulmadan kullanılabilmektedir. Hazır ve ticari olarak üretilen gıda maddelerinde, işlenmiş ürünlerde çok yaygın olarak kullanılan yağ çeşitleridir. Ancak bu tip yağlar insan vücudu tarafından tanınmadığı için insan sağlığı açısından riskli gıda maddeleridir.

Trans Yağların İnsan Sağlığına Etkileri

Transyağların insan sağlığı üzerindeki olumsuz etkileri oldukça fazladır. İnsan vücudunda kötü kolesterolü yükselterek kalp ve damar hastalıklarını tetikleyici yönde etki eder. İnsanların bağışıklık sistemini zayıflatarak diyabet, kanser, obezite, karaciğer fonsiyonlarının bozulması vb. hastalıklara zemin hazırlar. Yapılan araştırmalar trans yağların alzheimer, parkinson vb. hastalıkların en önemli etmenlerinden olduğunu göstermektedir.

Mümkün olduğunca bu tür yağların kullanıldığı hazır paketli ürünleri lokanta ve pastane ürünlerini tüketmemeye özen gösterilmelidir.

Hazır gıda maddelerinin üzerinde '**Hidrojenize yağ**' **Hidrojenize nebati yağ**' '**Hidrojenize bitkisel yağ**' kullanılmıştır yazan ürünlerin kullanılmaması gerekir. Etiketinde '**Trans yağ bulunmamaktadır**' diye belirtilen ürünlerin kullanılmasına özen gösterilmelidir.

Elzem Yağ Asitleri

Elzem yağ asitleri insan vücudunun sentezleyemediği, sağlığını koruyabilmesi için alması gereken temel yağ asitleridir. Bu yağ asitleri linolenik asit ve linoleik asitlerdir.

Omega-3 Yağ Asidi (Linolenik Asit)

Omega-3 yağ asidinin temelini linolenik asit oluşturmaktadır. Bu yağ asidinden insan vücudu EPA (eikozapentotanik asit) ve DHA (dokosaheksaenoik asit) yapabilir. EPA'nın kalbin çalışması, kandaki trigliseritlerin düzeyinin ayarlanmasını sağlamaktadır. DHA'nın ise, beynin çalışması ve görme fonksiyonunun gerçekleşmesinde önemli görevleri olduğu bilinmektedir.

Omega-3 özellikle bebeklerin beyninin büyümesi ve gelişmesi için en önemli yağ asididir.

Linolenik asitten zengin gıda maddeleri, fındık, fıstık badem vb. yağlı tohumlar, kepekli tam tahıllar, baklagiller bitkisel yağlardır. Özellikle yağlı balıklar omega-3'ün en iyi kaynaklarıdır.

Omega-6 Yağ Asidi (Linoleik Asit)

Omega-6 yağ asidinin temelini linoleik asit oluşturmaktadır. Bu asitten insan vücudunda ARA (Araşhidonik Asit) yapılabilmektedir. ARA, insan vücudunda tüm hormon sistemlerinin sentezi, merkezi sinir sisteminin çalışması ve vücudun bağışıklık sistemini kontol etme gibi oldukça hayati görevleri bulunmaktadır. Hormonların düzenli çalışması ile dışarıdan vücuda giren mikroorganizmaların denetimi ve kontrol edilmesi gibi önemli görevleri yerine getirir. Yaraların hızlı iyileşmesi sağlar ve enfeksiyonlara karşı vücut direncinin artırır.

Omega-6 yönünden yeterli beslenme ile vücudun bağışıklık ve savunma sistemi güçlenir.

İnsan vücudunda bağışıklık ve savunma sisteminin güçlenmesi ile solunum, dolaşım sistemi gibi sistemler ve adele dokusu birlikte düzenli bir şekilde çalışabilir. Omega-6 yönünden zengin gıda maddeleri, bitkisel kaynaklı sıvı yağlar, ceviz vb. yağlı tohumlar, yumurta sarısı ve et yağları iyi kaynaklardır.

Omega-3'ün, Omega-6'ya Oranı

Elzem yağ asitleri arasındaki oran insan sağlığı için çok önemlidir. Omega-3 daha çok yeşil otlarla beslenen hayvanların etleri, sütleri, yumurtaları, doğal gübrelerle, doğal ortamlarda yetiştirilmiş sebzeler, tahıllar vb. gıda maddelerinde bol miktarlarda bulunmaktadır. Omega-6'da, elzem yağ asidi olsa bile, tek başına ve çok fazla oranlarda alındığında omega-3'ün kullanımını engeller.

Bu nedenle, **Omega-6/Omega-3 oranı (5-10/1) oranında olmalıdır**. Son yıllarda yapılan araştırmalar omega-6 yağ asidinden zengin gıda maddelerinin daha çok tüketildiğini göstermektedir. Günümüzde bu oran 25-30/1'e kadar çıkmaktadır. Omega-6'nın fazla tüketilmesi, omega-3'ün kullanımını engelleyici yönde etki etmektedir.

Omega-6'nın çok fazla tüketilmesi cilt, sinir sistemi, kanser ve kronik hastalıkların artmasına neden olmaktadır. Bu nedenle omega-3 yönünden zengin zeytinyağı, doğal ortamlarda yetiştirilmiş hayvansal ve bitkisel kaynaklı gıda maddelerinin tüketilmesi oldukça önemlidir. Özellikle uskumru, sardalya, hamsi ve lüfer gibi yağlı balıklar omega-3 yönünden oldukça zengindir.

Omega-3 yönünden zengin gıda maddeleri ile beslenme alerji, iltihaplı hastalıklar, kroner kalp hastalıkları, diyabet, birçok kanser türü, kroner kalp hastalıkları vb. hastalıkların önlenebilmesi açısından oldukça önemlidir.

Doymuş yağ asitleri, transyağ asitlerinin çok kullanılması, aşırı alkol kullanımı gibi alışkanlıklar da, omega-3 yağ asidinin kullanımını engelleyici yönde etki etmektedir (Konukoğlu, 2008).

Fosfolipitler

Fosfolipitler, diyetteki lipitlerin %2'sini oluştururlar. Fosfolipitler enerji sağlamak amacı ile kullanılmayan ancak proteinlerle birlikte hücre zarının yapısında oldukça önemli görevleri olan lipit türevi bileşiklerdir. Hem bitkisel hem de hayvansal hücrelerde bulunur.

Fosfolipitler, proteinlerle birlikte hücre zarının yapısını oluşturur. Fosfolipitler, hücre zarının etrafında koruyucu bir bariyer (mebran) veya hücre zarı oluşturmak amacı ile kullanılan oldukça önemli görevleri olan bileşiklerdir. Fosfolipitler hücreler ve organların mebranlarını oluşturmak amacı ile kullanılır. Mebranlar seçici özelliği olan bariyer sistemleridir. Bu şekilde hücreler sadece kendine yararlı olan molekülleri seçerek hücre içine girmesine olanak sağlar. Hücreler hayatını sürdürebilecek besin öğeleri vb. moleküllerin geçişini sağlayarak yaşamını sağlıklı bir şekilde sürdürülebilir.

Fosfolipitler hücre ve organel membranlarını oluşturmak amacı ile vücut tarafından sentezlenir. Kan ve vücut sıvılarında bulunan fosfolipitler kanın dolaştığı veya dolaştırıldığı yapıları oluşturur. Fosfolipitlerden en çok bilineni **lesitin**'dir. Lesitin yumurta sarısı, karaciğer, buğday özü vb. yağlı tohumların bileşimlerinde bulunur. Gıda endüstrisinde yağlı ve yağlı olmayan bileşiklerin birbirine tutunarak homojen bir görünüm vermesi amacı ile kullanılır.

Gıda maddelerinin tüketilmesi ile vücuda alınan yağlar, insan vücudunda yağda çözünen vitaminler ve hormonların oluşumunda, kan ve vücut sıvılarının taşınması ve metabolize olmasında önemli görevleri bulunmaktadır. Ancak diyet ile lesitin almaya gerek yoktur. Vücudun gereksinimi olan lesitin karaciğer tarafından vücudun ihtiyacı kadar sentezlenir. Diyet yolu ile alınan lesitin miktarı çok azdır. Bu nedenle lesitin, diyetle alınması gereken zorunlu bir besin öğesi değildir.

Lesitinin İnsan Vücudundaki Görevleri

- Yağ sindirimini sağlar.
- Bellek, düşünme ve hafıza kontrolünde, sinir hücreleri arası iletişimi kuvvetlendirir,
- Kan kolesterolünü kontrol ederek damar sertliğini engelleyici yönde etki eder.
- Besin öğelerinin hücreye giriş ve çıkışını sağlayan hücre zarı ve beynin etrafını çevreleyen koruyucu kılıfın büyük çoğunluğu lesitinden oluşmuştur.
- Karaciğerin normal işlevlerini sürdürebilmesi lesitin sayesinde gerçekleşir.
- Beyin, sinir sistemi vb. hayati organlar lesitin olmadan hiçbir fonksiyonunu yerine getiremez.

Steroller

Steroller en az bulunan lipid türüdür. Kolesterol belki de en iyi bilinen steroldür. Her ne kadar kolesterol en çok bilinen olsa da, vücut kolesterolünün sadece küçük bir miktarı gıdalardan sağlanır, vücut ihtiyacı olan kolesterolün çoğunu kendisi üretir. Kolesterol, hücre zarının önemli bir bileşenidir ve cinsiyet hormonları, D vitamini ve safra tuzlarının sentezi için gereklidir.

Kolesterol

Belirli oranlarda gıdaların bileşiminden alınan kolesterol vücudun sağlıklı olarak çalışabilmesinde önemli görevleri olan sterol türevi bileşiklerden biridir. Ancak fazla alındığında kan damarları içinde birikerek zararlı hale gelebilir.

Kanın bileşiminde yüksek oranlarda düşük dansiteli (LDL) lipoproteinlerin bulunması kan kolesterolünü arttıcı yönde etkili olmaktadır. Aynı zamanda kanın bileşiminde bulunan yüksek dansiteli (HDL) lipoproteinler ise kan kolesterolü riskini azaltıcı yönde etkili olmaktadır. Bu nedenle beslenme alışkanlıklarımızda düşük dansitileli lipoproteinler LDL azaltılırken, yüksek dansitileli lipoproteinler (HDL) lipoproteinler daha fazla tüketilmelidir.

Kan kolesterolü üzerinde gıdaların bileşiminde bulunan en büyük etki eden etmenlerin başında doymuş yağlar ve trans yağlar gelmektedir. Düşük dansiteli lipoproteinler kan kolesterolünü arttıcı yönde etkili olmaktadırlar. Kan damarlarının içinde kolesterol moleküllerinin birikmesi kalpten kanın pompalanmasını ve damarlardan kan akışını, olumsuz yönde etkileyebilir.

Normal kan kolesterolünün 200-250 mg/dl arasında olması gerekir. Kan kolesterol seviyesini diyetle alınan çok fazla orandaki doymuş yaş asitleri ve trans yağlar kadar, genetik faktörler de etkili olmaktadır. Kan kolesterol düzeyinin çok yüksek olması, kalp krizine hatta felçlere neden olabilir. Kalp çalışmasında bozukluklara, kalp yetmezliği gibi sağlık sorunlarına neden olabilir. Bu nedenle aile yapısının beslenme alışkanlıklarının oluşması üzerinde önemli etkileri bulunmaktadır.

Kötü Kolesterolün Azaltılması İçin Neler Yapılmalı

- Özellikle çocukluk dönemi obezitesi, bu tip sağlık sorunlarını tetikleyici yönde etki etmektedir. Bu nedenle çocukluk döneminden itibaren çocukların yeterli ve dengeli beslenmesine ve bu tür beslenme alışkanlığı kazandırılmasına çalışılmalıdır.
- Doymuş yağ asitleri bakımından zengin, özellikle hayvansal kaynaklı yağların azaltılması gerekir.
- Doymamış yağ asitleri genellikle doymuş yağ asitlerine göre insan sağlığı açısından daha yararlıdır. Bu nedenle doymamış yağ asitlerinden zengin gıda maddelerinin tüketilmesine özen gösterilmesi gerekir.
- Tekli doymamış yağ asitleri açısından zengin zeytinyağları, yağlı tohumlar (fındık, fıstık, ceviz vb.) ve kurubaklagiller gibi gıda maddelerinin bileşimlerinde bulunur. Tekli doymamış yağ asitleri sadece kandaki kötü kolesterolü azaltıcı yönde etkili olmaz, aynı zamanda kandaki iyi kolesterolü yükseltici yönde etkili olmaktadır. Bu nedenle beslenme alışkanlıklarımızda tekli doymamış yağ asitlerinin arttırılması sağlığın korunması açısından yararlı olacaktır.
- Posa yönünden zengin gıda maddeleri ve tam tahıllı ürünlerinin fazla tüketilmesi kalp ve damar hastalıklarının önlenmesi açısından oldukça önemlidir. Yapılan araştırmalara göre posanın fazla tüketilmesi kolesterol emilimini azaltıcı yönde etki etmektedir.
- Günde 250-300 gram kadar tam tahıl kaynaklı gıda maddesi kan kolesterolünü azaltıcı yönde etkili olabilmektedir.
- Kolesterolün azaltılmasında en önemli etmenlerden birisi de aktif yaşam ve çok yorucu olmayan spor aktiviteleri kan kolesterolünü azaltıcı yönde etkili olmaktadır. Fiziki aktivitenin artması veya sportif faaliyetler kandaki oksijen seviyesinin artmasına neden olur. Bu durum kalp ve kan damarlarının güçlenmesine neden olarak daha sağlıklı çalışmasını sağlar.

LİPİTLERİN GÖREVLERİ

Lipitler Önemli Enerji Kaynağıdır

Bileşimlerinde yağ oranı yüksek olan gıda maddeleri, bileşimlerinde aynı oranlarda protein ve karbonhidrat bulunan gıda maddelerine göre daha fazla enerji verirler. 1 gram protein ve 1 gram karbonhidrat 4 kalori verirken, 1 gram yağ 9 kalori değerinde enerji vermektedir.

Yapılan fiziksel aktiviteye göre besin öğeleri ve enerji gereksinimi kişiden kişiye değişir. Enerji gereksinimi arttıkça yağdan sağlanan enerji gereksinimi de artmaktadır. Örneğin, büyümenin hızlı olduğu bebeklik ve çocukluk döneminde yağın az kullanılması, aynı zamanda büyümenin normalden daha yavaş olmasına neden olabilir.

Yoğun fiziksel güç gerektiren sporlarla uğraşan sporcuların da yüksek enerji değeri olan gıda maddeleri tüketmesi gerekir. Sporcular ilk yirmi dakika içinde karbonhidrat kaynaklarını kullanır. Uzun süreli dayanıklılık gerektiren sporlarda vücuttaki yağ depolarını kullanılmaya başlar. Uzun mesafe yüzücüleri gibi uzun süreli dayanıklılık gerektiren sporlarda aynı zamanda yağ oranı fazla olan gıda maddeleri tercih edilmelidir.

Buna karşılık standart bir yaşam koşulları olan, yorucu fiziksel faaliyetleri bulunmayan kişiler ise enerji gereksinimleri çok olmadığı için fazla enerji değeri yüksek gıda maddelerini fazla tüketmeleri kilo artışına veya şişmanlığa (obeziteye) neden olabilir

Enerji Sağlamak Amacı İle Kullanılır

Yediğimiz yiyeceklerin bileşiminde bulunan karbonhidratlar enerji sağlamak amacı ile en fazla kullandığımız besin öğeleridir. Günlük enerjinin %50-60'i karbonhidratlardan, %30-35'ı yağlardan, % 15-20'si proteinlerden sağlanır. Yağlar ikinci derecede önemli enerji kaynağımızdır. Yiyeceklerden elde edilen enerji, insan vücudunda yaşamsal faaliyetlerin yerine getirilmesi amacı ile kullanılmaktadır.

Yedek Enerji Olarak Depolanır

Lipitler acil durumlarda enerji gereksinimi karşılamak amacı ile glikojene dönüşerek karaciğer, iskelet ve kas dokuları arasında depolanmaktadır. Kandaki glikoz seviyesi azaldığında bu tür dokularda depolanan glikojen, hızlı bir şekilde glikoza döner, organların düzenli çalışabilmesi için gerekli olan enerjiye dönüşür. Kan şekerinin düşmesi durumunda glikojen → glikoza dönerek kan şekerini dengeleyici yönde etki eder.

Karaciğerde yaklaşık 100 gram, iskelet dokularında ise yaklaşık 500 gram kadar glikojen depolanır. Yetişkin ve normal kiloda olan kişilerde yaklaşık 600 gram kadar glikojen acil enerji sağlayabilmek amacı ile depolanmaktadır.

Yağ Dokusu Olarak Depolanır

Günlük kullanılan enerjinin fazlası adipoz doku veya yağlı doku olarak tanımlanan dokuların bileşiminde yağ olarak depolanır. Kullanılan enerji fazlası olan yağların %50'si deri altında ve yaklaşık diğer yarısı ise iç organların etrafında yağ dokusu olarak depolanır.

Glikojen deposu azalmaya başladığında bu depolarda bulunan yağlar enerji vermek amacı ile kullanılır. Ancak erkeklerin vücudundaki toplam yağ oranı %15-20 iken, bu oran kadınlarda %20-25 oranında yani daha fazladır.

Erkeklerin vücudunda kas dokusu oranı fazla iken, kadınların vücudunda genellikle yağ dokusu oranı daha fazladır.

Gereğinden fazla yağ tüketimi atar damarlarda (arterler) yağ moleküllerinin toplanmasına neden olur. Atar damarlar, kalpten pompalanan kanı taşıyan damarlarda kolesterol molekülleri olarak yoğunlaşmaya başlar. Bu durumda kalp-damar hastalıkları ve kalp yetmezliği gibi sorunlara neden olabilir.

Yağların sağlığın korunmasında oldukça hayati görevleri bulunmaktadır. Ancak gereğinden fazla yağ tüketimi sağlığı olumsuz yönde etkileyebilir.

Vücut Sıcaklığını Korur

Yağlar vücudun çalışabilmesi için gereken sıcaklığı sağlayarak, organların düzenli çalışabilmesi için gerekli olan ortamı sabit tutar. Vücudunda yeterli miktarda yağ deposu olmayanlar kolay yorulurlar, üşürler, yağ asitleri eksikliğine bağlı olarak cilt yüzeyinde basıldığında ezikler olabilir. Vücudunda yağ dokusu çok az veya çok yetersiz olanların cilt yüzeyine baskı uygulandığında şiddetli ağrı hissedilebilir.

İzolasyon Görevi Yapar

Deri altı yağ dokusu olarak cilt altında koruyucu bir tabaka oluşturarak, vücut için izolasyon görevi yapar. Vücut sıcaklığı korunarak, organların düzenli olarak çalışabilmesine olanak sağlanır. Bunun yanında yağ dokusu cilt yüzeyinde koruyucu bir tabaka oluşturur. Kalçalarda yağ tabakası yoğunlaşarak sert yerlerde sürtünmeye karşı koruyucu yönde etkili olur.

Hücreleri ve Hayati Organları Korur

Lipitler ve elzem yağ asitleri, hücrenin oluşumunda görev almakta ve hücrenin etrafını bloklar halinde sararak, hücre duvarı oluşturarak hücrenin korunmasını sağlamaktadır.

Yağlar insanın toplam vücut ağırlığının %30'a kadar oranlarda deri altı dokuda ve hayati organların etrafında yoğunlaşarak depolanmaktadır. Özellikle kalp, böbrek, karaciğer gibi hayati organların etrafı yağ dokusu ile sarılarak korunmaktadır. Özellikle beynin %60'ı yağdan oluşmuştur. Bu örnekler yağın insan vücudu açısından ne kadar önemli olduğunun göstergesidir.

Hormonların Salgılanması ve Düzenli Çalışmasını Sağlar

Yağlar aynı zamanda insan vücudunda birçok hormonun üretimi ve düzenli çalışmasını sağlar. Örneğin; yağlar insanlarda iştahı düzenleyen **leptin hormonu'**nun salgılanmasını düzenler, üreme hormonlarının salgılanmasını tetikleyici yönde etki eder. Yağların eksikliğinde kısırlık gibi sağlık sorunları oluşabilir.

Bağışıklık Sistemini Güçlendirir

Yağlar yeterli oranlarda tüketildiğinde, vücudun bağışıklık sistemini güçlendirerek, enfeksiyon hastalıklarına karşı koruyucu yönde etkili olmaktadır. Lipitlerin bileşiminde bulunan Omega-3 ve Omega-6 esansiyel yağ asitleri, kolesterol ve kanın pıhtılaşmasını düzenler. Yağlar eklemlerde, dokularda ve kan dolaşımında enflamasyonu kontrol eder (Enflamasyon iltihaplı yaralanmalarda vücudun verdiği tepkidir).

Beyin Aktivitesini Düzenler

Lipitler beyinde, beyin aktivitesinin gerçekleşmesini sağlar. Sinir hücrelerinin zarlarının oluşması, nöronların izole edilmesi ve beyin içindeki elektriksel uyarıların sinyaller yardımı ile iletilmesine yardımcı olurlar.

Lipitler beyinde, aynı zamanda hafızanın depolanması ve doku yapısının hayatiyetinin sürdürülmesinde önemli rolleri bulunmaktadır.

Gıda Maddelerinin Sindirimine Yardım Eder, Gıdaların Biyoyararlılığını Arttırır

Yediğimiz gıda maddelerinin bileşiminde bulunan yağlar sindirimi sırasında parçalanır. Bu arada insan sağlığı için değerli olan mikro besin öğelerinin taşınarak kullanılmasını sağlar. Yağda çözünen besin öğeleri yağ molekülleri vasıtasıyla sindirim kanalında taşınarak ince bağırsaklardan emilir. Yağlar yağda çözünebilen besin öğelerinin biyoyararlılığını (kullanımını) arttırıcı yönde etki eder.

Yağda Eriyen Vitaminleri Taşır

Yağda çözünen A, D, E, K vitaminlerinin insan sağlığı açısından oldukça önemli fonksiyonları bulunmaktadır. Bu grupta bulunan vitaminler aynı zamanda yağda çözünebilen vitaminler olarak da adlandırılmaktadır. Örneğin A vitamini, doğal olarak yağların bileşiminde bulunduğu gibi, aynı zamanda yeşil yapraklı sebzeler, havuç, lahana gibi sebzelerin bileşimlerinde bulunur. Bu tip sebzeler yağ ile karıştırılarak servis edildiğinde bileşimlerinde bulunan A vitamininin biyolojik değeri artar. Bu grupta yer alan vitaminlerin en önemli özelliği yağlı gıda maddelerinin bileşiminde bulunmakta ve yağ bu tür vitaminlerin biyolojik değerini arttırıcı yönde etki etmektedir.

Yağlar aynı zamanda bitkisel kaynaklı, likopen (domates vb. kırmızı renkli meyve ve sebzelerin bileşiminde bulunur), Beta-karoten (havuç vb. sarı-turuncu rengindeki meyveler ve sebzelerin bileşiminde bulunur) vb. fitokimyasallar bijolojik değerini arttırıcı yönde etkili olmaktadır. Son yıllarda fitokimyasalların insan sağlığı üzerine çok yönlü olumlu etkileri olduğuna yönelik birçok araştırma bulunmaktadır. Domates, havuç vb. sebzelerden yapılan salatalarda ve soslarda zeytinyağının kullanımı, likopen, beta-karoten vb. fitokimyasalların kullanımını arttırıcı yönde etki etmektedir.

Koku ve Tat Verir

Yağlı gıda maddeleri genellikle kendilerine özgü tat ve lezzetleri olan moleküllerdir.

Yağsız gıda maddeleri yavan bir tada sahiptir. Yağ gıda maddelerine özel bir tat ve aroma katar. Yağlar ürünlerde yumuşak bir doku oluşturur. Yağlı, katmerli hamurlar vb. yapılan ürünler gevrektir. Bu tür ürünler daha geç bayatlar ve daha lezzetlidir.

Kan Şekerini Dengeler

Yağlar kan şekerinin ani yükselmesi ve aniden düşmesini engelleyici yönde etki eder. Yani yağlar kan şekerinin stabil kalması yönünde etkili olmaktadır.

Tok Tutar

Karbonhidratlar çok kısa sürede sindirilebildikleri halde, yağlar ve yağlı bileşikler çok büyük molekül yapılarına sahip olduğundan 3-3.5 saat gibi oldukça uzun süre sonunda sindirilebilirler. Bu nedenle doyurucu gıda maddeleri olarak tanımlanırlar. Yağlı gıda maddelerini tüketen kişiler geç acıkır. Çünkü yağların parçalanması ve sindirimi için oldukça uzun zaman gerekir. Bu nedenle yağlar aynı zamanda doyum sağlayan gıda maddeleridir. Bu nedenle kilo vermeyi destekleyici yönde etki eder.

Tablo 5. Bazı Gıdaların Bileşimindeki Yağ Oranları

Gıda maddesi	**%**
Yağlı tohumlar	50-55
Et (dana, koyun, tavuk)	20
Balıklar	2-14
Peynir	20-35
Süt	3
Yumurta	11
Ekmek	1
Kurubaklagiller	1-2
Meyveler, sebzeler	0.1-0.5

Yemeklik olarak kullanılan yapıların bileşiminde %90-99 oranında saflaştırılmış yağ bulunmaktadır. Fındık, fıstık, ceviz, kabak çekirdeği vb. yağlı tohumların bileşimlerinde önemli oranlarda yağ bulunmaktadır. Bunların çerez olarak veya gıda maddelerine katılarak tüketilmesi sağlık açısından oldukça yararlıdır.

Etin alındığı hayvanın cinsi, yaşı, beslenmesi vb. birçok etmen etin bileşiminde bulunan yağın cinsi ve miktarını etkilemektedir. Ancak genel olarak etlerin bileşiminde %20 oranında yağ bulunmaktadır. Balık etlerinin bileşimindeki yağ oranı, yağsız ve balıklara göre değişir. Balıkların cinsi, yaşı, büyüklüğü ve balıkların yakalandığı mevsime göre de balıkların bileşimindeki yağ oranı değişmektedir. Özellikle kış aylarında yakalanan balıkların bileşiminde yağ oranları daha fazladır.

Sütün bileşiminde %3 oranında yağ bulunur. Ancak peynirlerde yağ oranı daha fazladır. Beyaz peynirler gibi peynirlerin bileşiminde su oranı fazla olan peynirlerde %20 oranında yağ bulunurken kaşar, tulum vb. sert peynirlerin bileşiminde yağ oranı %35'e kadar artmaktadır.

Yumurtada yağ oranı %11 olmasına rağmen, yağ sadece yumurta sarısının bileşiminde bulunmaktadır.

Ekmek vb. tahıllar ve kurubaklagillerin bileşimindeki yağ oranı %1-2 oranında oldukça azdır. Ancak hamur işleri yapılırken veya kurubaklagil yemeği yaparken ilave edilen yağ oranı nedeni ile yağ oranları artmaktadır.

Sebzeler ve meyvelerin bileşiminde ise yağ oranı oldukça azdır. Ancak bu tip gıda maddelerinin pişirilmesi vb. hazırlık aşamalarında yağ ilave edilmesi ile yağ miktarı artmaktadır.

LİPİTLERİN SİNDİRİMİ

Lipitlerin sindirilebilmesi ve emilebilmesi için trigliseritler, mono ve digliseritler, fosfolipitler, kolesteroller gibi en küçük moleküllere kadar parçalanması gerekir. Gıda maddelerinin bileşiminde bulunan lipitlerin %90'ı trigliseritler halinde bulunmaktadır. Geri kalan kısmı kolesterol ve kolesterol esterleri, serbest yağ asitleri ve fosfolipitler halinde bulunmaktadır.

Ağızda Sindirim

Lipitler ağızda mekanik olarak parçalanır. Lipitler ağızda vücut sıcaklığına ulaşarak mide sindirimine hazırlanır. Ağızdan salgılanan lipaz enzimi midede salgılanan lipaz enzimine zemin hazırlayarak lipitlerin parçalanabilmesi için ön hazırlık yaparak yardımcı olur.

Midede Sindirim

Lipitlerin sindirimi asıl mide de başlar. **Mideden salgılanan lipaz enzimi ağızdan salgılanan lipaz enzimi ile birlikte lipitleri kısa zincirli yağ asitlerine kadar parçalanır.**

Bu enzimler mide asidine karşı oldukça dayanıklı pH:4-6'da çalışabilen enzimlerdir. Lipitler midede kısmen kısa zincirli yağ asitlerine kadar parçalanır.

İnce Bağırsaklarda Sindirim

Lipitlerin sindirimi safra kesesinden salgılanan safra salgısı yardımı ile ince bağırsaklarda devam eder. Safra kesesinden salgılanan, safra salgısı ve pankreastan salgılanan pankreatik lipaz yardımı ile emülsiyon halinde ince bağırsağın bileşiminde, koyu bir kıvama ulaşır.

Safra kesesi taşı, iltihaplanması, safra kesesi hastalıkları veya safra kesesinin alınması gibi sağlık sorunları, safra kesesinden safra salgısının salgılanmasını önleyeceği için bu tip hastalıklarda yağların emilimi gerçekleşemez.

Bu şekilde ince bağırsakların sonuna doğru yağlar, mono ve digliseritler, gliserol ve yağ asitlerine kadar parçalanır. Bu şekilde en küçük parçalara kadar ayrıldıktan sonra ince bağırsaklardan emilerek kana karışır.

Posa ve suda çözünebilen pektinli bileşikler, kolesterolün ince bağırsaklardan emilimini yavaşlatıcı yönde etkiler. Posa ve suda çözünebilen pektinli bileşikler meyveler, sebzeler, kurubaklagiller ve tam tahıl ürünlerinin bileşiminde bulunur. Zeytinyağı gibi tohumların bileşimlerinde bulunan tekli doymamış yağlar da ince bağırsaklardan kolesterol emilimini azaltıcı yönde etki eder.

Yağların Emilimi

Çok küçük moleküllere kadar parçalanmış yağlar ve yağlı bileşikler ince bağırsak duvarında bulunan kılcal kan damarları yoluyla misel adı verilen küçük moleküller halinde kan dolaşımına geçer. Miseller emülsiye olmuş yağ damlacıkları şeklinde, monogliserit ve yağ asitlerinin etrafı safra salgısı ile sarılmış çok küçük kümeciklerdir.

Miseller çok küçük moleküller olduğundan ince bağırsak duvarından, şilomikronlar olarak kan damarlarına geçebilirler. Lipitler kanda protein moleküllerine bağlanarak lipoproteinler olarak dolaşırlar. Lipitler kan yolu ile önce karaciğere ulaşır, hücrelerin sağlıklı çalışabilmesi amacı ile enerji üretimi ve hücre duvarının yapımında kullanılır.

Kullanılan enerjinin fazlası yağa çevrilerek, yağ deposu olarak depolanır. Diyetle alınan karbonhidrat ve protein fazlası da yağa çevrilerek yağ dokusu olarak depolanmaktadır.

Yağ asitlerinin yetersiz olarak alınması ve tüketilmesi sonucunda ortaya çıkan yağ asitlerinin yetmezliği birçok sağlık sorunlarına neden olmaktadır. Elzem yağ asitlerinin yetersiz alımı sindirim kanalı hastalıklarına zemin hazırlayabilir. Özellikle çocukların yağsız veya az yağlı diyetlerle beslenmesi ile büyüme geriliği, halsizlik, deri lezyonları, iltihaplanmalar, böbrek ve karaciğer bozuklukları, görme bozuklukları ve sinir sistemi rahatsızlıkları vb. hastalıklar ortaya çıkabilir.

LİPİTLERİN SAĞLIK ÜZERİNE ETKİLERİ

Kalp-Damar Hastalıkları

LDL olarak adlandırılan düşük dansitileli lipoproteinler kan damarları içinde yoğunlaşarak, kalp-damar hastalıklarına neden olabilir. Erken dönemde fark edilmezse kalp krizi ve kalıcı felçler gibi önemli sağlık sorunlarına neden olabilir. Bu tip hastalıklara neden olan etmenler, lipoproteinler, genellikle doymuş yağ asitleri ve transyağların neden olduğu sağlık sorunlarıdır.

HDL diye adlandırılan, yüksek dansitileli lipoproteinler ise kalp ve damar sağlığını koruyucu özellikteki bileşiklerdir. Bu tip bileşikler, omega yağ asitleri ve elzem yağ asitleridir. Bu nedenle omega yağ asitleri açısından zengin veya elzem yağ asitleri bakımından zengin gıda maddeleri ile beslenmek kalp damar hastalıklarında koruyucu yönde etki eder.

Kanser

Yapılan araştırmalar bazı kanser türlerinin özellikle göğüs ve prostat kanserleri vb. kanserlerinin diyet yağları ile ilişkili olduğunu göstermektedir. Lipit türevi bileşikler hücre duvarında bariyer oluşturarak hücre sağlığını koruyucu yönde etkili olmaktadır. Bunun dışında birçok hormonun salgılanması ve denetimi lipitler sayesinde gerçekleşir. Bu nedenle et yağları gibi doymuş yağlardan zengin bir diyet yerine balık vb. diğer deniz ürünlerinin daha fazla tüketilmesi bu tür sağlık sorunlarının azaltılmasında oldukça önemlidir.

Şişmanlık

Karbonhidratların, proteinlerin ve lipitlerin fazlası, insan vücudunda yağ dokusuna dönüşerek depolanır. Az miktarlarda depolanan yağların vücut sıcaklığını koruyucu, izolasyon gibi önemli görevleri bulunmaktadır. Ancak gereğinden fazla yağ dokusunun iç organların etrafını sarması durumunda, hayati organlar sağlıklı olarak çalışamaz. Bu nedenle insan yaşamı riske girebilir. İnsan vücudunda yağ dokusu oranın çok fazla olması beraberinde birçok sağlık sorunun ortaya çıkmasına neden olabilir.

GÜNLÜK YAĞ TÜKETİMİ

Günlük trigliserit tüketimi ile günlük protein tüketiminin birlikte değerlendirilmesi gerekir. Et, balık, tavuk yumurta gibi gıda maddeleri hem lipit hem de proteinler açısından oldukça zengin gıda maddeleridir. Süt ve süt ürünleri de benzer özellikler göstermektedir. Bu nedenle özellikle tam yağlı süt ve süt ürünlerinin kullanılmasına özen gösterilmelidir.

Bunun yanında zeytin, haşhaş, susam vb. karbonhidrat ve yağ açısından zengin gıda maddeleridir. Bu tip yağlar gıda maddelerinin doğal bileşimlerinde bol miktarlarda bulunduğu için görünmez yağlar olarak tanımlanır. Bu nedenle gıda maddelerine yağ ilave ederken aynı zamanda gıda maddelerinin doğal yapısında bulunan yağ miktarlarını ve yağların özelliklerini de düşünmek gerekir.

Gıda Maddelerinin Özellikleri Göz Önüne Alınarak Önerilen Yağ Miktarı

- Günlük yağlardan alınan enerji, toplam enerji gereksinimin %30-35'i civarında olmalıdır.
- Doymuş yağ oranı günlük enerji tüketiminin %10'unu geçmemelidir.
- Özellikle kötü kolesterol (LDL) oranı az olmalıdır.

- Günlük standart bir yaşamı olan yetişkin bir kişinin yaklaşık 2000-2500 kalori kadar enerjiye ihtiyacı bulunmaktadır. Bu tür yaşam koşullarına sahip bir kişinin günde 65-70 gram kadar yağ tüketmesi önerilebilir. Bunun dışında yaklaşık 20-25 gram kadar doymuş yağ tüketmek sağlığın korunabilmesi açısından yeterlidir.

Yağlar ve yağlı bileşiklerin bileşiminde yağda eriyen ADEK vitaminleri doğal olarak bulunmaktadır. Yağların diyetten tamamen çıkarılması bu tür insan sağlığı açısından yararlı vitaminlerin alımını da olumsuz yönde etkileyebilir.

Bunun yanında çorba, salatalar vb. gıda maddelerinin hazırlanması veya servis edilmesi aşamasında sos olarak tereyağı, zeytin yağı vb., baharat karışımları ilavesi gibi uygulamalar, aynı zamanda gıda maddelerinin doğal yapısında bulunan ADEK vitaminlerinin, özellikle yağda eriyen vitaminlerin kullanımını, biyolojik değerini arttırıcı yönde etkili olmaktadır.

Margarinler, hazır kek, kraker, bisküvi, cips vb. ticari yağlarda kızartılmış gıda maddeleri, hazır börek, pizza vb. hamur işleri trans yağlar açısından oldukça zengin olan gıda maddeleridir. Bu nedenle trans yağların yoğun olarak kullanılan ticari ürünlerin kullanımı konusunda dikkatli olunması gerekir.

Çalışma Soruları

1. Lipitlerin canlıların yaşamındaki temel görevleri nelerdir?
2. Trigliseritlerin bileşimin nasıldır?
3. Görünür ve görünmez yağlar nelerdir?
4. Doymuş yağlar ve özellikleri nelerdir?
5. Doymamış yağlar ve özellikleri nelerdir?
6. Trans yağlar ve özellikleri nelerdir?
7. Trans yağların insan sağlığına etkileri nasıldır?
8. Omega 3 ve özelliği nedir?
9. Omega 6 ve özelliği nedir?
10. Leisitin ve özelliği nedir?
11. Kolesterol ve özelliği nedir?
12. Yağın insan sağlığı açısından önemi nedir?
13. Gıda maddelerinin bileşimindeki yağ oranı nasıldır?
14. Yağın emilimi nasıl olmaktadır?
15. Günlük yağ gereksinimi ne kadardır?

Kaynaklar

Bauer E, Jakop S. Mosenthin R.(2005).Principles of Physiology of Lipid Digestion. *Asian Australasian Journal of Animal Sciences* 18(2).

Bhardwaj S, Passi SJ. Misra A. (2011). Overview of trans fatty acids: Biochemistry and health effects Diabetes & Metabolic Syndrome: *Clinical Research* & *Reviews* 5.161–164. DOI: 10.1016/j.dsx.2012.03.002.

Bockisch M. (2015). *Fats and Oils Handbook.* http://ocw.jhsph.edu/courses/HumanNutrition/PDFs/Lecture4.pdf.

Cabellero B. (2006). *Lipits.* Johns Hopkins Bloomberg School of Public Health(Section A). http://ocw.jhsph.edu/courses/HumanNutrition/PDFs/Lecture4.pdf

Canadian Nutrien File(CNF). (2013).Nutrient Value of Some Common Foods file:///C:/Users/User/Downloads/nutrient-value-common-foods.pdf.

Fernandez M L, West K L. (2005). Mechanisms by which Dietary Fatty Acids Modulate Plasma Lipids.*The Journal of Nutrition*, 135-9(5) 2075–2078,https://doi.org/10.1093/jn/135.9.2075.

Nathaile D., Williams, CM. (2002). Prebiotics and lipid metabolism. Current Opinion in Lipidology 13(1) 61–67.

Konukoğlu D. (2008). Omega-3 ve omega-6 yağ asitlerinin özellikleri, etkileri ve kardiyovasküler hastalıklar ile ilişkileri. *Türk Aile Hekimleri Dergisi* 12(3): 121-129.

Panawala L. (2017). Difference Between Lipids and Fats.*Biochemistry.* https://www.researchgate.net/publication/320707103.

Ronald P. Mensink RP. (2016). Library Cataloguing-in-Publication Data Effects of saturated fatty acids on serum lipids and lipoproteins: a systematic review and regression analysis. 1.Fatty Acids. 2.Cholesterol, HDL. 3.Lipoproteins. 4.Dietary Fats. 5. *Review. World Health Organization*. ISBN 978 92 4 156534 9.

Strayer et al., (2006). Food Fats and Oıls. *Institute of Shortening and Edible Oils.* 1750 New York Avenue, NW, Suite 120 Washington, DC. http://www.iseo.org/httpdocs/Publications/FoodFatsOils2006.pdf.

4. BÖLÜM

PROTEİNLER

Prof. Dr. Saime KÜÇÜKKÖMÜRLER
Gazi Üniversitesi

Protein kelime anlamı olarak 'son derece önemli' demektir. Proteinler hücrelerin temel yapısını oluşturur. İnsan vücudunun yaklaşık %20'si proteinden oluşmuştur. Proteinler hücrenin yapı taşını oluşturmasının yanında, yaşamsal birçok görev proteinler sayesinde gerçekleşmektedir. Bu nedenle proteinler yaşamın temelini oluşturmaktadır.

Vücutta adele (kas) dokusu, kan hücreleri, cilt, kemik, saç ve tırnak vb. yeni dokuların yapımı, bağışıklık sisteminin düzenli olarak fonksiyonunu yerine getirebilmesi, dokuların yaşamını sürdürebilmesi ve yıpranan dokuların onarılması proteinler sayesinde gerçekleşmektedir. Protein yönünden zengin kaslarımız sayesinde ayağa kalkabilir, yürüyebilir, koşabilir ve daha birçok şey yapabiliriz.

Aminoasitlerin Yapısı

Proteinlerin en küçük yapıtaşına aminoasitler adı verilmektedir. Proteinler yüzlerce aminoasit molekülünün birleşmesi ile oluşmuştur. Proteinler karbon (C), hidrojen (H), Oksijen (O) ve azot (N) moleküllerinden oluşmuştur.

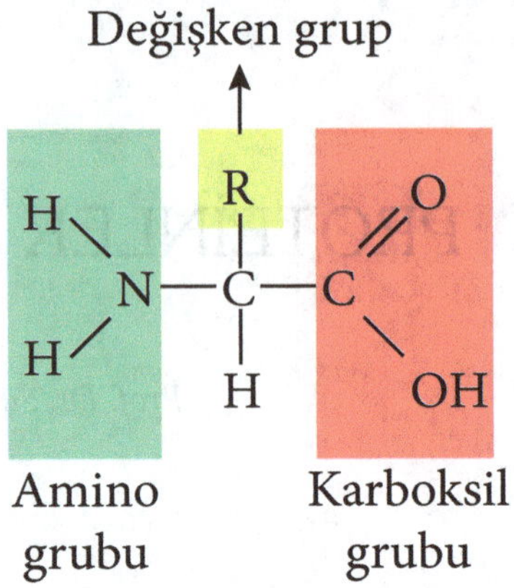

Şekil 6. Aminoasitlerin Yapısı

Yapı olarak karbonhidratlar ve lipitlerle oldukça benzer özellikler göstermektedir. Ancak onlardan farklı olarak proteinlerin bileşiminde azot bulunmaktadır. Bu nedenle proteinlere aynı zamanda azotlu bileşikler adı ile de tanımlanmaktadır. Temelde karbon molekülü etrafında bir amino ve bir karboksil grubundan oluşmuşlardır. Değişken gruba eklenen moleküllerin özelliğine göre amino asitler farklı özellikler göstermektedir.

Amino Asitlerin Özelliklerine Göre Gruplandırılması

- **Suda çözünemeyen aminoasitler.** Alanin (Ala), Lösin (Leu), İzolösin (Ile), Prolin (Pro), Triptofan (Trp), Valin (Val), Fenilalanin (Phe) ve Metiyonin (Met).
- **Suda çözünebilen aminoasitler.** Glisin (Gly), Serin (Ser), Treonin (Thr), Sistein (Cys), Tirozin (Tyr), Asparagin (Asn) ve Glutamin (Gln).
- **Asidik amino asitler.** Aspartik asit (Asp) ve Glutamik asit (Glu).
- **Bazik aminoasitler.** Lisin (Lys), Arginin (Arg) ve Histidin (His).

Aminoasitler vücut tarafından üretilip üretilmediğine göre de sınıflandırılmaktadır. İnsan vücudunun sağlıklı çalışabilmesi için 20 farklı özellikte aminoaside gereksinim bulunmaktadır.

- Aminoasitlerden bazıları vücut tarafından üretilebildiği için **elzem olmayan amino asitler olarak** tanımlanır.
- Bazı aminoasitlerin bir kısmını sentezlenebilmektedir. Bu nedenle bu grupta yer alan aminoasitler **yarı elzem amino asitler** olarak tanımlanır.

- Bazı aminoasitleri ise vücut sentezleyemez ve vücudun sağlıklı olarak çalışabilmesi için bu grupta yer alan aminoasitlerin yiyeceklerle birlikte alınması gerekmektedir. Bu nedenle bu grupta yer alan amino asitlere **elzem amino asitler** adı verilmektedir.

Tablo 6. Elzem Aminoasitler

Elzem Aminoasitler	Yarı Elzem Aminoasitler	Elzem olmayan Aminoasitler
Histidin	Arginin	Glutamik asit
Lizin	Trozin	Aspartik asit
Triplofan	Sistin	Alanin
Fenialanin	Glisin	Prolin
Metionin	Serin	Hidroksiprolin
Treonin Leusin		
İzolosin Valin		

PROTEİN ÇEŞİTLERİ

İnsan vücudunda yüz binden fazla farklı özellikte protein çeşidi bulunmaktadır. Farklı aminoasitlerin dizgilenmesi ile farklı özelliklerde proteinler oluşmaktadır. Örneğin;

- Kan glikozunu düzenleyen **ünsilin** hormonu 51 aminoasidin birleşmesi ile olmuştur.
- Kas dokularının birbirine tutkal gibi tutunmasını sağlayan **kollojen** 100'den fazla aminoasidin birleşmesinden oluşmuştur.
- **Titin** adı verilen kas elastikiyetini sağlayan aminoasitler 25 000'den fazla aminoasidin birleşmesinden olmuştur.

Sonuç olarak; çok farklı özelliklerdeki amino asitlerin birleşmesinden çok farklı özelliklerdeki proteinler oluşmaktadır.

Aminoasitlerden Proteinlerin Yapılması

Ayrıca proteinler amino asitlerin bağlanma şekline göre de isimlendirilebilir. İki aminoasidin birleşmesi ile dipeptid, çok sayıda amino asidin birleşmesi ile polipepetidler oluşur.

Aminoasitler özelliklerine göre gruplar oluşturarak belirli özelliği olan peptid zincirlerini kurarlar. Peptid zincirlerinin belirli miktarlarda ve belirli amaçlarla toplanması ile protein molekülleri oluşur.

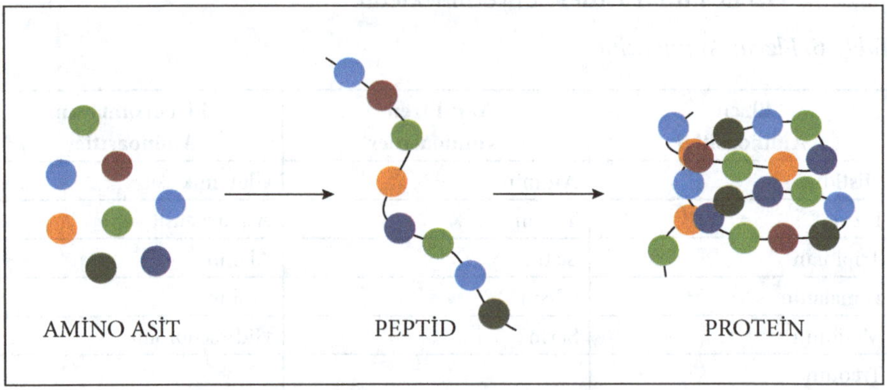

Şekil 7. Proteinlerin Oluşumu

Proteinlerin oluşması 3 aşamada gerçekleşir:

- **Kopyalama.** Aminoasitlerin birleşerek önce peptidleri oluşturması çift sarmal **deoksiribonükleik asit (DNA)** içindeki genetik bilginin, tek sarmallı haberci makromolekül **ribonükleik aside (RNA)** transfer edilmesi (kopyalanması)ile gerçekleşmektedir.
- **Transfer etme.** Aktarma, RNA, DNA'ya kimyasal olarak benzer, ancak farklı iki özelliği bulunmaktadır. Belirli bir DNA parçasından kopyalanan RNA, bu DNA ile aynı bilgileri içerir ancak kendine özgü bir formda aktarılır.
- **Dizgilenme.** Bu kopyalanma süreci, **Ribozom** olarak bilinen hücresel protein üreticisi tarafından yönlendirilir. Ribozom, RNA hücrelerine gerekli tüm amino asitleri toplamalarını ve büyüyen protein zincirine özgü bir sırayla eklemelerini sağlar.

Proteinlerin İnsan Vücudundaki Görevleri

Proteinler insan sağlığı açısından oldukça önemli temel besin öğeleridir. Proteinler birçok aminoasidin birleşmesinden, amino asit halkalarından oluşmuştur.

Vücudumuzdaki binlerce farklı proteini oluşturmaya yardımcı olan 20 amino asit vardır. Bu aminoasitler görev yaptıkları yere göre farklı formlarda dizgilenmektedir.

Proteinler çalışmalarının çoğunu hücre içinde gerçekleştirir ve çeşitli görevleri yerine getirir.

Proteinlerin insan vücudunda bazı temel görevi bulunmaktadır:

- **Dokuların büyümesi ve bakımı için gereklidir.** Proteinler yeni dokuların oluşması, dokuların tamiri ve bakımı için gereklidir. Özellikle büyümenin hızlı olduğu dönemlerde iyi kaliteli proteine olan gereksinim artmaktadır. Hamilelik, emzirme, hastalık, yaralanma gibi dönemlerde yeni dokuların oluşumu ve yıpranan dokuların yenilenmesi amacıyla kullanılmaktadır.
- **Enzimleri oluşturarak, enzimlerin biyokimyasal reaksiyonları yönlendirilmesini sağlar.** Enzimler, hücrelerimizin içinde ve dışında gerçekleşen binlerce biyokimyasal reaksiyonu organize eden protein yapısındaki mölekülerdir. Metabolizmanın çalışabilmesinde görevli olan binlerce reaksiyonun gerçekleşebilmesini sağlar. Besin öğelerinin sindirimi, enerji üretimi, kanın pıhtılaşması, kasların çalışabilmesi vb. birçok biyokimyasal reaksiyon enzimlerin denetimi ile gerçekleşir.
- **Hormonları oluşturarak, hormonların reaksiyonlarını organize eder.** Çeşitli uzunluklardaki amino asit zincirleri, vücudumuz tarafından salgılanan birçok hormonunun oluşması ve kullanılmasını organize eder. İnsülin ve glukagon (birlikte kan şekerini düzenlerler), büyüme hormonu, antidiüretik hormon (böbreklerden suyun geri emilmesini sağlar) vb. oluşumu ve görevini yerine getirilmesini gerçekleştirir.
- **Dokuların oluşumunu organize eder.** Kreatin, kollojen ve elastin gibi proteinler insan vücudundaki yeni dokuların oluşması ve bu tür dokuların koordineli olarak çalışmasını sağlamakla görevlidirler. Bu tür proteinler, cilt, saç, tırnak ve kasların temelini oluşturan kreatin gibi yapısal proteinlerdir. Kemik, tendon ve bağ dokularını oluşturan kollojen insan vücudunda en fazla bulunan proteinlerdir. Elastin ise, kollojenden yüzlerce kat daha esnek özelliği olan bir protein çeşitidir. Uterus, akciğerler ve arterler gibi, damar sistemlerinin kasılması, gevşemesi gibi, görevlerini yerine getirmede önemli görevleri olan proteinlerdir.
- **Vücut sıvılarının pH değerini organize eder.** Proteinler vücudumuzdaki kanın ve vücut sıvılarının asit-baz dengesini organize ederek vücudun düzenli çalışabilmesini sağlar. Kana kırmızı rengini veren hemoglobin ortamdaki fazla asidi bağlayarak hücrelerin zarar görmesini engelleyici yönde, tampon sistemi gibi etki eder.

- **Proteinler kan ile çevresinde bulunan dokular arası sıvıyı dengeler.** Albümin ve globülin kanın bileşimindeki suyu çekerek vücudun sıvı dengesinin düzenlenmesini sağlayan proteinlerdir. Yeterince protein tüketilmediğinde, albümin ve globülin seviyesi azalır. Sonuçta, proteinler kanı kan damarlarında tutamaz ve sıvı hücreler arası boşluklarda birikmeye başlar. Bu nedenle özellikle bu sürecin devam etmesine bağlı olarak, karın bölgesi civarında şişlik ve ödemler oluşmaya başlar. Bu durum, yeterince kalori alan, ancak yeterli oranlarda protein tüketmeyenlerde ortaya çıkan 'kwaşhiorkor' adı verilen şiddetli protein yetmezliği hastalığının belirtisidir. Kısaca kan proteinleri, kan ile çevresindeki dokular arasındaki sıvı dengesini koruyucu yönde etki etmektedir.

- **Proteinler bağışıklık sistemini destekler.** Proteinler enfeksiyonlarla savaşabilmek amacı ile immünoglobulinler veya antikorların oluşmasına yardımcı olur. Antikorlar aynı zamanda, kanda bulunan ve vücudumuzu bakteriler ve virüsler vb. zararlı istilacılardan koruma amacı ile yardımcı olan proteinlerdir. Bu grupta yer alan proteinler aynı zamanda, bu tür işgalcilerin hücre yapısına girerek, vücudun onları ortadan kaldırmak amacı ile etiketleyen antikorları üretir. Bu tür antikorlar bakteriler ve vürüslerle savaşarak, vücudu bu tür organizmaların zararlı etkilerinden korumaya çalışır. Bu şekilde proteinler, kendi ürettiği immünoglobülinler ve antikorlar yardımı ile vücudun mikroorganizmalara karşı savaşmasını sağlayarak vücudu korumaya çalışır.

- **Proteinler besin öğelerinin taşınması ve depolanmasını sağlar.** Proteinler sindirim sonucunda kana geçen besin öğelerinin hücrelere taşınmasını sağlar. Aminoasitler, lipitler, vitaminler, mineral maddeler, kan şekeri, kolesterol ve oksijen vb. maddeleri hücrelere taşır. Örneğin, hemoğlobin, akcigerlerden oksijeni alıp hücrelere taşıyan bir proteindir. Lipoproteinler kan yolu ile kolesterol ve benzeri lipit türevlerini kan yolu ile hücrelere taşımaktadır. Ancak bu grupta yer alan proteinler oldukça spefiktir. Her bir amaç için ayrı bir protein görevlendirilmektedir. Proteinlerin aynı zamanda depolama görevleri de bulunmaktadır. Ferritin aynı zamanda demirin depolanmasını sağlayan proteindir. Sütün bileşiminde bulunan, aynı zamanda depo protein özelliği olan başka bir protein çeşidi ise kazeindir. Kazein depo protein olarak bebeklerin büyümesine yardımcı olur.

- **Proteinler enerji sağlar.** Proteinlerinlerin temel görevi enerji sağlamak değildir. Ancak enerji gerektiğinde enerji sağlamak amacı ile de kullanılabilmektedir. Ancak 1 gram protein 4 kalorilik enerji sağlar. Vücudun temel enerji kaynakları karbonhidratlar ve yağlardır. Normalde günlük enerji ihtiyacının çok azı proteinlerden sağlanır. Oruç gibi uzun süreli açlık durumunda (18-48 saat vb.), iskelet kasları parçalanılarak, enerji üretimi amacı ile kullanılabilir. Açlık veya çok ağır egzersiz gibi faaliyetler kas kaybına neden olabilir. Bu tür faaliyetlerde enerji amacı ile kas dokuları kullanılmaktadır.

Kısaca özetlemek gerekirse, proteinlerin insan vücudundaki görevleri, vücut dokularını inşa etmek, yıpranan dokuları onarmak, metabolik reaksiyonların koordineli olarak çalışmasını sağlamaktır. Bunlara ilaveten proteinler vücut sıvılarının pH dengesini ayarlayarak, hücre içi ve hücre dışı dengeyi sağlamaktadır. Proteinler bağışıklık sistemi için gerekli olan savunma sistemini oluşturarak vücudu dış etmenlere karşı koruyucu yönde etkili olmaktadır. Proteinler gerektiğinde enerji vermektedir. Kısaca proteinler sağlığın korunması ve devam ettirilmesinde oldukça önemli görevleri olan temel bileşiklerdir.

PROTEİNLERİN ÖZELLİKLERİNE GÖRE GRUPLANDIRILMASI

Vücut Dokularının Yapılması ve Hareketinde Görevli Proteinler

İnsan vücudunda %6 oranında en fazla bulunan protein **kollojen**dir. Kollojen kemik dokusunun yüzde 30'unu oluşturur ve büyük miktarlarda bileşiminde tendon, bağ, kıkırdak, cilt ve kas dokuları bulunduran protein çeşididir.

Kollajen, çoğunlukla glisin ve prolin amino asitlerinden oluşan güçlü, lifli bir proteindir. Kollajen lifleri üst üste katlanarak güçlü bir yapı oluşturur. Bu çok düzenli yapı aynı boyuttaki çelik liflerden bile daha güçlüdür. Kollajen kemiklerin güçlü ve esnek yapıda olmasını sağlar.

Cilt derisindeki kollajen lifler, cilt yapısınının oluşmasını sağladığı gibi, beraberindeki **elastin** adı verilen protein fibrilleri ile birlikte cildin, esnek bir yapı kazanmasını sağlar. Cildi el ile sıkın ve sonra bırakın. Derinin yapısını oluşturan kollajen ve elastin proteinleri cildin orijinal haline geri dönmesini sağlayan proteinlerdir.

Kollajen ve elastin proteinleri birlikte kan damarları çeperini oluşturur. Kanın damar içine içine pompalanması, kan damarlarının kasılma ve gevşeme hareketi ile damarlar içindeki kanın hareketini kollojen ve elastin adı verilen proteinler tarafından gerçekleştirilir.

Kreatin oldukça önemli ve güçlü bir protein lifidir. Kreatin adı verilen lifli protein de yaygın olarak cilt, saç ve tırnakların yapısında bulunur. Tendonlardaki ve ligament adı verilen bağ dokuları, demetler halinde toplanmış kollajen fibrilleri, kemiklerin ve kasların uyumlu mekanik hareketler etmelerini sağlar. Parmaklar hareket ettirildiğinde ve parmak ekleminin hareketlerinin uyum içinde hareket etmesi kreatin adı verilen lifli proteinler sayesinde gerçekleşir.

Hareket edebilmek için kasların kasılması ve gevşemesi gerekir. Kasların hareketi **aktin ve miyosin** adı verilen proteinlerin hareketi ile (kasılması ve gevşemesi) gerçekleşir. Bu proteinler bir sinir hücresi tarafından uyarıldığında, uyarı devam ettiği sürece, kas hücresinin hareketi devam eder. Uyarım ile birden fazla kas hücresi aynı anda kasılır veya gevşeyebilir.

Enzimler

Enzimler protein yapısındaki moleküllerdir. Proteinlerin kimyasal reaksiyonları gerçekleştirebilmesi enzimlerin değişik aşamalarda kimyasal reaksiyonları yönlendirmesi ile gerçekleşmektedir. Enzimler her bir kimyasal reaksiyon için üretilmiş, özel anahtar görevi bulunan protein yapısındaki aktif kimyasal bileşiklerdir.

Canlı organizmalar kendileri için gerekli olan enzimleri kendileri üretir. Ortalama olarak bir hücrede, her saniyede yüzün üzerinde kimyasal reaksiyon gerçekleşmektedir. Karaciğerde binden fazla enzim sistemi bulunur. Her bir enzim kendine özgü kimyasal reaksiyonu etkiler. Enzimin işi bitince özelliğini kaybeder. Fakat ortaya çıkan yeni reaksiyon için tekrar yeni bir enzim gerekir. Proteinler, karbonhidratlar ve lipitlerin parçalanması, sindirimi ve emilimi her bir aşamada oluşan özel sindirim enzimleri yardımı ile gerçekleşir.

Hormonlar

Proteinler hormonların sentezlenmesini de sağlar. Vücutta özel organlar tarafından salgılanan hormonlar vücuttaki özel görevleri olan bileşiklerdir. Büyüme hormonu protein sentezi yardımı ile yeni hücrelerin oluşum hızını artırarak büyümeyi gerçekleştirir. Hormonlar bu süreci enzimleri aktive ederek yerine getirebilir.

Asit-Baz Dengesinin Sağlanması

Albümin karaciğerden sentezlenen ve kanda en fazla bulunan plazma proteinidir. Kan ile doku proteinleri arasındaki sıvı dengesini sağlar. Kanda bulunan proteinlerin %60'ı albüminden oluşmuştur. Gıdaların besin öğelerine kadar parçalandıktan sonra kan yolu ile hücrelere ulaşır. Kan dolaşımının olabilmesi için, kanın bileşiminde bulunan albümin adı verilen protein sıvı dengesini sağlar. Kanın pH'ı hafif bazik pH:7.0-7.5 arasında dengelendiğinde vücutta kullanılabilir. Albümin hafif asidik özelliği ile kanın asit-baz dengesini ayarlayarak besin öğelerinin taşınması ve kullanımını destekleyici yönde etki eder.

Dokuların Yenilenmesi ve Yaraların İyileşmesi

Dokuların yenilenmesi ve yaraların iyileşmesi proteinler aracılığı ile gerçekleşir. Yaralanma ile yaranın bulunduğu bölgede kan damarları genişleyerek fibrin adı verilen proteinin sentezi artar. Fibrin kanamayı durdurmak amacı ile pıhtı oluşturur, daha sonra kollojen lifleri yıpranan dokuyu tamir etmeye başlar. Tadilat aşamasında eski doku kopyalanarak yenisi ile değiştirilir. Bu süreç proteinler tarafından gerçekleşir.

Cilt, saç, tırnak ve bağırsakların iç yüzeyindeki hücreler bu şekilde çok hızlı ve sık sık yenilenmektedir. Saç ve tırnak hücrelerinin uzaması ayda ortalama 1 cm iken, ince bağırsakların iç yüzeyinde bulunan hücreler 3-5 günde bir yenilenmektedir. Fakat kalp kasları ve sinir hücreleri ise çok az yenilenen hücrelerdir.

Enerji Üretimi

Proteinlerin temel görevleri yeni dokular oluşturmak veya dokuların yenilenmesini, onarımını sağlamaktır. Ancak alınan proteinlerin yaklaşık %10-15'i hücre içindeki kimyasal reaksiyonlar için gerekli olan enerjinin sağlanmasında kullanılmaktadır.

Proteinlerden enerji üretimi karaciğer tarafından gerçekleştirilmektedir. Eğer gıda maddeleri ile yeterli oranlarda karbonhidrat veya yağlar enerji sağlayamazsa, proteinler enerji vermek amacı ile kullanılır.

Bu durumda proteinler temel görevlerini yerine getiremez. Proteinlerin asıl görevi yeni proteinlerin sentez edilmesi veya yıpranan dokuların onarımıdır. Bunun yanında gereksinimden çok fazla protein tüketildiğinde de fazla protein, protein olarak depolanamaz. Proteinin fazlası yağa dönüşerek yağ dokusu olarak depolanır.

PROTEİNLERİN YETERSİZ ALIMI

Kuvaşiorkor

Proteinlerin çok az tüketilmesi ile ortaya çıkan önemli bir sağlık sorunudur. Özellikle çocuklarda görülen önemli sağlık sorunlarındandır. Bu tip çocuklar yoğun olarak karbonhidrat tüketmelerine rağmen yeterince protein tüketmemektedirler.

Proteinlerin yetersiz tüketimine bağlı olarak, çocuklarda birçok sağlık sorunu ortaya çıkmaktadır. Çocukların karın kısmında ödem, büyüme geriği, adele kaslarının zayıf olması, cilt dokusunda zayıflık ve karaciğer yetmezliği ile kendini gösteren önemli bir sağlık sorunudur. Ayak ve bacaklarda, özellikle karın bölgesinde görülen ödem, saçların seyrek ve iki renkli ve çok ince olması, anemi gibi sağlık sorunlarına neden olur. Ödem proteinlerin asit-baz ve sıvı dengesini sağlayamadığından kaynaklanmaktadır. Bu tip çocuklarda ishal, yorgunluk, ciltte pullanma ve iltihaplanma görülmektedir.

Marasmus

Marasmus protein ve enerji eksikliğinin birlikte neden olduğu sağlık sorunlarıdır. Aynı yaşlardaki çocuklara göre enerji ve protein eksikliğine bağlı olarak %80'e kadar daha az kiloludurlar. Genellikle gıda kıtlığına bağlı olarak, 5 yaş altı çocuklarda yaygın olarak görülen beslenme bozukluğudur. Bu tip sağlık sorunu olan çocuklarda, ciltte buruşukluk, büyüme geriliği, ishal vb. sağlık sorunları görülmektedir. Bu yaş grubu çocuklarda ölüm oranı oldukça fazladır. Bu grupta yer alan çocuklar bağışıklık sistemlerinin çok zayıf olması nedeniyle enfeksiyona kolaylıkla yakalanmakta ve çoğunlukla enfeksiyon nedeniyle hayatlarını kaybetmektedirler.

PROTEİN KAYNAKLARI

Protein bakımından zengin olan kaynaklar kırmızı etler, özellikle büyük baş hayvan etleri, deniz ürünleri, kümes hayvanları tavuk gibi hayvanların etleri ve özellikle yumurta oldukça zengindir. Bunun yanında nohut, kurufasulye, mercimek gibi kurubaklagiller ve ceviz, fındık, fıstık gibi yağlı tohumlar bitkisel proteinler açısından oldukça zengindir.

PROTEİNLERİN KALİTELERİNE GÖRE GRUPLANDIRILMASI

İyi kaliteli proteinler

- Et, balık ve diğer deniz ürünleri,
- Yumurta, peynirler, süt
- Yağlı tohumlar (öğütülmüş veya çerez olarak)
- Kurubaklagiller, bakliyat

Proteinler her gün bir veya birkaç çeşit olarak mönülerimizde yer almalıdır. Ancak gıda maddelerinin biyolojik değeri oldukça önemlidir. Biyolojik değer, aminoasitlerin vücut tarafından kullanılabilme kalitesinin de göstergesidir. Bir gıda maddesinin biyolojik değeri aynı zamanda vücut proteini olarak kullanılabilme oranın da göstergesidir.

Tablo 7. Proteinlerin Biyolojik Değeri (Hoffman and Falvo, 2004)

Gıda maddesi	%
Yumurta	100
Süt	90
Balık	80
Kırmızı et	80
Tavuk	75
Buğday	54
Kurubaklagiller	50
Yağlı tohumlar	45

Proteinlerin kalitesini belirleyen etmenlerden birisi de proteinlerin biyolojik değeridir. Proteinlerin biyolojik değeri bileşiminde bulunan elzem amino asit oranına göre değişmektedir. Whey proteinleri olarak da adlandırılan süt proteinleri özellikle her canlının yavrusunun gereksinimine göredir. Bu nedenle süt proteinlerinin biyolojik değeri her canlının kendi yavrusu için %100'dür. Tablo 7'de görüldüğü gibi, yumurta biyolojik değeri en fazla olan gıda maddesidir.

Hayvansal kaynaklı proteinlerin biyolojik değeri oldukça fazladır. Buna karşın bitkisel kaynaklı gıda maddelerinin biyolojik değeri daha azdır. Proteinden zengin gıda maddeleri, aynı zamanda biyolojik değeri yüksek gıda maddeleri olarak da tanımlanmaktadır.

Tablo 8. Yaygın Olarak Tüketilen Bazı Gıda Maddelerinin Bileşiminde Bulunan Protein Oranları (%).

Gıda maddesi	Su	Protein
Balık eti	65-75	15-25
Dana eti	65-70	18-20
Tavuk eti	60-65	18-20
Sakatatlar	70-80	15-20
Kurubaklagiller	10-15	20-25
Yumurta	48-50	18
Yağlı tohumlar	3-8	15-30
Süt	85-87	3-4
Peynirler	40-80	10-20
Ekmek	30-35	10-15
Tahıllar	10-15	3-12
Sebzeler	80-90	1-8
Meyveler	80-90	1-5

Gıda maddelerinin bileşiminde su oranı arttıkça protein oranı azalmaktadır. Özellikle deniz ürünlerinde su oranını fazla olması nedeniyle protein oranı % 15-25 civarındadır. Bu karşıklı dana eti ve tavuk etinin bileşimlerinde protein miktarı %18-20 oranındadır. Sakatatlar da önemli protein kaynaklarıdır. Hayvansal kaynaklı proteinlerin hem oranı fazla, aynı zamanda protein kalitesi (proteinin biyolojik değeri = vücut proteinine dönüşebilme oranı) oldukça yüksektir. Biyolojik değeri en yüksek olan gıda maddesi yumurtadır. Bu nedenle yumurta örnek protein olarak tanımlanmaktadır.

Bitkisel kaynaklı gıda maddelerinin bileşimindeki protein oranı en fazla kurubaklagillerde bulunmaktadır. Kurubaklagillerin bileşiminde bulunan protein oranı etin bileşimine yakındır. Ancak bu tür gıda maddelerinin bileşiminde bulunan proteinin bijolojik değeri daha azdır. Yağlı tohumlarda (fındık, fıstık, çekirdek vb.) proteinin iyi kaynaklarıdır.

Sütün bileşiminde su oranının fazla olması nedeniyle protein oranı azdır. Peynir vb. süt ürünlerini bileşiminde protein oranı artmaktadır. Süt ve ürünlerinin bileşimindeki proteinin kalitesi et proteinleri gibi oldukça fazladır.

Ekmek ve tahılların bileşimde suyun az olması, aynı zamanda protein oranının biraz fazla olmasına neden olmaktadır. Ancak bu tür gıda maddelerinin bileşimindeki proteinin biyolojik değeri azdır.

Sebzeler ve meyveler ise bileşimlerinde %80-90 oranında oldukça fazla miktarlarda su bulunan gıda maddeleridir. Ancak bu tip gıda maddeleri protein açısından oldukça az kaynaklardır.

Hayvansal kaynaklı proteinler açısından zengin olan gıda maddelerinin bileşiminde aynı zamanda B grubu vitaminleri, E vitamini, demir, magnezyum ve çinko vb. vitaminler ve mineral maddeler açısından da oldukça zengindir. Aynı zamanda büyük baş hayvan etlerinin bileşiminde çoğu kez oldukça fazla oranlarda doymuş yağ asitleri ve kolesterol de bulunmaktadır.

Buna karşılık bitkisel kaynaklı proteinlerin bileşiminde ise oldukça fazla oranlarda posa bulunmaktadır.

Proteinler açısından zengin gıda maddelerini seçerken, gıda maddelerinin bileşimindeki protein miktarı kadar bileşiminde bulunan diğer besin değeri olmayan, gıda boyaları, koruyucu katkı maddeleri vb. etmenleri de düşünmek gerekir.

Bir gıda maddesinin bileşiminde bulunan protein miktarı kadar, proteinin kalitesi de oldukça önemlidir. Proteinden zengin gıda maddelerinin bileşiminde bulunan elzem amino asit miktarı arttıkça protein kalitesi de yükselmektedir. Bu tip protein kalitesi yüksek gıda maddelerine aynı zamanda biyolojik değeri yüksek gıda maddeleri adı verilmektedir.

Biyolojik değeri yüksek protein açısından zengin olan gıda maddeleri, süt, yoğurt, peynir, yumurta balık ve kırmızı etlerdir.

Bileşimlerinde **protein ve kollojen oranı yüksek hayvansal kaynaklı gıda maddelerinin bileşimi aynı zamanda biyolojik değeri yüksek olan gıda maddelerdir.**

Buna karşılık hayvansal kaynaklı olsa bile **bileşiminde önemli miktarlarda jelatin bulunan gıda maddelerinin biyolojik değeri oldukça düşüktür.**

Birçok bitkisel kaynaklı proteinin bileşiminde elzem olan bir veya birkaç elzem aminoasit bulunmamaktadır. Bu nedenle bazı elzem aminoasitlerin eksikliğine bağlı olarak bazı bitkisel kaynaklı gıda maddelerinin bileşimlerinde bulunan proteinlerin biyolojik değeri düşüktür.

Örneğin **tahıl kaynaklı gıda maddelerinin** bileşiminde elzem aminoasitlerden **lizin, kurubaklagillerin** bileşiminde **methionin ve tiriptofan amino asidi bulunmamakta** veya çok az oranlarda bulunmaktadır. Bu nedenle tahıllar ve kurubaklagillerin biyolojik değeri hayvansal kaynaklı gıda maddelerine göre daha düşüktür.

Kurubaklagiller ve tahılların birlikte pişirilmesi ve birlikte servis edilerek tüketilmesi ile hem tahılların, hem de kurubaklagillerin biyolojik değeri yükselmektedir. Bu nedenle tahılların ve kurubaklagillerin birlikte tüketilmesi ile proteinlerin biyolojik değeri yükselmekte ve protein ihtiyacımız daha kolay ve ucuza karşılanabilir. Örneğin, mercimekli bulgur pilavı, nohutlu pirinç pilavı vb. gibi.

PROTEİNLERİN SİNDİRİMİ

Ağız ve Midede Proteinlerin Sindirimi

Proteinlerden zengin gıda maddeleri ağız içinde dişler yardımı ile küçük parçalara ayrılır. Bu arada tükruk bezleri tarafından salgılanan salgı yardımı ile küçük parçalar, yumuşak kıvamlı sıvı halinde mideye gönderilir.

Mideye gelen gıda maddeleri üzerine yumuşak kıvamlı salgı dökülür. Bu karışım üzerine mide tarafından salgılanan hidroklorik asit, mide tarafından salgılanan pepsin enzimi dökülür. Mide salgıları ve enzimler yardımı ile proteinler polipeptidlere kadar parçalanır. Proteinler midede, karbonhidratlardan daha uzun bir sürede sindirilmektedir. Yağların sindirimi ise proteinlerden daha uzun sürede gerçekleşmektedir.

Protein bakımından zengin bir yemek tüketildiğinde, bu özellikteki gıda maddesinin midede parçalanabilmek amacı ile uzun süre kalacağı için proteinden zengin gıda maddeleri aynı zamanda doyurucu gıda maddeleri olarak tanımlanmaktadır.

Proteinlerin Mideden İnce Bağırsağa Geçişi

Polipeptidler ince bağırsağa geçince üzerine pankreastan salgılanan **kimotripsin ve tiripsin** enzimleri dökülür. Bu enzimler polipepetidleri aminoasitlere, en küçük parçalara kadar parçalanmasını sağlar. Bu süreçte ince bağırsak yüzeyinden salgılanan, ince bağırsak enzimleri de polipeptidlerin aminoasitlere parçalanmasını kolaylaştırıcı yönde etki etmektedir. İnce bağırsakların kasılması, gevşemesi ile, ince bağırsaklar içinde hareket eden karışım içindeki küçük moleküller, bağırsağın iç yüzeyinde yer alan hücrelerden kan damarlarına taşınırlar. Bu nedenle aminoasitler ince bağırsak yüzeyinden kana geçmekte, aminoasitlerin emilimi ince bağırsaklarda gerçekleşmektedir.

Aminoasitlerin taşınması için, özel taşıyıcı proteinler görevlendirilir. Özel proteinlerin çalışabilmesi için enerji gerekmektedir. ATP (Adenozin Trifosfat) adı verilen enerji yardımı ile aminoasitler önce kana geçer, daha sonra kan yolu ile karaciğere taşınır. Karaciğer çok küçük olan diğer moleküllerle birlikte aminoasitlerin dağılımını kontrollü bir şekilde gerçekleşir. Veya aminoasitleri yeni aminoasitler üretebilmek amacı ile tekrar çok küçük moleküllere kadar parçalayabilir. Proteinlerin %90'dan fazlası aminoasitlere kadar parçalanır.

Aminoasitler en küçük yapıtaşlarına kadar parçalandığında, atık madde olarak bileşiminde azot içeren amonyak oluşur. Amonyak toksik bir madde olduğundan, karaciğer amonyağı üreye dönüştürür. Üre azotlu bir bileşiktir ve suda çözünebilir. Üre kan yolu ile böbreklere taşınır ve idrar yolu ile atılır.

Aminoasitlerin Tekrar Kullanımı

Atık maddelerden geri dönüşüm sağlandığı gibi, aminoasitler tekrar protein sentezinde kullanılmaktadır. Vücut sürekli olarak proteinleri parçalar ve yeniden proteinler üretir. Bazen bu proteinler enerji üretmek amacı ile de kullanılmaktadır.

Gıda maddeleri ile yüksek kaliteli proteinlerin tüketilmesi aminoasit havuzunun seviyesini koruyabilmek amacı ile oldukça önemlidir. Bu aminoasit havuzu, toplam vücut proteinin %1'inden daha azdır.

- Vücut karbonhidrat fazlasını, kaslarda ve karaciğerde glikojen olarak depolar.
- Lipitler, yağ dokusunda trigliseritler olarak depolanır.
- Proteinler aminoasit olarak depolanamaz.

Bu nedenle proteinler her gün belirli miktarlarda gıdaların bileşiminde alınması gereken besin öğeleridir.

Günlük Protein Gereksinimi

İdeal kilo üzerinden hesaplanmalıdır. Ortalama ideal kilo başına 1 gram yeterlidir. Ancak erkeklerin protein gereksinimi kadınlardan fazladır. Protein gereksinimi büyümenin hızlı olduğu bebeklik, çocukluk ve adölesan (ergenlik) döneminde oldukça fazladır. Büyüme sürecinin tamamlanmasından sonra günlük protein gereksinimi azalır.

Çalışma Soruları

1. Amino asitler ve özellikleri nelerdir?
2. Elzem aminoasitler ve özellikleri nelerdir?
3. Proteinler hangi aşamalardan geçerek oluşur?
4. Proteinlerin insan vücudundaki görevleri nelerdir?
5. Kollojen nedir,neden önemlidir?
6. Marasmus nedir?
7. Kwaşiorkor nedir?
8. Proteinlerin biyolojik değeri nedir,neden önemlidir?
9. Gıda maddelerinin protein miktarı nasıldır?
10. Proteinlerin sindirimi nasıl olmaktadır?
11. Proteinler enerji vermek amacı ile nasıl kullanılmaktadır?

Kaynaklar

Bilsborough S., Mann NJ. (2006). A Review of Issues of Dietary Protein Intake in Humans.International journal of Sport Nutrition and Exercise Metabolism 16(2):129-52.DOI: 10.1123/ijsnem.16.2.129.

van Beresteijn EC, Brussaard JH, van Schaik M.(1990). Relationship between the Calcium-to-Protein Ratio in Milk and the Urinary Calcium Excretion in Healthy Adults-a Controlled Crossover Study. *Am J Clin Nutr.* Jul;52(1):142-6.

Food and Agrıculture Organızatıon of the Unıted Natıons Rome. (2013). Dietary Protein Quality Evaluation in Human Nutrition. ISSN 0254-4725. ISBN 978-92-5-107417-6

Guoyao Wu. (2016).Diatery Protein Intake and Human Health Food & Function 7(3). DOI: 10.1039/C5FO01530H.

Hoffman JR, Falvo MJ (2004) Protein - Which is Best?. *J Sports Sci Med.* 2004 Sep; 3(3): 118–130.

Pedersen AN., Kondrup J., Borsheim E., (2013). Health Effects of Protein Intake in Healthy Adults: a Systematic Literature Review. Food Nutr Res. 57: 10.3402/fnr.v57i0.21245. doi: 10.3402/fnr.v57i0.21245

5. BÖLÜM

ENERJİ DENGESİ

Prof. Dr. Saime KÜÇÜKKÖMÜRLER
Gazi Üniversitesi

ENERJİ DENGESİ VE VÜCUT AĞIRLIĞI

Son yıllarda yapılan araştırmalar yetersiz ve dengesiz beslenmenin birçok sağlık sorununa neden olduğunu göstermektedir. Yapılan araştırmalara göre dünyanın bazı bölgelerinde insanlar, yaşamlarını sürdürebilecekleri kadar yeterli gıdaya ulaşamaktadırlar. Bazı bölgelerde ise, özellikle kalori değeri yüksek olan gıda maddelerinin, şeker ve şekerli maddelerinin aşırı tüketimine bağlı olarak, sağlık sorunları ile karşılaşılmaktadırlar.

Sağlıksız gıda maddelerinin çok fazla tüketimi ve fiziksel aktivite azlığı gibi etmenler insan sağlığını riskli hale getirmektedir. Son yıllarda yapılan çalışmalar çok fazla ve sağlıksız yağ tüketimine paralel olarak yetişkin şeker hastalığı olarak tanımlanan tip 2 diyabet, kalp damar hastalıkları ve bazı kanser türlerinin önemli sağlık sorunlarına neden olmaya başladığını göstermektedir.

Gıda endüstrisindeki hızlı artış, ülkemizde ve tüm dünyadaki beslenme alışkanlıklarına da yönlendirmeye başlamıştır. Endüstriyel gıdalar, ev dışı gıda tüketiminin artması ile, insanların beslenme alışkanlıkları olumsuz yönde etkilenmeye başlamıştır.

Ev işlerinde elektrikli araçların hemen hemen her alanda yaygın kullanımı, merdiven yerine asansör kullanımı, televizyon ve/veya bilgisayar karşısında hareketsiz olarak geçirilen oldukça uzun zaman vb. birçok etmen obeziteyi arttıran etmenler olarak tanımlanmaktadır. Endüstrileşme ve modernizasyonun artması, insanların bireyselleşmesine neden olmaktadır. Bu ve benzeri etmenlerde insanların obezite ve beraberinde birçok sağlık sorunlarına neden olmaktadır.

Sağlığımızı Korumak Amacı ile Kişisel Olarak Yapmamız Gerekenler

- Mümkün olduğunca gıdaları doğal olarak satın almaya çalışın. Elma suyu yerine elma tüketin.
- Hazır gıda maddeleri yerine evde yapılan gıda maddelerini tüketmeye çalışın. Hazır çorba yerine, evde yapılan tarhana çorbası vb. yemekleri tercih edin.
- Yediğiniz gıda maddelerinin porsiyonlarını azaltın. İki tabak makarna yerine bir tabak makarna ve bir tabak salata yiyin.
- Günde en az 1 saat açık havada yürümeye çalışın.
- Günde 1-2 saatten fazla televizyon seyretmeyin.
- Arkadaşlarınız ile daha çok vakit geçirmeye çalışın.

Toplumsal olarak yapılması gerekenler

- Sağlıklı gıdalara ulaşmaya çalışılmalıdır.
- Okullarda en az bir öğün yemek servisi hizmeti verilmelidir.
- Kantin kafe vb. sağlıklı olanlar tercih edilmelidir.
- Toplu gıda satışı yapılan yerlerden alışveriş yapılmalıdır.
- Beslenme ve sağlık konusunda yapılan toplantı vb. söyleşiler ile toplum aydınlatılmalıdır.

Ulusal düzeyde yapılması gerekenler

- Devletler sağlıklı yaşam kampanyaları düzenlemelidir.
- Spor faaliyetleri düzenlenerek, bunlar devlet tarafından desteklenmelidir.
- Gıda üreticileri sağlıklı gıda üretimi konularında teşvik edilmelidir.

Kilolu Olmak ve Şişman Olmak

Genellikle kilolu olmak ve şişman olmak kavramı karıştırılmaktadır.

Kilolu olmak: Normal kilodan biraz daha fazla kilo almak demektir.

Şişman olmak: Aşırı miktarlarda yağ dokusuna sahip olmak demektir.

Kişilerin normal kiloda veya normal kilonun altında, normal kilodan fazla olup olmadığının değerlendirilmesinde farklı değerlendirme kriterleri bulunmaktadır. Vücudun, su oranı, kas dokusu, kemik dokusu ve yağ dokusu ayrı ayrı değerlendirilebililir. Ancak son yıllarda geliştirilen Dünya Sağlık Örgütünün onayladığı, Beden Kütle İndeksi(BKI) formülü yaygın olarak kullanılmaktadır.

BKİ Hesaplama

Kg olarak vücut ağırlığının;

Metre cinsinden boy uzunluğunun karesine bölünmesi ile (kg/m^2) elde edilir.

BKİ hesaplamasında **Dünya Sağlık Örgütü**'nün şişmanlığın sınıflandırması temel alınır.

- 18, 5 kg/m.'nin altında olanlar zayıf olarak değerlendirilir.
- 18.5 – 24 kg/m. arasında olanlar: Normal kilolu
- 25 – 29 kg/m. arasında olanlar: Fazla kilolu
- 30 –kg/m ve üstünde olanlar şişman olarak değerlendirilir.

Erkeklerde vücut yağ dokusu oranının %12-25 ve kadınlarda %20-30 üzerine çıkması önemli sağlık sorunlarına yol açmaktadır.

BKİ değerlendirmesinin yanında bel çevresi etrafındaki yağlanma da, önemli bir sağlık sorunun olduğunun göstergesidir. Erkeklerde bel çevresinin 80 cm, kadınlarda 100 cm ve üzeri olması karın içi yağ dokusunun arttığını göstermektedir.

Karın kısmında yağın birikmesi **elma tipi şişmanlık** olarak da tanımlanır. Yağın kalça bölgesinde birikmesi şeklinde görülen şişmanlık ise **armut tipi şişmanlık** olarak tanımlanmaktadır (Şekil 8). 2005'te 22 ülkede, 27.000 kişi ile yapılan araştırmada kalçalarında yağ biriken kişilere göre karın kısmında yağ dokusu birikenlerin kalp damar hastalıklarına yakalanma riskinin çok daha fazla olduğunu göstermektedir (Yusuf ve diğerleri., 2005).

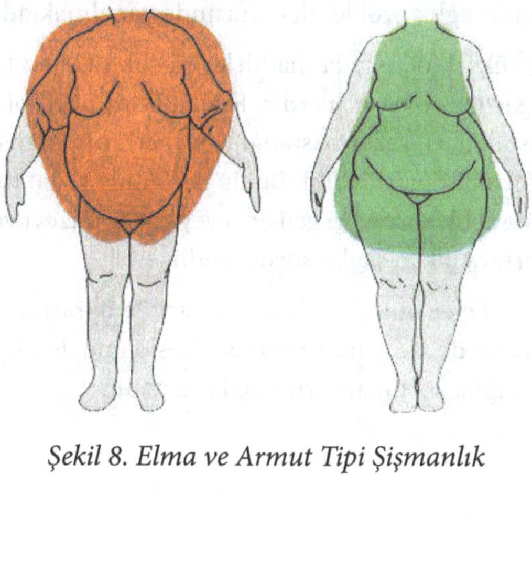

Şekil 8. Elma ve Armut Tipi Şişmanlık

Bel-kalça oranı kilo kontrolünde önemli kriterler arasındadır. İnsan vücudunda toplam yağ kadar yağın nerede biriktiği de oldukça önemlidir. Karın bölgesinde yağın birikmesi kalça/basen de birikmesinden daha risklidir. Bel çevresinde birikme hayati organların çalışması açısından riskli olabilir.

Dünya Sağlık Örgütü'ne (WHO) göre ideal bel-kalça oranı erkeklerde 1.0, kadınlarda ise 0.8'in üzerine çıkmamalıdır. Özellikle elma tipi şişmanlık olarak adlandırılan bu tip şişmanlık, kalp-damar hastalıkları, insülin direnci, şeker yükselmesi ve özellikle kandaki lipit değerlerinin yüksekliği gibi sağlık sorunlarının göstergesi olabilir.

Sağlıklı beslenme dengeli bir diyet ile gerçekleşir. Sağlığın korunabilmesi ve sağlığın bozulmadan sürdürülebilmesi için 5 temel besin öğesini yeterli ve dengeli bir şekilde alınabildiği zaman sağlığın alınabilmesi mümkündür.

Yeterli ve Dengeli Beslenme

Yeterli ve dengeli oranlarda protein tüketildiğinde büyüme gerçekleşir. Yeterli oranlarda enerji alındığında (karbonhidrat ve yağ vb.) yorgunluk hissetmeden günlük faaliyetleri yapabilmek mümkündür. Eğer günlük alınan enerji çok fazal ise bu durumda fazla enerji vücut dokularında birikerek kilo artışı ve şişmanlığa neden olabilir.

Bazı insanlar bu tip enerji veren gıda maddelerini çok az tüketerek aşırı derecede zayıftır. Çok zayıf olan kişiler çabuk yorulan, güçsüz, isteksiz, zor öğrenen kişilerdir. Aynı zamanda toplum içinde içine kapanık ve arkadaşları ile uyum problemi olan kişilerdir. Gelişmemiş veya az gelişmiş toplumlarda yetersiz enerji alımı oldukça önemli sağlık problemleri arasında yer almaktadır.

Enerji değeri yüksek olan gıda maddelerini çok tüketen kişiler ise genellikle kilolu ve oldukça şişman olan kişilerdir. Fazla kiloya bağlı olarak bu tip kişilerde kalp-damar hastalıkları, şeker hastalığı (diyabet), hipertansiyon, kalp krizleri, kanser vb. sağlık sorunları görülebilir. Bu tip beslenme ve bu tip beslenmeye bağlı olarak ortaya çıkan sağlık sorunları gelişmiş veya gelir düzeyi yüksek olan ülkelerde yaygın olarak ortaya çıkan sağlık sorunlarıdır.

Gelişmiş olan ülkeler bu tip sağlık sorunları ile uğraşırken, gelişmemiş veya gelişmekte olan ülkelerde ise açlık ve yetersiz beslenme ile birlikte bu tür beslenmeye bağlı oluşan sağlık sorunları ortaya çıkmaktadır.

TOPLAM ENERJİ HARCAMASI

Toplam enerji harcaması: Bazal metabolizma oranı (%70) + Fiziksel aktivite (%20) + Gıdaların termik etkisi (%10) toplamıdır.

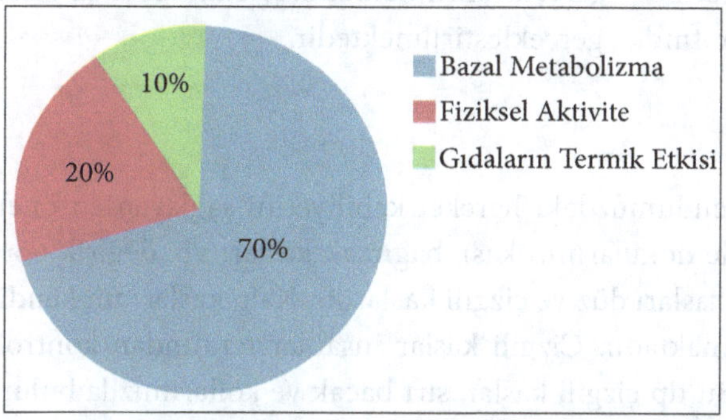

Şekil 9. Toplam Enerji Harcaması Dağılımı

BAZAL METABOLİZMA (%70)

İnsan yaşamını sürdürebilmek amacıyla gıdalarla aldığımız enerjinin hayatiorganların yaşamını sürdürebilmek amacı ile harcadığı minumum enerji veya gereksinim duyulan enerji miktarıdır.Bazal metabolizma için harcanan enerjinin kendi içinde dağılımı da, organların çalışma faaliyetlerine göre oldukça farklı oranlarda olmaktadır. Bazal metabolizma yaşa ve cinsiyete göre farklılıklar gösterse de genellikle aşağıdaki örneklerde olduğu gibi dağılım göstermektedir.

Karaciğer (%27)

Gıdalar yardımı ile aldığımız enerjinin %27'si karaciğer tarafından kullanılmaktadır. Karaciğer kandaki glikozu, glikojene çevirerek depolar. Protein imal eder. Hormonlar, antikorlar ve kanın pıhtılaşması için gereken albümin vb. hormonları salgılar, hormonların salgılarını düzenler. Tüketilen enerjinin fazlasını yağa çevirerek depolar. Vücuttaki zararlı maddeleri ayırt edererek vücuttan atılmasını sağlar. Safra asidi üreterek yağların kan dolaşımı yolu ile kullanımını sağlar. Bazı vitaminler ve mineral maddeleri depolar (A.D.E.K, B_{12}, vitaminleri ve Demir). Karaciğer diğer organlara göre birçok görevi yerine getirdiği için günlük enerjinin büyük kısmı karaciğer tarafından kullanılmaktadır.

Beyin (%19)

Beyin beş duyu organın merkezini oluşturmakta, beş duyu organı başta olmak üzere, ruhsal olaylar, zekâ ve bilgi-edinme depolamadır ve bunun gibi faaliyetler beyin tarafından gerçekleştirilmektedir. İstemli kasların yönetimi ve denetimi de beyin tarafından gerçekleştirilmektedir.

Kas (%18)

Kaslar vücudumuzdaki hareket kabiliyetini sağlayan en önemli dokulardır. Kalp kası, adele dokularının kası, bağırsak kasları vb. değişik görevleri olan dokulardır. Kalp kasları düz ve çizgili kaslardır. Kalp kaslarının kendine özgü bir dış dokusu bulunmaktadır. Çizgili kaslar insanlar tarafından kontrol edilebilen tek kas yapısıdır. Bu tip çizgili kaslar, sırt bacak ve kollarımızda bulunan kas gruplarıdır. Bu kas grupları hareketleri ile belirli oranlarda enerji harcayan kas grupları olduğundan aynı zamanda yorulma özelliği olan kas gruplarıdır.

Düz kaslar ise sindirim kanalında yoğun olarak bulunan kas gruplardır. Bu kas grubu ise istem dışı hareket ederek sindirim kanalının sağlıklı çalışmasını düzenler. Bu üç kas grubunun en önemli özelliği hemen hemen hepsinin elastiki bir yapısı vardır. Kasların uyarılabilir, kasılabilir ve iletkenlik özellikleri bulunmaktadır. Bütün bu işlemlerin gerçekleşebilmesi için de önemli oranlarda enerjiye gerek vardır.

Kalp (%7)

Kalp kası yaşam boyu hiç durmadan çalışan kas grubudur. Kalbin temel görevi kanı vücuttaki tüm hücrelere kadar pompalamaktır. Besin öğelerinin hücrelere taşınması, metabolizma sonucunda oluşan atık ürünlerin vücuttan atılması, vücut sıcaklığının düzenlenmesi, asit-baz dengesinin korunması, hormonlar ve enzimlerin görev yerlerine taşınması vb. yaşamsal birçok görevi yerine getirmektedir. Kalbin ciğerlerden aldığı hava ile kalbin pompaladığı hava aynıdır; bir dakika içinde yaklaşık 6 litre hava pompalamaktadır.

Akciğer (%9)

Akciğerlerin en önemli görevleri, solunum yolu ile oksijeni alıp hücrelere taşımak ve soluk verme ile metabolizma sonucu oluşan karbondioksidin vücuttan atılmasını sağlamaktır. Akciğer yağ, protein, şeker metabolizmasını düzenler ve bu tür maddelerin kanın yardımı ile kullanılmasını sağlar. Kan şekerini ayarlar, fazla şekerin glikojene dönerek depolanmasını sağlar. Kanın pıhtılaşmasını sağlayan protrombin ve fibrinojeni üretir. D B A vitaminleri bağırsaklardan sentezlenen ve kanın pıhtılaşmasında rol oynayan K vitamin ve demir, kalsiyum, bakır, protein ve yağların depolanmasını sağlar. Hormonların görevlerinin yerine getirilmesinde önemli görevleri bulunmaktadır. Akciğerin görevlerini yerine getirebilmek için enerjiye gereksinim duymaktadır.

Böbrekler (%10)

Metabolizma sonucunda meydana gelen atık maddeleri süzerek idrar yolu ile atılmasını sağlar. Vücut için gerekli olan su, glikoz, proteinleri ve mineral maddeleri dengeli bir oranda tutmaya çalışır. Böbrek üstü hormonlar yardımı ile tansiyonu (kan basıncını) kontrol eder, kemik iliğini uyararak kan yapımını destekler. Kandaki kalsiyum potasyum dengesini ayarlayarak vücuda alınan D vitaminin kullanımını sağlayarak kemiklerin yapısını sağlamlaştırıcı yönde etki eder. Böbreklerin bu tip görevleri yerine getirebilmesi için de belirli oranlarda enerjiye gereksinim duyulmaktadır.

Bazal metabolizma için günlük harcanan kalori oranı:

- Erkekler 1500-2000 kalori harcar.
- Kadınlar 1200-1600 kalori harcar.

Kadınlarda kas dokusunun erkeklere göre daha az olması nedeni ile günlük bazal metabolizma için harcanan bazal metabolizma oranı daha azdır.

FİZİKSEL AKTİVİTE (%20)

Fiziksel aktivite türü, cinsiyet, yaş ve yapılan faaliyetin özelliği ve süresi vb. etmenler günlük harcanan enerji miktarı özelinde etkili olmaktadır. Tablo 9'da yetişkin ve sağlıklı bir kişinin yaşam koşullarına göre kilo başına harcadığı enerji miktarındaki değişimler verilmiştir. Tablo 9'da görüldüğü gibi yaşam koşullarında yapılan fiziksel hareketin süresi arttıkça enerji harcaması artmaktadır. Örneğin; Merdiven çıkarken merdivenden inerken harcadığımız enerjiden fazlasını harcarız. Oturarak televizyon seyrederken, oturarak çalışan bir kişiden daha az enerji harcarız. Yapılan işin özelliği de harcadığımız enerjiyi etkileyen en önemli etmenlerden biridir.

Enerji harcaması cinsiyete göre de farklılık göstermektedir. Az enerji harcaması gereken işlerde kadınlar biraz daha fazla enerji harcarken, erkekler özellikle uzun süreli faaliyetlerde daha fazla enerji harcamaktadırlar.

Tablo 9. Fiziksel Aktivite ve Cinsiyete Göre Günlük Harcanan Enerji Düzeyi (Kalori/Kg)

Yaşam Tarzı	Erkek	Kadın	Faaliyet Türü
Standart yaşam	1.00	1.00	Birine bağımlı olma veya çok az hareket etme.
Az hareketli yaşam	1.11	1.12	Günde 2-5 km kadar, hareket halinde olan.
Orta hareketli yaşam	1.25	1.27	Günde 5-10 km kadar, hareket halinde olan.
Çok hareketli yaşam	1.48	1.45	Günde 10 km den daha fazla hareket eden.

(Health Canada. "Dietary Reference Intake Tables." Last modified November 29, 2010. http://www.hc-sc.gc.ca/fn-an/nutrition/reference/table/indexeng.php#eeer.)

Tablo 9'da verilen değerler normal, sağlıklı yetişkin kişilere ait değerlerdir. Bebeklik, çocukluk ve ergenlik dönemindeki çocuklarda büyüme hızı ve yapılan fiziksel faaliyetlerin türüne göre harcanan enerji oranı artmaktadır.

Bunun dışında ileri yaşlarda fiziksel faaliyetlerin azalmasına bağlı olarak harcanan enerji miktarı da azalmaktadır.

Harcanan enerji miktarını etkileyen önemli etmenlerden biri de yapılan fiziksel faaliyet veya spor vb. uygulamalardır. Spor uygulamalarında enerji harcaması sporun türüne ve süresine göre değişiklik göstermektedir. Spor yaparken kullanılan kas grubunun artması beraberinde daha fazla enerji harcamasına neden olur. Örneğin; yüzme sporunda vücuttaki tüm kas grupları çalışırken, masa tenisi vb. spor dallarında daha sınırlı kas grubu aktif olarak çalışmaktadır. Bu nedenle sporun türüne göre enerji harcaması da değişmektedir.

GIDALARIN TERMİK ETKİSİ (%10)

Besin öğelerinin sindirimi ve emilimi sırasında da enerji harcanmaktadır. Besin öğelerinin metabolizması emilimi, kana geçmesi aşamalarında ince bağırsaklardan kana taşınması ve kan yolu ile karaciğerde dönüşüme uğraması aşamalarında da enerjiye gerek vardır. Protein, karbonhidrat ve yağlar gibi besin öğelerinin metabolize olabilmesi için harcanan enerjiye gıdaların termik veya besin öğelerinin termik etkisi adı verilmektedir.

Makro Besinlerin Termik Etkisi

- Proteinler (%25-30)
- Karbonhidratlar (%6-8)
- Lipitler (%2-3)

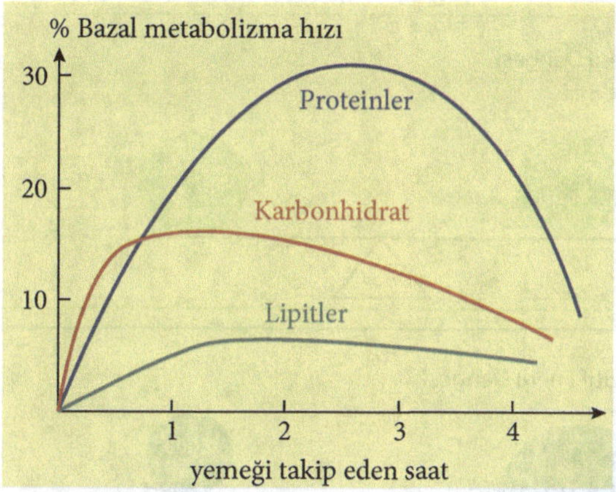

Şekil 10. Makro Besin Öğelerinin Termik Etkisi

(Calcagno, M., et al.,(2019). The Thermic Effect of Food: A Review.J Am Coll Nutr. 38(6):547-551. doi: 10.1080/07315724.2018.1552544. Epub 2019 Apr 25.)

Şekil 10'da görüldüğü gibi, yemek yedikten sonra proteinlerin metabolize olabilmesi için enerjiye gereksinim oldukça fazladır. Proteinlere göre karbonhidratların metabolize olabilmesi için daha az enerji harcanmaktadır. En az enerji harcaması ise lipitlerin metabolize olma aşamalarında kullanılmaktadır.

ENERJİ DENGESİ

Enerji dengesi; alınan enerji harcanan enerjiye eşit veya yaklaşık değerlerde ise vücut sağlığını korumak mümkündür. Örneğin; şekilde görüldüğü gibi günlük 2500 kalorilik enerji alıp günde 2500 kalori civarında enerji harcıyorsak enerji dengemiz dengeli olduğundan vücut ağırlığımız sabit kalır.

Buna karşın 4000 kalorilik enerji alıp 2000 kalori civarında enerji harcaması yapıyorsak bu durumda aldığımız fazla enerji pozitif yönde, yani ağırlık kazanma, kilo alma yönünde etkili olur.

2000 kalorilik enerji alıp 3000 kalori civarında enerji tüketiyorsak bu durumda fazla harcanan enerji önce yağ dokularının daha sonra kas dokularının kullanılmasına neden olacağı için ağırlık kaybına neden olur.

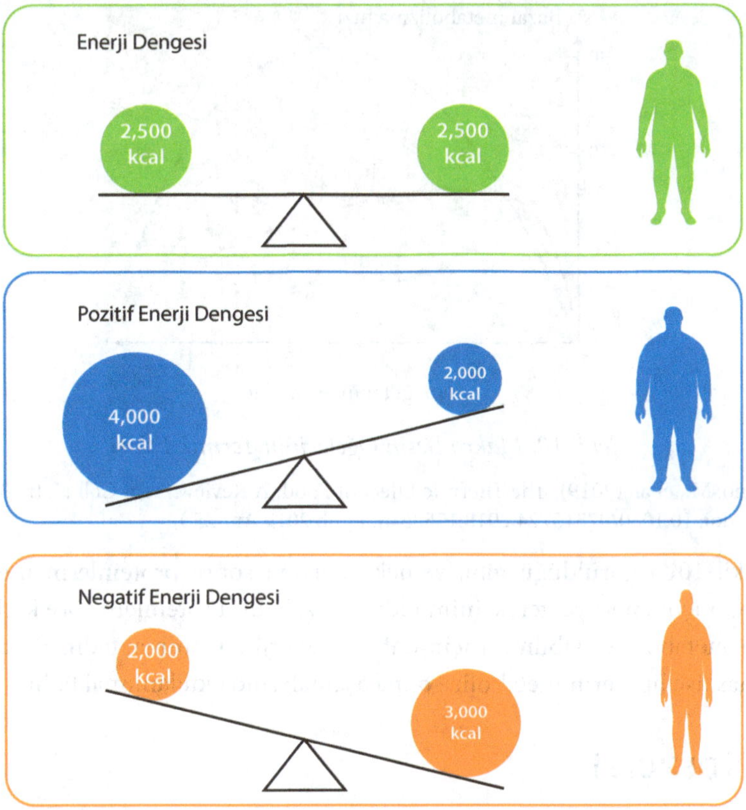

Şekil 11. Enerji Dengesi

ENERJİ DENGESİNİ ETKİLEYEN ETMENLER

Enerji dengesini etkileyen birçok etmen vardır.

Gıda Maddelerinin Enerji Değeri

Yediğimiz gıda maddelerinin enerji değeri, enerji dengesi üzerinde etkili olan en önemli etmenlerin başında gelmektedir. Enerjinin sağlandığı katı veya sıvı gıda kaynağı kalori değeri üzerinde farklı şekillerde etkili olabilmektedir. Bazal metabolizmaları ve vücut ağırlıkları yaklaşık aynı olan kişilerin, vücutlarındaki kas ve yağ dokusundaki farklılıklar bile enerji gereksiniminin farklı olmasına neden olmaktadır.

Yaşam koşulları ve bazal metabolizmadaki farklılıklar vb. birçok etmen vücut yapısını belirleyici yönde etkili olmaktadır. Diğer yandan fiziksel aktivitenin az olması, daha az yemek yeme gibi davranışlar doyumsuzluğa neden olabilir. Bu durum bulaşıcı ve yıkıcı etki yaratabilir. Enerji dengesizliği insanlar üzerinde uzun süreli fakat oldukça yavaş etkili olabilir. Özellikle son yıllarda endüstrileşmenin artması fiziksel aktivite düzeyini de azaltmıştır. Bu nedenle endüstrileşme beraberinde şişmanlık gibi sağlık sorunlarına neden olmaya başlamıştır.

Çocukluk Döneminde Enerji Dengesi

Çocukların bebeklik döneminden ergenlik dönemi sonuna kadar enerji gereksinimi oldukça farklı fiziksel özellikler göstermektedir. Bebeklik döneminde özellikle ilk altı ayda bebek, doğum kilosunun iki katına kadar hızlı bir şekilde büyürken, daha sonraki dönemlerde büyümenin devam etmesine rağmen büyüme hızında yavaşlama görülür.

Eğer çocukluk döneminde iyi beslenen bir çocuk ise, yaşamın diğer dönemlerinde çocuk sağlıklı bir şekilde yaşamını devam ettirebilir. Ancak yaşamın ilk dönemlerinde aşırı kilolu olan çocuklarda yağ dokusunun fazla olması durumunda, ileri yaşlarda da kilolu olma riski paralellik gösterebilir. Bu nedenle bebeklik döneminden başlayarak, yaşamın her döneminde kilo kontrolü ve enerji alım dengesi oldukça önemlidir.

Ergenliğin başladığı döneminde de çocuklarda ani iştah açılması ile beraber, ani bir büyüme başlar. Günümüzde televizyon veya bilgisayar karşısında geçen zamanın fazla olması, yürüme yerine taşıtların yaygın kullanılması vb. nedenlerle ergenlik döneminde şişmanlık görülme durumu da tüm dünyada yaygınlaşmaya başlamıştır. Bu nedenle ergenlik döneminde enerji dengesinin kontrol edilerek şişmanlığa neden olmayacak şekilde çocukların beslenme alışkanlıklarına yönlendirilmesi oldukça önemlidir.

İleri Yaşlarda Enerji Dengesi

50 yaşından itibaren bazı faktörler enerji dengesi üzerinde etkili olabilmektedir. Bunlardan en önemlisi yaşa bağlı olarak bazal metabolizmanın azalmasıdır. Bazal metabolizma ile birlikte, fiziksel hareketlerin azalması enerji gereksinimini azaltıcı yönde etkili olmaktadır. Yapılan araştırmalar fiziksel hareketlerin azalmasının mı? Daha etkili olduğu ve bu tür etkileşimin neden kaynaklandığı konusunu yeterince aydınlatılmış değildir.

Yaşamları boyunca fiziksel olarak aktif yaşam sürenlerin, kas doluları ve kalp damar sisteminin yaşamın ilerlemesine rağmen çok fazla değişime uğramadığını göstermektedir. Yapılan araştırmalar bu değişmezliğin 70'li yaşlara kadar devam ettiğini göstermektedir. Bu nedenle yaşamın her döneminde olduğu gibi ileri yaşlarda da aktif yaşam insan hayatında olumlu yönde etkili olmaktadır.

İleri yaşlarda pozitif enerji dengesinin yaşamın sağlıklı yönde devamında önemli olduğunu göstermektedir. Özellikle iştahın azalmasına bağlı olarak proteinler, vitaminler ve mineral maddelerin az alınması sağlığı riske sokabilmektedir. Diğer yandan fiziksel faaliyetlerin arttırılması iştah üzerinde de olumlu yönde etkili olabilir. Harekete bağlı olarak kas dokusunun gelişmesi kişiler üzerinde refah duygusu yaratarak olumlu yönde etkili olabilir.

Spor ve Egzersiz Gibi Faaliyetlerin Metabolizma Üzerine Etkisi

Fiziksel aktivitenin neden olduğu enerji harcamasındaki artış, egzersiz faaliyeti durduktan sonra da devam etmektedir. Bu süreç egzersizin süresi ve şiddetine bağlı olarak değişiklik gösterse de genellikle en az bir saat boyunca devam ettiği saptanmıştır. Ancak uzun süreli ve ağır egzersiz uygulamalarında da çok farklı bir sonuç elde edilememektedir (Hargreaves ve Spriet., 2017).

Hamilelikte Enerji Dengesi

Hamilelikle beraber fetüs, plesenta meme ve uterus dokusundaki değişim, genişleme nedenleri ile enerji gereksinimi artmaktadır. Ancak bu durumda enerji gereksiniminin hesaplanabilmesi oldukça zordur. Bu dönemdeki enerji gereksinimi annenin yaşam koşullarına uygun olarak planlanmalıdır. Ancak yapılan araştırmalar hamileliğin 1. ve 2. üç aylık dönem içinde besin öğeleri ve enerji gereksiniminin çok fazla değişmediğini göstermektedir. Özellikle son 3 ay enerji gereksinimi belirgin bir düzeyde artmaktadır. Son üç aylık dönemde annenin fiziksel faaliyetlerini sınırlaması, azaltması ile enerji tasarrufu sağlandığının da dikkate alınması gerekmektedir.

ENERJİ DENGESİNDEKİ TEMEL PRENSİPLER

Vücudun enerji deposundaki (yağ miktarındaki) değişimdir.

Alınan ve harcanan enerji arasındaki fark enerji dengesini göstermektedir. Bu fark pozitif yönde ise yağ dokusu artmaya başlar. Bu fark negatif ise kiloda azalmaya başlar.

Kilo Almayı Etkileyen Etmenler

Genetik yatkınlık, çevresel davranış faktörleri gibi etmenlerdir. Şişmanlık çoğu kez gıdalara duyulan ilginin fazla olması veya fiziksel aktivite eksikliği ile tanımlanamaz. Hormonlar, genetik faktörler, stres ve kullanılan ilaçların yan etkileri iştah üzerinde etkili olabilir. Ancak yapılan araştırmalar kilo almada en büyük etmenin beslenme alışkanlıkları ve fiziksel aktivite olduğunu göstermektedir. Kilo almada çok yağlı, enerji yoğunluğu fazla olan gıdalar ve hareketsiz yaşam koşulları çok önemlidir. Kalori alımının çok azaltılması ve mucize olarak tanımlanan yeme alışkanlıkları yaşamı riske sokabilir, bu nedenle bu tip davranışlardan uzak durulmalıdır.

Yemek Yeme Davranışlarımızı Etkileyen Etmeler

Beyin

Beyinde bulunan **hipotulamus** adı verilen merkez gıdalar hakkında değerlendirmelerin yapıldığı bir merkezdir. Bu merkez genetik etmenlerin etkisi ile gıdalar konusunda karar vermemize yön veren sinyalleri yönlendiren merkezdir. Acıkma, doyma, hoşlanılan veya hoşlanılmayan gıdalar konusunda karar verilen mekanizmadır. Yemek yedikten sonra midenin dolması, beyne gönderilen sinyaller yardımı ile yemek yeme işlemi doyma şeklinde sonlandırılır.

Mide

Mide boş olduğunda farklı hormonları, dolu olduğunda farklı hormonları üreterek beyine iletir. Özellikle yağ hücreleri leptin hormonu salgılayarak hormon vasıtası ile beyine ne kadar yağ depolandığını, doymanın nasıl gerçekleştiğini bildirir (Dardeno 2010).

Kişilerin Ruhsal Davranışları

Kişinin yaşadığı ruhsal durumlar depresyon, özgüven eksikliği, geçirdiği travmalar vb. etmenler gıda tercihini genellikle olumsuz yönde etkilemektedir. Bu tip kişiler sık sık atıştıran genellikle şeker, yağ tüketimleri fazla ve bu nedenle kilolu veya aşırı kilolu kişilerdir. Son yıllarda gıda endüstrisinin gelişmesine bağlı olarak, doymuş yağlar, tuz ve şeker yönden zengin gıda maddeleri üretimi ve tüketimi önemli oranlarda artmıştır. Dolayısıyla ruhsal durumun bozukluğu bu tür gıdalara yönelmeye neden olmaktadır.

Çevresel Etmenler

İnsanların yeme davranışlarını etkileyen en önemli etmenlerden biri çevresindeki kişilerin davranışlarıdır. İnsanların çevresinde bulunanlar şişman ise ve aynı zamanda yağlı, şekerli, kalori değeri yüksek gıdalardan hoşlanıyorsa, bu durum yanında bulunulan kişilerin davranışını da doğrudan etkilemektedir. Televizyon karşısında saatlerce oturarak dinlenen kişiler çok az enerji harcar. Bunu yerine aktif yaşam koşulları günlük enerji harcamasını artırıcı yönde etki etmektedir. Sosyal faaliyetlere katılma obesitenin önlenmesinde önemli etmenlerdendir.

Çalışma Soruları

1. Enerji dengesi nasıl olmalıdır?
2. Uygun vücut ağırlığı nasıl olmalıdır?
3. Bazal metabolizma nedir?
4. En fazla bazal metabolazma için enerji nerede harcanmaktadır?
5. BKI nedir. Nasıl hesaplanır?
6. Gıda maddelerinin termik etkisi nedir?
7. Çocukluk dönemindeki enerji dengesi nasıl olmalıdır?
8. İleri yaşlarda enerji dengesi nasıl olmalıdır?
9. Enerji harcamasında beyin de neler oluşmaktadır?
10. Spor ve egzersizin enerji harcaması üzerine etkileri nelerdir?

Kaynaklar

Akciğerler.https://www.on5yirmi5.com/haber/yasam/dunya-hali/109735/akcigerin-yapisi-ve-gorevleri.html

Calcagno, M., et al., (2019). The Thermic Effect of Food: A Review.J Am Coll Nutr. 38(6):547-551. doi: 10.1080/07315724.2018.1552544. Epub 2019 Apr 25.

Energy Balance.: https://www.encyclopedia.com/sports-and-everyday-life/food-and-drink/food-and-cooking/energy-balance.

Enegy-Balance and Source https://www.google.com/search?q=energy+balance&source=lnms&tbm=isch&sa=X&ved=0ahUKEwj8lafbnd3iAhXDw6YKHRwGD1cQ_AUIECgB&biw=1366&bih=657#imgrc=Z01uFVnZBwxWjM:,

Hargreaves M and Spriet LL. (2017). Exercise Metabolism: Fuels for the Fire. Cold Spring Harbor Perspectives in Medicine 8(8) DOI: 10.1101/cshperspect.a029744

Hemoğlobin: https://tr.wikipedia.org/wiki/Hemoglobin Health Canada. "Dietary Reference Intake Tables." Last modified November 29, (2010). http://www.hc-sc.gc.ca/fn-an/nutrition/reference/table/indexeng.php#eeer.)

Huaidong D., et al. (2016). Fresh Fruit Consume and Major Cardiovascular Disease in China.N. Engl J Med.374:1332-1243Nutrient Value of Some Common Foods. file:///C:/Users/User/Downloads/nutrient-value-common-foods.pdf. © Her Majesty the

Queen in Right of Canada, Represented by the Minister of Health Canada, (2008). Require permission at all times HC Pub.: 4771 Cat.: H164-49/2008E-PDF ISBN: 978-0-662-48082-2 https://www.nhp.gov.in/healthlyliving/healthy-diet

Dardeno, TA. et al. (2010). Leptin in Human Physiology and Therapeutics. Front Neuroendocrinol 31 (3) 377–93.

Kalp.https://www.on5yirmi5.com/haber/yasam/dunya-hali/109735/akcigerin-yapisi-ve-gorevleri.html

Malnutrition. (2012).:https://alexbhill.org/2012/06/28/global-malnutrition-and-the-politics-of-food/

Obesity:iFront Neuroendocrinol 3 (2010): 270–83. http://www.ncbi.nlm.nih.gov/pmc/ articles/PMC2903638/?tool=pubmed.

Yusuf, S. et al. (2005). Obesity and the Risk of Myocardial Infarction in 27,000 Participants from 52 Countries: A Case-Control Study. *Lancet* 366, no. 9497. 1640–9.

6. BÖLÜM

SU VE ELEKTROLİTLER

Prof. Dr. Saime KÜÇÜKKÖMÜRLER
Gazi Üniversitesi

Canlıların yaşamını sürdürebilmesi için en önemli temel maddelerden birisi de sudur. Tüm canlılarda olduğu gibi, insanlarda da yaşamın sürdürebilmesi için su zorunlu bir maddedir. Hayatta kalabilmek için vücuttaki su seviyesinin korunması çok önemlidir. Vücuttaki su oranının azalması veya fazla olması durumunda vücut fonksiyonları bozulur.

İnsan susuzluğa birkaç gün dayanabilir. İnsanlar su tüketmeden en fazla bir hafta yaşayabilir. Fakat hiç bir gıda maddesi tüketmeden bir hafta boyunca yaşamını sadece su tüketerek hayatta kalabilir. Su insan yaşamında oldukça önemli olan temel maddelerden biridir. Vücudumuz büyük oranlarda sudan oluşmuştur. Bu nedenle su organizmanın sağlıklı çalışabilmesi için çok önemlidir.

Birkaç gün su veya sıvı içmemek sağlık üzerinde ciddi sonuçlar doğurabilir. Bu nedenle düzenli olarak suyun içilmesi, en azından meyve veya süt gibi bileşimlerinde, çok miktarda su bulunan gıda maddelerinin tüketmesi önemlidir. Su, doğanın bize sunduğu ve vücudumuzda tüm önemli işlevlerin yerine getirmesini sağlayan oldukça önemli bir içecektir.

Suyun kalitesi, tüm canlıların sağlığı ve iyiliği için son derece önemlidir. Bazı ülkelerde, kaliteli içme suyu evlerdeki musluklardan sağlanmaktadır. Bazı ülkelerde ise insanlar yerel kuyular veya nehirler gibi diğer kaynaklardan su sağlamaktadır. Bu gibi durumlarda, suyun içilmesinin güvenli olduğundan emin olmalıdır.

Musluk suyunda az miktarda mineral maddeler bulunabilir. Ancak suyun zararlı kimyasallar, parazitler vb. mikroorganizmalar tarafından kirletilmemiş olunmasına dikkat etmek gerekir.

İNSAN VÜCUDUNDAKİ SU

İnsan vücudunda oldukça fazla oranlarda su bulunur. Özellikle bebekler ve çocukların vücut bileşimlerindeki su oranı oldukça fazladır. Yaşın ilerlemesine bağlı olarak vücutta su oranı azalır. Örneğin yeni doğmuş bir bebeğin vücudunda %85-90 oranında su bulunurken, yetişkin bir kişinin vücudundaki su oranı %65-70 kadardır. Örneğin, 80 kilogram ağırlığındaki bir yetişkinin vücudunda 52 mL su bulunmaktadır. Yaşın ilerlemesine bağlı olarak, vücutta bulunan suyun azalması ile cilt esneklik ve gerginliğini yitirir.

Vücuttaki su oranı yaşa ve cinsiyete göre değişiklik göstermektedir.

- Bebekler ve çocuklarda su oranı yetişkinlerden daha fazladır.
- Erkeklerde su oranı kadınlardan daha fazladır.
- Daha fazla yağ dokusu olan insanlar da (kilolu olanlarda) su oranı, zayıf olanlardan daha azdır.

İnsan Vücudundaki Suyun Dağılımı (%)

İnsan vücudundaki suyun dağılımı dokuların işlevlerine göre farklılık göstermektedir.

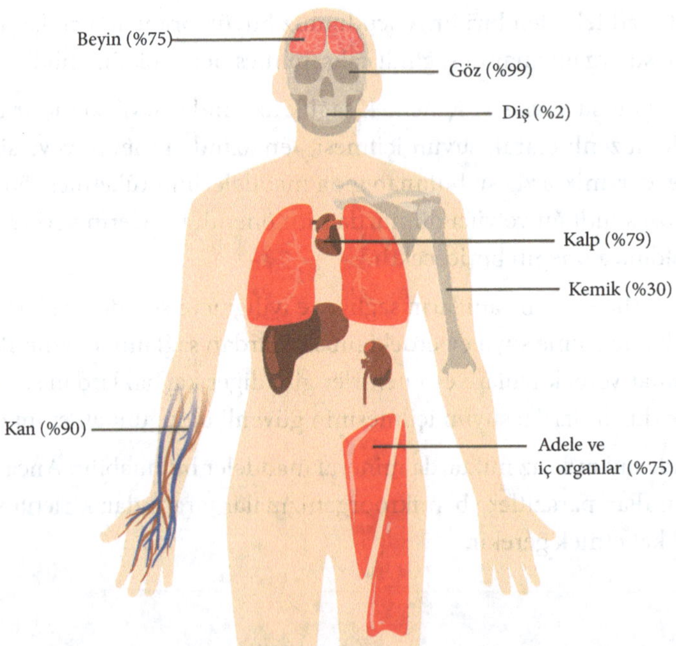

Şekil 12. İnsan Vücudunda Organlardaki Suyun Dağılımı

İnsan Vücudundaki Suyun Dağılımı (%)

- Göz (%99)
- Kan (%90)
- Kalp (%79)
- Adele ve iç organlar (%75)
- Beyin (%75)
- Kemik (%30)
- Diş (%2) oranında su bulunmaktadır.

İnsan vücudunda gözün camsı kısmında su oranı oldukça fazladır. İnsan vücudunda göz dokusundaki su %99 oranı ile oldukça fazladır. Susuz kaldığımızda göz kararması veya bulanık görme su eksikliğinden öncelikle etkilenen dokulardan biri olması nedeniyle olmaktadır.

Kanda %90 oranında oldukça fazladır. Kanın akışkanlığını sağlayan sudur. Kanın insan vücudunda dolaşabilmesi ve görevlerini yapabilmesi su sayesinde gerçekleşmektedir. İnsan vücudunda suyun azalması kalbin normal görevini yerine getirmesine engel olur. Özellikle çok terleyen ağzı açık uyuyan insanlarda su kaybı fazla olur. Bu tip kişilerde az su içme ve fazla su kaybına bağlı olarak kalp krizi geçirme riski artabilir.

Kalp dokusunda da oldukça fazla oranda su bulunmaktadır (%79).

Adele dokusu ve iç organları oluşturan dokuların yapısında da oldukça fazla oranlarda su bulunmaktadır (%75).

Beyin dokusunda da adele doku ve iç organlardaki kadar su bulunmaktadır (%75).

Sinir sisteminin merkezi beyindir. Beynin sağlıklı çalışabilmesi başta sinir sistemi, dolaşım sistemi, boşaltım sistemi vb. birçok sistemin sağlıklı olarak çalışabilmesini sağlar. Böbrekler ise besin öğelerinin metabolizması sonucu ortaya çıkan atıkların süzülerek atılmasını sağlar. Vücudun toksik özelliklerdeki atıklardan kurtulabilmesi böbreklerin sağlıklı olarak çalışabilmesine bağlıdır. Böbrekler yeterince su olduğunda bu fonksiyonlarını yerine getirebilir. Böbrekler gibi akciğerlerde solunum yolu ile toksik bileşiklerin vücuttan atılmasını sağlar. Bu nedenle bu tür iç organların sağlıklı olarak çalışabilmesi vücutta yeterli oranlarda su bulunduğunda gerçekleşir.

Kemik dokusunun bileşimindeki su oranı %30 oranında iken, diş dokusunda su oranı %2'i oranında oldukça azdır. Bu oranlardaki su kemik dokularının yenilenebilmesi ve onarılabilmesi vb. fonksiyonlarının yerine getirilebilmesi için gereklidir.

İnsan vücudunda çok fazla sayıda hücre bulunmaktadır. Vücutta su dokuların bileşiminde bulunan hücrelerin içinde çok küçük damlacıklar halinde bulunur. Hücrelerin bileşimindeki su elektromikroskoplar yardımı ile görülebilir. Su hücre içinde, hücrenin büyümesini ve yenilenmesini sağlar. Hücre susuz kaldığında hücre dokuları yenilenemez, büyüyemez. Hücre dokuları önce zayıflar daha sonra hücreler ölmeye başlar.

Sağlığın sürdürülebilmesi için mutlaka her gün belirli aralıklarla suyun içilmesi sağlığın korunabilmesi açısında oldukça önemlidir.

Susama Duygusu

Vücudun su dengesini sağlamaya yarayan mekanizma susuzluk duygusudur. Hücrelerde su eksikliği olduğunda, algılayan ve bunu bizlere özel reseptörler vardır. Bu özel reseptörler hücre içi su oranı çok azaldığında uyarı gönderir. Organların iç yüzeyini kaplayan mukoza hücreleri su kıtlığına bağlı olarak kurumaya başlar. Suyun az olması durumunda duyuşsal mesajlar yolu (sensory) ile beyin, kan hacminin çok düşük olduğunu ve kanda elektrolit konsantrasyonlarının çok yüksek olduğunu algılar. Bu durumda beyne su içme isteği uyandıran sinyaller gönderir. Bu sinyaller yardımı ile su içmek isteriz.

Yetişkin bir kişinin günde ortalama olarak 2-2.5 mL. su içmesi gerekmektedir.

VÜCUDA ALINAN VE ATILAN SU

Su Tüketimi

İnsanlar hayatta kalabilmek için her gün belirli miktarda suyu tüketmelidir. Su tüketimi yaşa, cinsiyete ve bulunulan yerin nem oranı vb. etmenlerine göre değişir. Genellikle yetişkin bir erkeğin günde yaklaşık 3 mL ihtiyacı varken yetişkin bir kadının günde yaklaşık 2-2,5 mL ihtiyacı vardır. Bir kişinin ihtiyaç duyduğu suyun bir kısmı, içilen sıvılarla sağlanabilir.

Bunun yanında yediğimiz yiyeceklerin bileşiminde de önemli oranlarda su bulunmaktadır. Çorbalar, sulu yemekler, taze sebze ve meyvelerin bileşiminde bol miktarlarda su bulunmaktadır. Süt, meyve suyu vb. gıda maddelerinin bileşiminde de önemli oranlarda su bulunmaktadır. Günlük tüketilmesi gereken su miktarı gıdaların bileşiminden ve içecek olarak tükettiğimiz suyun tamamıdır.

Beslenme alışkanlıklarına göre farklılıklar olmasına rağmen yetişkin bir kişinin içecek olarak günde en az 1-1,5 mL kadar su tüketmesi gerekmektedir.

Vücuda Alınan Su

Vücudumuzun temel su kaynakları önemli miktarlarda içme suyu ve bileşimlerinde önemli miktarlarda su bulunan süt, ayran meyve suları gibi içeceklerdir.

Yetişkin bir kişi günlük su gereksiniminin en fazla bu tür kaynaklardan sağlamaktadır. Yaklaşık 1200 mL su bu yolla vücuda alınmaktadır.

Yediğimiz gıda maddelerinin bileşiminde de önemli oranlarda su bulunmaktadır. Yaklaşık 1000 mL kadar su da bu yolla alınmaktadır.

Gıda maddelerinin metabolize olma aşamasında ortaya çıkan metabolik su yaklaşık 300 mL kadardır.

Yetişkin bir kişi bu tür kaynaklardan günde toplam 2500-2600 mL kadar su almaktadır.

Tablo 10. Vücuda Alınan ve Vücuttan Atılan Sıvı Miktarı

Alınan	mL	Atılan	mL
Su ve sıvı içecekler	1200	İdrar	1500
Gıda maddelerinin bileşimindeki su	1000	Solunum	500
Metabolik su	300	Ter	500
		Dışkı	100
Toplam	2500-2600		2500-2600

Vücuttan Atılan Su

Vücuttan atılan su miktarı ise en fazla idrar yolu ile olmaktadır. Yetişkin bir kişi günde 1500 mL kadar suyu idrar yolu ile atmaktadır.

Akciğerlerimiz vasıtasıyla da solunum yaparken önemli miktarlarda su kaybı olmaktadır. Yetişkin bir kişi günde yaklaşık 500 mL kadar solunum yolu ile su kaybı olmaktadır.

Bunun dışında deri yoluyla da terleyerek su kaybı olmaktadır. Havanın sıcaklığı veya yapılan fiziksel hareketin yoğunluğuna göre deri yoluyla terleyerek su kaybı değişiklik göstermektedir. Yetişkin bir kişi günde ortalama ter yolu ile 500 mL su kaybı olmaktadır.

Dışkı, gaita yolu ile de su kaybı olmaktadır. Dışkı yolla su kaybı ise günde ortalama 100 mL kadardır.

Genel olarak yetişkin bir kişi günde 2500-2600 mL su alırken, yaklaşık 2500-2600 mL suyu değişik yollarla atmaktadır. Bu durum pozitif su dengesi olduğunu gösterir. Pozitif su dengesi insan metabolizmasının düzenli ve rahat olarak çalıştığını gösterir.

VÜCUDUN SU İHTİYACINI KARŞILAMASI

Yetişkin bir kişi su ihtiyacını üç kaynaktan karşılar.

- İçme suyu veya içecekler.
- Gıda maddelerinin bileşiminde bulunan su
- Metabolik su

İçme Suyu ve İçecekler

İçme suyu ile su gereksinimin önemli bir kısmını karşılanmaktadır. Çay, kahve, ıhlamur, süt, meyve suları vb. su oranı fazla içeceklerle veya çorbalar sulu yemekler, taze sebzeler ve meyveler tüketerek de önemli oranlarda su ihtiyacı karşılanmaktadır.

Tablo 11. Bazı İçeceklerin Bileşimindeki Su Oranları

İçecekler	%
İçme suyu, maden suyu	99-100
Çay, ıhlamur vb.	91-98
Gazlı, kolalı vb. içecekler	90-95
Meyva-sodalı içecek	88-90
Süt, ayran	80-86
Meyve suları, meyve nektarı	75-80

Tablo 11'de görüldüğü gibi maden suyu da içme suyuna çok benzemektedir. Maden suyunun bileşiminde elde edildiği kaynağa göre çok az oranda değişik mineral maddeler suda çözünmüş halde bulunmaktadır.

Vücudumuzun iyi çalışması için mineral tuzları içeren suya ihtiyacı vardır. Kayaların, toprakların ve bitkilerin arasından geçen su, mineral tuzları ile zenginleşir. Bir dağ kaynağından yeni çıkmış su, yolculuğu daha yeni yeni başladığı için çok az mineral tuz içerir. Mineral tuzlar vücuttaki suyun tutulması yönünde etkili olur. Bileşimlerindeki mineral maddeler kana geçerek kanın elektrolit dengesini destekleyici yönde etkili olur.

Çay, ıhlamur vb. bitki çaylarının bileşimlerinde çok fazla oranlarda su bulunur. Çok az oranlarda kurutulmuş bitki özleri bulunmaktadır. Bitki özleri genellikle uyarıcı, ferahlatıcı ve dinlendirici özelliklerdeki kimyasallar açısından zengindir.

Günde belirli aralıklarla suyun içilmesi metabolizmanın düzenli olarak çalışmasını sağlar. Vücut susuzluk çekmez. Ancak dikkat edilmesi gereken nokta, içilecek sıvıların en büyük kısmının içme suyu olarak içilmesi gerekmektedir. Çok fazla çay, kahve veya bitki çaylarının tüketilmesi durumunda bu tür içeceklerin doğal yapısında bulunan, kafein, tanen, saponinler vb. bazen suyun insan vücudunda kullanılmasını engelleyici yönde etki edebilmektedir. Bu nedenle önemli oranlarda içme suyunun tüketilmesi gerekir.

Kola ve benzer özelliklerdeki içeceklerin bileşiminde şeker oranı da oldukça fazladır. Ticari olarak satılan gazlı ve kolalı içeceklerde oldukça fazla oranlarda kullanılmaktadır. Örneğin; 250-330 mL arasındaki kaplardaki içeceklerin bileşimlerinde yaklaşık 20-45 g arasında şeker bulunmaktadır. Bu nedenle bu tip içeceklerin kalori değerlerinin de oldukça fazla olduğu unutulmamalıdır.

Bu tip içeceklerin bileşimlerinde **fosforik asit (H_3PO_4)** kullanılmaktadır. Fosforik asit gazlı içecekler ve kabartma tozlarının bileşiminde kullanılmaktadır. Sıcak havalarda ferahlatıcı bir özellik vermesinin yanında, sindirim kanalı hücrelerine zarını yıpratıcı özelliği olduğunu bilmek gerekir. Fosforik asit temizlik sanayisinde pas giderici, deri, tekstil, metal, kozmatik vb. sanayilerde de değişik amaçlarla yaygın olarak kullanılan kimyasal bir bileşiktir.

Meyve sodalı içeceklerin bileşimlerinde %7-10 oranında şeker, kullanılan meyvenin özelliğine göre %5-10 oranında meyve özü, nektarı vb. maddeler kullanılabilmektedir. Bileşimlerinde önemli oranlarda su bulunan içeceklerdir.

Süt ayran vb. içeceklerin bileşimindeki su oranı diğer içeceklere göre daha azdır. Süt ve ayranın bileşiminde, iyi kaliteli proteinler, vitaminler ve mineral maddeler bulunmaktadır.

Meyve suları doğal olarak elde edilen meyve suyu ise vitaminler ve mineral maddeler açısından oldukça yararlı içeceklerdir. Meyve nektarlarının %30-50 arasında meyva özü bulunabilir. Meyveli içeceklerin bileşiminde ise % 5-25'e kadar meyve özü bulunabilmektedir.

Gıda Maddelerinin Bileşiminde Bulunan Su Miktarı

Bazı gıda maddelerinin doğal bileşiminde de önemli oranlarda su bulunmaktadır. Su oranı en fazla olan gıda maddeleri özellikle taze sebzeler (%85-90) ve meyvelerdir (%80-85). Bu tip gıda maddelerinin doğal yapısında önemli oranlarda su bulunmaktadır. Taze sebze ve meyvelerin hiçbir işlem görmeden, çiğ olarak tüketildiğinde önemli bir su kaynağıdır. Sağlıklı bir yaşam için günde en az 1-2 kez çiğ sebze meyve tüketilmelidir.

Yumurta ve balık etlerinin (%70-75) doğal yapısında da önemli oranlarda su bulunmaktadır.

Dana eti ve tavuk etinin su oranı (%65-70) biraz daha azdır.

Sert peynirlerin bileşiminde su oranı az iken (%40), yumuşak peynirlerin bileşimindeki su oranı daha fazladır (%60).

Ekmeklerin bileşiminde de önemli oranlarda su (%30-35) bulunmaktadır.

Bal ve pekmez, reçel vb. bileşimlerinde oldukça az (%20-30) oranlarda su bulunmaktadır.

Kurubaklagiller, makarnalar, pilavlık malzemelerin doğal yapılarında çok az su olmasına rağmen, yemek olarak hazırlandığında bu oran oldukça artmaktadır.

Ancak kekler ve bisküviler vb. hazır gıda maddelerini bileşimlerinde oldukça az oranlarda su (%10-12) bulunmaktadır.

Tablo 12. Bazı Gıda Maddelerinin Bileşiminde Bulunan Su Oranları

Gıda maddesi	%
Taze Sebzeler	85-90
Taze Meyveler	80-85
Yumurta, Balık eti	70-75
Dana-tavuk eti	65-70
Peynirler	40-60
Ekmek	30-35
Bal-pekmez, reçel vb.	20-30
Kurubaklagiller, makarna, pilav	10-15
Kek, kraker, bisküvi	10-12

METABOLİK SU

Besin öğelerinin emilim sonucunda metabolize olma aşamasında hücre içinde oksitlenmesi sonucunda oluşan sudur.

Örneğin;

Glikoz + Oksijen →→ Karbondioksit + **Metabolik su** + Enerji

$C_6H_{12}O_6$ + $6O_2$ →→→→→ $6CO_2$ + **$6H_2O$** + Enerji

Metabolik su besin öğelerinin parçalanması aşamasında oldukça az oranlarda oluşur. Metabolik su oranı diyetin bileşimindeki enerji veren besin öğelerinin çeşit ve miktarına göre değişiklik göstermektedir.

Besin Öğelerinin Vücutta Metabolizması Sonucunda Oluşan Metabolik Su Oranı

- 100 gr. yağ oksitlendiğinde 107 g,
- 100 gr. karbonhidrat oksitlendiğinde 55-60 g,
- 100 gr. protein oksitlendiğinde 34-40 g metabolik su oluşmaktadır.

Yetişkin bir kişinin harcadığı her 100 kalori karşılığında 10-15 mL su olmaktadır.

Yetişkin bir kadın 200-2500 kalori 20-25 mL kadar metabolik su oluşur.

Yetişkin bir erkek 2500-3000 kalori civarında enerji harcadığı zaman, yaklaşık 25-30 mL kadar metabolik su oluşmaktadır.

Eğer bir kişi protein bakımından zengin gıda maddeleri ile besleniyorsa, proteinlerin parçalanabilmesi, idrar yolu ile atılabilmesi vb. için daha fazla suya gereksinimi vardır. Bu nedenle protein yönünden zengin gıda maddeleri ile beslenenler daha fazla su içme isteği duyarlar. Fazla protein tüketenlerinin idrar miktarının artması da protein metabolizması için kullanılan suyun fazla olmasından kaynaklanmaktadır.

Genel olarak tüketilen veya atılan suyun dengesiz olması insan vücudundaki birçok metabolizmanın bozulmasına neden olmaktadır. Yeteri kadar su içilmediğinde metabolizma düzenli olarak çalışamaz. Aynı süreç aşırı su tüketildiğinde de metabolizmanın sağlıklı çalışması gerçekleşemez. Bu nedenle günlük su alımı ve su atılımın kontrol edilmesi gerekir.

SUYUN İÇİLMESİ

Ilıman bir iklimde yaşayan sağlıklı bir insan, vücudundaki su miktarı azalınca susama hissi ile su içme ihtiyacını hisseder. Su içmede, susama hissi hayati bir duygudur. Susama hissi, özellikle sıcak iklimlerde yaşayanlarda daha fazla hissedilir. Susama hissini hissedenler su veya su oranı yüksek yiyecek (süt, çorba vb.) ve içecekler (çay, kahve, meyva suları, kolalar vb.) içmek, tüketmek isterler. Bu tip içeceklerin içilmesi insanları rahatlatır.

Ancak bu tip içeceklerin çok soğuk veya çok sıcak yerine ılık içilmesi insan sağlığı açısından önemlidir. Çok susama sonrası içilen bu tür içecekler insan beyninde bir nevi ödül olarak algılandığı için, kişilerde susama duygusu sonucunda içeceklerin içilmesi sonucunda rahatlama duygusu hissedilir.

Ancak aşırı terleme sonucunda sadece saf suyun içilmesi rahatlama sağlayamaz. Çünkü su sadece H ve OH iyonlarından oluşmuştur. Suyun içine limon, ihlamur vb. ilave edilmesi suyun elektrolitler yönünden zenginleştirilmesi vücuttaki su dengesini kontrolü açısından önemlidir.

Halk arasında yanlış bilinen bilgilerden bir kişi su içince kilo alıyorum düşüncesi çok yanlıştır. Bir içeceğin kilo almaya neden olması için, bileşiminde kolalı içeceklerde olduğu gibi yoğun olarak şeker veya C'lu bileşikler bulunması gerekir. Saf suyun bileşiminde sadece H^+ ve OH^- iyonları bulunmaktadır. Bu nedenle su içmek kilo aldırmaz.

Ancak maden suları elde edildiği kaynağa göre farklılık gösterse de genellikle birçok mineral madde yönünden zengin sulardır. Bu tip suların tüketilmesi elektrolit dengeyi sağlama açısından yararlı olabilir.

Sıvı Alımında Yaşın Etkisi

Gençler ve ileri yaşlardakilerin susama ve içilen suyun vücutta kullanımına yönelik suyun sindiriminde yaşın etkisi bulunmamaktadır. Yapılan araştırmalar vücutta suyun azalmasını takiben, ileri yaşlardakiler genç yaşlardakiler nazaran daha az susama hissi duymaktadırlar. İleri yaşlardakilerin daha az su içmeleri susama hissini daha az algılamalarından kaynaklanmaktadır. İleri yaşlarda olan kişilere yeterli miktarlarda su verildiğinde metabolizması genç yaşlardakilerle aynıdır. Osmoz olayı ileri yaşlarda biraz daha geç gerçekleşmektedir. Gençler suyu vücutlarında daha hızlı bir şekilde kullanabilmektedirler. Gençlerin osmoz hızı oldukça hızlıdır (Popkin, D'Anci ve Rosenberg., 2010).

Bütün bu çalışmalar, yaş ilerlemesine bağlı olarak susama ve sıvı alımında küçük değişimler olduğunu göstermektedir. Susama mekanizmasındaki küçük değişimler sıvı alımını etkilemektedir. Bu nedenle ileri yaşlarda susama hissi duymadan her gün belirli oranlarda suyun içilmesi oldukça önemlidir. Bu tip alışkanlıklar yorgunluk, hiper tansiyon, kalp krizi gibi sağlık sorunlarının önlenebilmesi açısından oldukça önemlidir.

SUYUN YETERLİ İÇİLİP İÇİLMEDİĞİNİN KONTROL EDİLMESİ

Yeterli su içilip içilmediği idrar renginin kontrol edilerek anlaşılabilir. Yeterince su içildiğinde idrar rengi açık renk olur. İdrarın renginin koyulaşması çoğu kez yeterince su içilmediğini gösterir.

Fazla su içildiğinde de böbrekler zarar görür. Böbreklerin belirli bir su süzme kapasitesi bulunmaktadır. Bu nedenle çok fazla su içmek böbreklerin zarar görmesine veya vücutta ödeme neden olabilir. Fazla su kanda birikerek elektrolit dengenin bozulmasına, neden olabilir. İdrar renginin koyulaşması, cildin pul pul şeklinde dökülmesi, yemek yenilmesine rağmen sürekli acıkma hissi, yorgunluk, eklem ve kas ağrıları olabilir.

Su Yetmezliği

- Vücutta % 1 oranında su eksikliği varsa beyinde bulunan hipotulamus merkezi susama merkezini uyararak, su içme hissini uyandırır. Ancak, insan vücudunda % 2'ye kadar su kaybı olması durumunda vücut sıcaklığında bir değişim olmaz. Vücut soğuk ve sıcak arasındaki dengeyi ayarlayarak vücut sıcaklığını dengelemeye çalışır.
- Vücutta % 3 oranında su kaybı varsa kan hacminde azalma ve konsantrasyon bozukluğu görülür.
- Vücutta % 5 oranında su kaybıyla baş dönmesi, aşırı yorgunluk ve nefes alıp vermede güçlük görülür. Vücut bu eksikliği tolere etmeye çalışır. Kaslarda kramplar başlar. Bacaklardaki ani kramplar nedeni ile kaslarımız gerginleşir ve hareket etmede zorlanır.
- Vücutta su kaybı %7'ye ulaşınca bilinç kaybı olur.
- Vücutta %10-15 oranında su kaybı varsa, kas spazmı, aşırı yorgunluk, nefes alıp vermede güçlük çekme görülür. Hayati risk oluşur.
- Vücutta %20 oranında ve daha fazla su kaybı olması durumunda ölüm riski olabilir.

Suyun Vücuttaki Dönüşümü

Vücuttaki su devamlı olarak yenilenmektedir. Toplam vücut suyunun yaklaşık yarısı ortalama olarak 10 gün içinde dışarıdan alınan su ile değişmektedir. Vücuttaki suyun günlük devir hızı yetişkinler %6, bebek ve çocuklarda yaklaşık %15 oranındadır.

Enerji harcamasına göre her 100 kalori enerji harcaması için, yetişkinler günde 1 mL, bebeklerin ise 1.5 mL kadar su alması gerekmektedir.

SU VE ELEKTROLİT DENGESİ

Su her ne kadar insan vücudunda çok yüksek oranlarda bulunmuş olsa bile, insan vücudunda su saf su olarak bulunmaz. İnsan vücudunda su içinde suda çözünemeyen, proteinlerin yapı taşı olan aminoasitler, glikoz, lipoproteinler ve elektrolitler bulunur.

Elektrolitler ise suda çözünebilen elektrik yüklü iyonlardır. Pozitif yüklü elektrolitler katyon, negatif yüklü iyonlar anyon olarak tanımlanır. Su içinde çözünebilen sodyum (Na+) katyon ve klor (Cl-) anyondur.

- **Hücre dışı sıvı:** Toplam vücut sıvısının yaklaşık 2/3'ünü (%70) oluşturur. Hücrenin sitoplazma ve çekirdek bölümlerinde bulunur. En önemli elektrolitleri; potasyum, magnezyum, fosfat ve proteinlerdir.
- **Hücre içi sıvı:** Toplam vücut sıvısının 1/3'ünü oluşturur (%30). Hücre dışı sıvılar, sürekli hareket hâlindedir. En önemli elektrolitleri, sodyum, klor ve bi karbonattır.

Vücut Sıvılarında Bulunan Elektrolitler

Vücut sıvıları içinde erimiş olarak bulunan ve elektrik yükünü iletebilen mineral maddelere elektrolitler denir. Kanda ve hücrelerde dağılmış halde bulunan elektrolitler, vücut sıvılarını düzenlerler. Bu nedenle fiziksel aktivitelerin yerine getirilmelerinde elektrolitlerin önemli görevleri bulunmaktadır. Tansiyonun normal düzeyde olması, kasların kasılması, kas ve sinir sisteminin çalışabilmesi, enerjinin kullanılması ve vücut sıvılarının pH dengesinin sağlaması vb. birçok faaliyet hücre içi ve hücre dışı elektrolitlerin dengeli olarak bulunmasına bağlı olarak gerçekleşir.

Elektrolitler suda parçalandıklarında, en az bir negatif iyon (anyon) ile en az bir pozitif iyona (katyon) parçalanırlar.

Anyonlar: Sodyum (Na+), Potasyum (K+), Kalsiyum (Ca++) vb.

Katyonlar: Klor (Cl-), Fosfor (P-), Fosfor (P-) vb.

İz elementler: Magnezyum, demir, çinko, bakır, iyot, kobalt, krom, selenyum ve kalaydır.

Sıvı ve Elektrolit Dengesinin Sağlanması

Suda çözünebilen moleküller, çözünebildikleri yerlere göre de farklılık gösterir. Örneğin; hücre içi sıvıda, hücre dışı sıvıya göre daha fazla oranlarda protein bulunmaktadır. Hücre dışı sıvıda ise daha fazla oranlarda klorür anyonu bulunmaktadır.

Hücreler arası osmatik basınç sürekli olarak hücre içi ve hücre dışı yoğunluğu dengelemeye çalışır. Hücre içi elektrolit dengesi yoğunlaşırsa, hücre dışı sıvı hücre içine doğru hareket ederek hücre içi yoğunluğu azaltıcı yönde etki eder.

Canlıların hayati koşullarının devam edebilmesi kimyasal tepkimelerin gerçekleşmesine bağlıdır. Vücuttaki sıvı dengesinin oranı genellikle çok konsantre ortamdan, az konsantre olan ortama doğru hareket halindedir. Veya fazla seyreltik ortamdan az seyreltik ortama doğru hareket eder. Bu olaya sıvı veya elektrolit dengesi veya osmoz olayı adı verilir.

Hücreler doğrudan su hareketini kontrol etmese de bu tür süreç elektrolitler ve suda çözünebilen bileşikler arasında gerçekleşir. Hücreler besin öğelerini alır, metabolize ederek kullanır ve atık maddeleri hücre dışına atar. Hücre osmoz olayını dengeleyebilmek için, hücre içinde ve hücre dışında elektrolitlerin hareketini kontrol eder.

Hücreler su hacmini sabit bir seviyede tutar. Ancak hücrede çözünen moleküllerin bileşimi sürekli olarak değişim gösterir. Bunun nedeni, hücrelerin besin öğelerini bünyelerine almaları, metabolize etmeleri ve atık ürünlerini atılmaları nedeni ile hücre içi çözünen madde oranı değişmektedir. Ancak hücre su dengesini korumak amacı ile hücre içi elektrolitleri kontrol etmektedir.

Su dengesini korumak için bir hücre elektrolitlerin hareketini kontrol eder; osmolalite olarak adlandırılan toplam çözünmüş parçacık sayısını hücre içinde ve dışında aynı oranda tutar. Çözünmüş maddelerin toplam sayısı hücre içinde ve dışında aynıdır, ancak sıvıların bileşimi bölümler arasında farklılık gösterir. Örneğin; hücre içinde de hücre dışında da sodyum bulunmaktadır. Fakat hücre dışı sodyum oranı, hücre içi sıvıdan 14 kat daha fazladır.

Hücreler, membranlarının her iki yanındaki çözünmüş parçacıkların konsantrasyonlarını dengelemek amacıyla elektrolitleri içeri ve dışarı pompalayarak su hacmini sabit tutarlar.

Suyun Vücuttaki Görevleri

- **Su tükrüğün temel ham maddesidir.** Ağız mukozasında, tükrüğün bileşiminde, çok az oranlarda elektrolitler ve enzimler bulunmaktadır. Ağıza alınan gıda maddelerinin parçalanması ağız sıvısında bulunan tükrük yardımı ile gerçekleşmektedir. Yaşa ve yoğun ilaç terapilerine bağlı olarak tükrük salgısı azalabilir. Tükrük salgısının azalması önemli bir sağlık sorunun da göstergesi olabilir.
- **Su vücut sıcaklığını düzenler.** Vücut sıcaklığının stabil olması metabolizmanın çalışabilmesi için çok önemlidir. Ortamın çok sıcak olması veya ağır fiziksel faaliyetler sonucunda vücuttan su kaybı fazla olabilir.

  Terlemek vücudu serinletir. Ter yolu ile vücuttan sıvı atılımı gerçekleşir. Ter vücudu serinletir, ancak kaybedilen su tamamlanmazsa vücudun sıcaklığı azalabilir. Bunun nedeni vücudun, susuz kalması ile vücut sıvısındaki elektrolit miktarının azalması, suyun tutunmasını da azaltmaktadır. Terleme çok fazla ise su kaybını önlemek için bol su içilmesi gerekmektedir.
- **Su dokuları, omuriliği ve eklemleri vb. korur.** Su tüketimi, eklemlerin, omurilik ve dokuların çalışabilmesi için, destekleyici yönde yardımcı olur. Bu, fiziksel aktivite vb., faaliyetlerin rahat yapılmasını sağlar. Yeterli oranlarda suyun içilmesi eklem iltihapları gibi sağlık sorunlarını engelleyici yönde etki eder.
- **Terleme, idrara çıkma ve dışkılama yoluyla vücutta oluşan atıkların atılmasına yardımcı olur.** Vücut bu tür süreçleri, su yardımı ile gerçekleştirmektedir. Metabolizma sonucu oluşan atıklar, ter ve solunum yolu ile gerçekleşir. Ter aynı zamanda vücut sıcaklığını ayarlayıcı, sabitleyici yönde etki etmektedir.

  Bağırsaklar yardımı ile gerçekleşen dışkılama işlemi ile kabızlık önlenir.

  Böbreklerin çalışması ile kan temizlenir. Kan, böbrekler yardımı ile filtre edilerek, idrar yolu ile toksik bileşikleri atılır. İdrar kanını temizlenmesine yardımcı olur.

  Az su içilmesi kabızlığa ve böbreklerin normal fonksiyonlarını yerine getirmesine engel olabilir.

  İshal, kusma, emzirme vb. süreçlerde önemli oranlarda su kaybına neden olmaktadır.
- **Fiziksel performansı güçlendirici yönde etkili olur.** Fiziksel aktivite sırasında terleme ile önemli oranlarda su kaybı gerçekleşir, su kaybı aynı

zaman da performans kaybına neden olabilir. Su kaybı sporcunun gücünü azaltır, dayanıklılığını olumsuz yönde etkiler. Çok uzun süreli veya dayanıklılık gerektiren sporlarda su kaybının fazla olması ile kan basıncı düşer aşırı ter kaybı (hipertermi) ani ölüme neden olabilir.

- **Kabızlığı önler.** Posa oranı yüksek, bol lifli gıdaları tüketmek kabızlığın önlenmesinde tek başına yeterli bir etmen değildir. Bağırsakların hareket edebilmesi için yeterli miktarda su, magnezyum ve posanın birlikte alınması gerekmektedir. Kabızlığı önlemede, normal içme suyu ile birlikte, maden suları da (karbonatlı sular) etkili olmaktadır.
- **Sindirime yardımcı olur.** Bazılarının inandığının aksine mutlaka yemek öncesi veya yemek sonrası su içilmelidir gibi kurallar bulunmamaktadır. Bu konularda **çalışanlar vücudun** kolay yenilen yiyecekleri daha kolay parçaladığını göstermektedir. Bu nedenle su her aşamada, yiyecekleri daha etkin bir şekilde sindirilmesine ve besin öğelerinden daha fazla yararlanmada katkı sağlamaktadır. Araştırma sonuçları suyun, gıda maddesi ve mide özsuyu arasındaki dengeyi sağlayabildiğini göstermektedir.
- **Besin öğelerinin emilimine yardımcı olur**. Su, gıda maddelerinin parçalanması ile suda çözünebilen vitaminler ve mineral maddelerin vücut tarafından kullanımına yardımcı olur.
- **Kilo kaybına yardım eder**. Yapılan araştırmalar su tüketim oranı arttıkça, vücutta yağ dokusu oranının azaldığını ve kilo kaybına neden olduğunu göstermektedir. Yemek yerken veya spor yaparken su tüketiminin arttırılması, kilo kaybı konusunda etkili olmaktadır.
- **Kandaki oksijen dolaşımını arttıcı yönde etkili olur**. Su kandaki yararlı besin öğeleri ve oksijenin vücutta taşınmasını sağlar. Günde belirli oranlarda su tüketimi ile kan dolaşımı hızlanarak sağlığı olumlu yönde etki eder.
- **Hastalıklarla savaşmaya yardım eder.** Yeterli oranlarda su içmek sağlığı koruyucu yönde etkili olur. Kabızlık, böbrek taşları, idrar yolları enfeksiyonları, hiper tansiyon vb. sağlık sorunlarını önlemede etkili olmaktadır. Su aynı zamanda vitaminler, mineral maddeler vb. besin öğelerinin emilimine yardımcı olarak sağlığı koruyucu ve iyileştirici yönde etki eder.
- **Enerjiyi oluşumunu arttırıcı yönde etki eder.** Su içmek metabolizmayı hızlandırcı yönde etkili olmaktadır. Metabolizmanın hızlanması, aynı zamanda enerji oluşumunu hızlandırıcı yönde etkili olmaktadır. Yapılan bir araştırmada, günde 500 mL su içmek, hem kadınlarda hem de er-

keklerde metabolizmayı %30 arttırdığı saptanmıştır. Bu etkiler spordan sonra bir saatten daha fazla süre devam etmiştir.

- **Bilişsel algılama fonsiyonunu destekleyici yönde etki eder.** Yapılan araştırmalar yeterince su içenlerin yaptığı işe kolay odaklandığını göstermektedir. Suyun özellikle uyarıcı ve konuya odaklanmayı sağlayıcı yönde olumlu etkilerinin olduğu gösterilmektedir.
- **Ruhsal yönden destekleyici yönde etkili olur.** Yeterince su içmemek, susuzluk sonucunda, endişe, yorgunluk ve kafa karışıklığı gibi ruhsal sorunlara neden olmaktadır.
- **Cildin parlak görünmesine yardımcı olur.** Yeterli miktarlarda su alımı cildin nemli kalmasına yardımcı olarak, kollojen **üretimini destekleyici yönde etki eder.** Ancak tek başına su içmek yaşlanma etkilerini azaltıcı yönde etkili olamaz. Cildin yaşlanması, **aşırı güneşe maruz kalma veya genetik etmenlere** de bağlı olabilir (Healthline, 2019).

Termoregülasyon

Vücut sıcaklığını kotrol eden mekanizmaya termoregülasyon adı verilmektedir. Vücut yüzeyinde sıcaklık değişikliklerine duyarlı, özel reseptörler bulunmaktadır. Bu reseptörler omurilik yardımı ile beyinde bulunan hipotulamus merkezine sinyallerle iletirler.

Vücudun su oranının azalmasına bağlı olarak ürperme, açlık, kaslarda kasılma vb. belirtiler başlar. Soğuğa maruz kalma durumunda deride kasılma ve büzüşme, büzüşmeye bağlı olarak kılların dikleşmesi ve kasılması gerçekleşir. Bu şekilde vücut ısı kaybını azaltmaya çalışır.

Sıcaklığın artmasına bağlı olarak da kaslarda gevşeme ve kılcal kan damarlarında genişleme başlar. Terleme ve solunumun hızlanması ile metabolizma rahatlamaya çalışır. Buna karşın iştahsızlık, tepkisizlik, hareketsizlik vb. davranışlar vücuttan su kaybını azaltır. Vücut bu şekilde su dengesini korumaya çalışır.

Sindirim kanalının iç yüzeyi mukoza hücreleri ile kaplıdır. Mukoza hücreleri suyun azalmasına bağlı olarak hızlı bir şekilde susama merkezini uyarır. Susama merkezinin uyarılmasına rağmen yeterli oranlarda su içmezsek susuzluk görülmeye başlar. Vücudun kaybettiği su oranı %2 civarında ise organizmanın sıcaklığı sabit kalabilir.

Vücut Su Dengesi

- Vücuttaki su kaybı %2'ye kadar dengeleyerek, kendini koruyabilir.
- Vücuttaki su kaybı %5 oranına kadar vücut susuzluğu tolere edebilir.
- Vücuttaki su kaybı %10-15 oranında insan yaşamı riske girebilir.
- Vücuttaki su kaybı %15 üzerine çıktığında vücut su kaybından hayatını kaybedebilir.

Su vücudun hemen hemen her parçası için oldukça önemlidir. Su sadece insan vücudunun sağlığının korunmasında değil, aynı zamanda insan sağlığını çok yönlü olarak, olumlu yönde etkilemektedir.

Çalışma Soruları

1. Suyun insan vücut organlarındaki oranı nasıldır?
2. Yetişkin bir kişinin günlük su alım miktarı ve kaynakları nelerdir?
3. Yetişkin bir kişinin günlük su harcama miktarı ve harcama yolları nelerdir?
4. Gıda maddelerinin bileşimindeki su oranı ne kadardır?
5. Metabolik su nedir?
6. Hücre içi ve hücre dışı sıvı ne demekir?
7. Hücre içi ve hücre dışı sıvısında bulunan elektrolitler nelerdir?
8. Suyun vücuttaki görevleri nelerdir?
9. Yaş, cinsiyet ve özel durumların su gereksinimine olan etkileri nelerdir?
10. Sıvı ve elektrolit dengesi neden önemlidir?
11. Yaygın olarak kullanılan içeceklerin özellikleri nelerdir?
12. Termoregülasyon nedir?
13. Vücuttan su kaybı oranına göre, insan yaşamına olan etkisi nasıldır?

Kaynaklar

Besinlerin bileşimi.(1991). Türkiye Diyetisyenler Derneği Yayını I

Blackmer A B, Pharm.D. (2018). Fluids and Electrolytes. PedSAP Book 2 • Fluids, Electrolytes, and Nutrition. https://www.accp.com/docs/bookstore/pedsap/ped2018b2_sample.pdf

Function of Water in The Human Body. (2019) .do. http://ive.edu.hk/cw/wc/html/en/cw_campus_offices_wellc_files/pdf/Function%20of%20water%20in%20the%20human%20body.pdf.

Healthline., (2019). Positive Effects of Water on the body, Science-Based. Health Benefits of Drinking Enough Water.

Human Anatomy & Physiology: Fluid & Electrolyte Balance; Ziser S. (2004). https://www.austincc.edu/sziser/Bio1724/1724LecNotes/LNExamV/Fluids&Electrolytes.pdf

How Much Sugar is in Your Drink (2019). https://m-net.dstv.com/show/carte-blanche/news/sugary-drinks/news

Köten M, Ünsal S, Atlı A (2014). Türkiye'de Üretilen Makarnaların Bazı Kimyasal Bileşimlerinin ve Pişme Kalitelerinin Belirlenmesi. *Gıda* 39 (1): 33-40. GD13045-76376 doi: 10.5505/gida. http://www.mekdis.com.tr/tur/blog-tur/pirincin-mukayeseli-besin-degeri.html

Mıtchell HH, et al., (1945) The Chemıcal Composıtıon of the Adult Human Body and Its Bearıng on the Bıochemıstry of Growth. *Journal of Biological Chemistry*. 168.625-637

Armstrong L. E. (2012). Challenges of Linking Chronic Dehydration and Fluid Consumption to Health Outcomes. *Nutr Rev.* doi: 10.1111/j.1753-4887.2012.00539.x.

Popkin BM, D'Anci KE, and Rosenberg IH., (2010). Water, Hydration and Health *Nutr Rev.* 68(8): 439–458. doi: 10.1111/j.1753-4887.2010.00304.x

Shu W. (2015). Pay Attention to the Human Health Risk of Drinking Low Mineral Water. *Zhonghua Yu Fang Yi Xue Za Zhi*. 49(10):853-5.

Water and Our Health., (2019) http://www.unesco.org/new/fileadmin/MULTIMEDIA/FIELD/Venice/pdf/special_events/bozza_scheda_DOW03_1.0.pdf

Talukder M. R, et al. (2016). Drinking Water Salinity and Risk of Hypertension: A Systematic Review and Meta-Analysis. *Arch Environ Occup Health*. 4;72(3):126-138. doi: 10.1080/19338244.2016.1175413.

Water and Our Health (Water Civilization International Centre, Venice: www.civiltacqua.org) (2013) file:///C:/Users/User/Desktop/who%20su%20ve%20insan.pdf

7. BÖLÜM

MİNERAL MADDELER

Prof. Dr. Saime KÜÇÜKKÖMÜRLER
Gazi Üniversitesi

Mineral maddeler, insan vücudu için hayati önem taşıyan besin öğelerinden biridir. Mineraller, vitaminler gibi kimyasal maddelerdir. Mineral maddeler insan vücudunun sağlıklı çalışabilmesi için gerekli olan temel elementlerdir. Mineral maddeler gıdalara yetiştikleri topraklardan geçer. Toprakların mineral maddeler açısından zengin olması bu tür topraklarda yetişen gıda maddelerinin bileşimini de etkilemektedir.

Mineral maddeler:

- Gıda maddeleri pişerken diğer besin öğeleri ile birlikte suya geçer.
- Gıdalar haşlanırken suya geçer, pişme suları dökülünce kaybolur.
- Aşırı sıcak ve hava değişimlerinden etkilenmez.
- Vücuda alındığında da başka maddelere dönüşmez.

Mineral maddeler vücudun çok ihtiyacı olan makro mineral maddeler ve vücudun çok az ihtiyacı olan mineral maddeler, mikro mineral maddeler olarak iki grupta incelenebilir.

Makro Mineral Maddeler

Kalsiyum

Fosfor

Potasyum

Sülfür

Klor

Magnezyum

Mikro Mineral Maddeler

Demir

Çinko

Bakır

İyot

Selenyum

Manganez

Flor

Krom

Molibden

Mineral maddeler insanın sağlıklı yaşayabilmesi, birçok biyokimyasal reaksiyonun gerçekleşebilmesi için gereklidir. Bu nedenle mineral maddeler insanlar için hayati bir önem taşır.

KALSİYUM (Ca)

İnsan vücudunda en fazla bulunan mineral madde kalsiyumdur. Toplam vücut ağırlığının yaklaşık %2'si kalsiyumdur. İnsan vücudunda bulunan kalsiyumun %99'u kemik ve diş dokusunda depolanmıştır. İnsan vücudunda bulunan kalsiyumun %1'i ise organlar ve adele dokusu vb. dokular arasında bulunur.

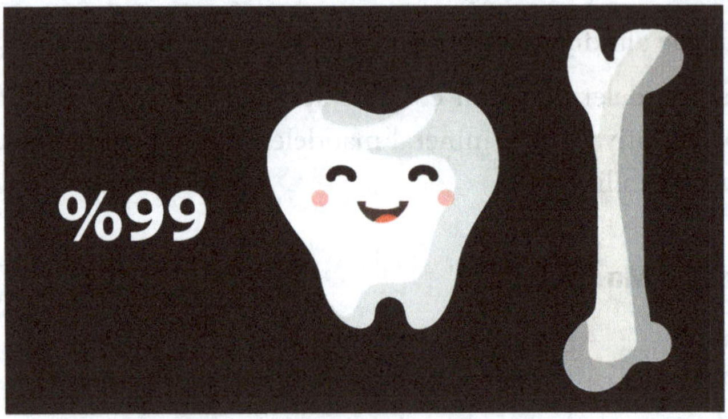

Şekil 13. Kalsiyumun Vücutta Dağılımı

Kalsiyum iskeleti oluşturan kemikler ve dişlerin temel ham maddesidir. Bunun yanında kasların hareket edebilmesi, kanın pıhtılaşabilmesi kalsiyum iyonları sayesinde gerçekleşir. Sinir sisteminde hücrelerinin mesajları birbirine iletebilmesi, kalsiyum iyonlarına bağlanarak taşınabilmektedir. Bu nedenle sinir sisteminin düzenli çalışabilmesi kalsiyum iyonlarının yardımı ile gerçekleşmektedir.

Kalsiyumun en iyi kaynakları süt ve süt ürünleri yoğurt, peynir, çökelek, lor vb., süt ürünlerinden yapılan gıda maddeleri kalsiyumun en iyi kaynaklarıdır. Yumurta akında da iyi kalitedeki kalsiyum bulunmaktadır. Süt veren hayvanlar doğada bol bulunan yeşil otları tüketerek kendi vücutlarında süt üretirler. Süt ve ürünleri dışında lahana, karnabahar, ıspanak vb. beyaz ve koyu yeşil renkli sebzeler kalsiyum açısından oldukça zengindir.

Hayvansal kaynaklı kalsiyumun insan vücudunda kullanımı daha kolaydır. Ancak süt ve süt ürünleri tüketimi konusunda sorun yaşayanlar bitkisel kaynaklı gıda maddelerinden de kalsiyum gereksinimlerini karşılayabilir.

Hamsi, sardalya, tekir (barbun) vb. küçük balıklarda kemik doku oluşmadığından, bu tür balıkların kılçıkları ile birlikte tüketilebilmesi mümkündür. Küçük balıkların kılçıkları ile birlikte tüketilmesi ile de önemli oranlarda kalsiyumdan yararlanmak mümkündür.

Midye, istakoz, karides, yengeç, kerevit ve istiridye vb. kabuklu deniz ürünleri de kalsiyumun iyi kaynaklarıdır.

Fındık, fıstık, ceviz, susam, ay çekirdeği, antep fıstığı, vb. yağlı tohumlar kalsiyumun oldukça iyi kaynaklarıdır. Nohut, kurufasulye barbunya, iç bakla vb. baklagiller, kurutulmuş bamya, patlıcan, incir, vb. sebzeler ve meyveler kalsiyum açısından oldukça zengindir.

Türk mutfağında yaygın olarak kullanılan asma yaprağı, pekmez ve tarhana da kalsiyum açısından oldukça zengindir.

Kemikler parçalanarak, yıkandıktan sonra üzerine örtecek kadar su konularak kaynatılması ile de kemik dokusunda bulunan çözünebilen kalsiyum ve kollojen doku suya geçer. Kemiğin yapısında bulunan kalsiyumdan en iyi yararlanabilmek için soğuk su kullanılmalı ve limon, limon suyu veya sirke vb. asit eklenmelidir. Kemiklerin kısık ateşte yavaş ve uzun süre kaynatılması ile kalsiyum ve kollojen suya geçerek besin değeri yüksek et suları elde edilebilir.

Kalsiyum Kaynakları Kullanım Özelliklerine Göre Gruplandırılması

- **En iyi kaynaklar**; Süt, yoğurt, peynir, çökelek, lor.
- **İyi kaynaklar;** Yumurta akı, kılçıklı balıklar, kabuklu deniz ürünleri, pekmez, asma yaprağı, tarhana, yağlı tohumlar, kurubaklagiller, kurutulmuş meyveler.
- **Orta kaynaklar;** Yeşil sebzeler, portakal, mandalina, limon, çilek.
- **En az bulunanlar;** Tahıllar ve diğer taze sebzeler.

Önerilen günlük gereksinim yaşa ve cinsiyete göre farklılıklar göstermektedir. Yetişkin bir kişinin günlük gereksinimi 1000 mg'dır. 50 yaş üzeri, hamile ve süt veren annelerin günde ortalama 1200 mg kadar kalsiyuma ihtiyacı vardır.

Önerilen miktar, 200-250 mg kadar (1su bardağı veya 1 kâse) süt veya yoğurt günlük gereksinimi karşılayabilir. 300 mg peynir, 2-3 adet küçük balık, küçük bir kâse baklagil, 2-3 adet ceviz vb. bu miktarda yağlı tohumlar, kuru meyveler vb. yeşil yapraklı sebze yemeği günlük gereksinimi karşılayabilir.

Özellikle ergenlik döneminde olan çocuklarda, kemiklerin büyümesi için kalsiyum gereksinimi oldukça fazladır. Bu dönemde kalsiyum gereksinimi iki katına kadardır. İyi kaliteli kalsiyum kaynakları ile beslenen çocuklar, aynı zamanda yaşıtlarına göre daha iyi gelişebilir. Çocukluk döneminde iyi kemik yapısına sahip olanlar, ileri yaşlarda da kemiklerle ilgili sağlık sorunları ile karşılaşmaz.

Yaşın ilerlemesine bağlı olarak kemik dokulardaki kalsiyum depoları azalmaya başlar. Osteoperoz adı verilen bu tür hastalıklarda, kemik dokularının yoğunluğunda azalmalar olur. Kemik dokularının yıpranmasına bağlı olarak şiddetli ağrılar, kemik dokuda deformasyonlar olabilir. Çok küçük darbelerde bile kemikler kolaylıkla kırılabilir.

Bu nedenle ileri yaşlarda kalsiyum tüketimi artırılmalıdır. İleri yaşlarda kalsiyum tüketimi ile birlikte fiziksel hareketlerin azalması kalsiyum kullanımını azaltmaktadır. Bu nedenle ileri yaşlarda mümkün olduğunca hareket halinde bulunulması kalsiyumun kullanımın arttırıcı yönde etkilemektedir.

Özellikle ileri yaşlarda kadınlarda osteoporoz oranı kadınlarda daha fazladır.

Bu nedenle yaşın ilerlemesine bağlı olarak yapılacak düzenli ve yoğun olmayan egzersizler, kemiklerdeki kalsiyumun azalmasını önleyici yönde etkili olmaktadır. Aynı zamanda egzersiz kan hacmini hızlandırıcı yönde etki ederek kalsiyum kullanımını desteklemektedir.

Kalsiyum (Ca++): İnsan vücudunda en fazla bulunan mineraldir. %99'u kemik ve dişlerin yapısında, kalanı ise kanda ve yumuşak dokulardadır. Plazma kalsiyum düzeyinin normal değeri 4- 5 mEq / litredir. Kalsiyum metabolizmasında D vitamini, kalsitonin hormonu ve parathormon etkilidir. D vitamini bağırsaklardan kalsiyum emilimini artırır. Kalsitonin, kan kalsiyum düzeyini düşürür. Paratiroit hormon ise kan kalsiyum düzeyini yükseltir.

FOSFOR (P)

Fosfor doğada oldukça yaygın olarak bulunan mineral maddelerdendir. Fosfor insan vücudunda en fazla bulunan ikinci mineral maddedir. Fosfor insan vücut ağırlığının %1'ni oluşturur. Vücuttaki fosforun %90'ı kemik ve dişlerin yapısında, %10'u ise hücre ve vücut sıvılarında bulunur.

Fosfor kalsiyum gibi kemik ve dişlerin oluşumunda önemli görevleri olan mineral maddelerden biridir. Fosfor aynı zamanda gıdalardan enerji üretimi başta olmak üzere birçok kimyasal reaksiyonun gerçekleşmesinde önemli görevleri bulunan mineral maddelerden biridir.

İnsan vücudunda hemen hemen her hücrenin yapısında DNA ve RNA'nın bir parçası olarak dokuların oluşması ve büyüme de hayati fonksiyonları bulunan bir mineral maddedir. Fosfor kan damarlarının ve kasların çalışmasını sağlar. İnsan vücudunda normal asit-baz dengesini sağlayarak normal büyüme ve gelişime yardımcı olan bir mineral maddedir.

Şeker, protein ve yağlar gibi temel gıda maddelerinin parçalanması sonucunda oluşan enerjiye kimyasal enerji denir.

Fosfor, hücre içinde, hücrenin gereksinim duyduğu enerjinin (ATP), üretiminde önemli rolü olan mineral maddedir. ATP kimyasal bir enerjidir.

$$ATP + H_2O \underset{\text{Fosforilasyon}}{\overset{\text{Defosforilasyon}}{\rightleftharpoons}} ADP + P_i + Enerji$$

ATP + Su ↔ ADP + P + Enerji

Şekil 14. Fosforun Enerji Üretiminde Kullanılması

ATP üretiminde fosfor kullanılır. Bu nedenle bu kimyasal sürece aynı zamanda fosforilizasyon adı da verilmektedir. Hücre içinde organik bileşikler, hücresel solunum yolu ile potasyum yardımıyla parçalanarak enerji üretimi gerçekleşir.

Potasyum aynı zamanda, suda kolaylıkla çözünebilen iyon adı verilen elektrik yüklü parçacıklardan oluşmuştur. Bu nedenle kanda ve hücre sıvılarında önemli görevleri bulunan elektrolitlerden biridir. Kalbin çalışması, vücut sıvılarının asit-baz dengesi (pH) vb. kimyasal reaksiyonların gerçekleşmesinde önemli görevleri bulunan mineral maddelerden biridir.

Sinir sisteminin düzenli olarak çalışabilmesi, başta kalp kası olmak üzere kas dokularının kasılıp gevşemesi vb. reaksiyonlar potasyumun yardımı ile gerçekleşir.

Potasyum açısından en zengin kaynaklar,yapraklı sebzeler.Ispanak,lahana, marul,maydanoz,dereotu vb. yeşillikler, Patates,mantar,bezelye,bakla potasyum açısından oldukça zengin olan gıda maddeleridir. Meyvelerden muz, protakal, kavun,elma,kayısı,üzüm vb. meyveler potasyum açısından zengindir. Özellikle incir,kuru kayısı,kuru üzüm,hurma vb.kurutulmuş zebze ve meyvelerde potasyum açısından zengindir. Bunların yanında süt ve yoğurt potasyum açısından oldukça zengin olan gıda maddelerindendir.

Potasyum tüm canlı bitki ve hayvan hücrelerinde bol miktarda bulunur, ancak taze meyve ve sebzeler en zengin potasyum kaynaklarıdır. Brokoli, havuç, çilek, muz ve enginar mükemmel potasyum kaynaklarıdır.

Potasyumdan Zengin Kaynaklar

- Kurubaklagiller, korufasulye nohut vb.
- Patates, turp vb. kök sebzeler.
- Ispanak vb. yeşil yapraklı sebzeler.
- Domates ve domates kullanılarak yapılan soslar.
- Portakal vb. turunçgiller.
- Muz, elma, armut vb. nişasta acısından da zengin meyveler.
- Yoğurt, çökelek, lor, vb. peynirler ve süt ürünleri.
- Büyük deniz balıkları ve kabuklu deniz ürünler vb. etler.

POTASYUM (K+)

Potasyum açısından en zengin kaynaklar,yapraklı sebzeler.İspanak,lahana, marul,maydanoz,dereotu vb. yeşillikler, Patates,mantar,bezelye,bakla potasyum açısından zengindir. Meyvelerden muz, protakal, kavun,elma,kayısı,üzüm vb. meyveler potasyum açısından zengindir. Özellikle incir,kuru kayısı,kuru üzüm,hurma vbKurutulmuş zebze ve meyvelerde potasyum açısından zengindir. Bunların yanında süt ve yoğurt potasyum açısından oldukça zengin olan gıda maddelerindendir.

Potasyumun en iyi kaynakları süt, yoğurt, peynir, çökelek, lor vb. süt ürünleri veya süt gurubu gıda maddelerinin yoğun olarak kullanıldığı gıda maddeleridir. Et ve etlerden yapılan, et grubunda yer alan gıda maddeleri de fosforun da iyi kaynaklardır.

Yetişkinler her gün 7000 mg potasyum gerekir. 1 su bardağı süt, yoğurt veya 1 dilim peynir vb. bir bardak domates suyu, 1 dilim et, bir kase ıspanak, bir orta boy patates, 2/3 bir bardak kuru üzüm ve bir muz vb. bu gıda maddelerinden 1 veya 2 tanesinin alınması günlük potasyum ihtiyacını rahatlıkla karşılayabilir.

Yetişkinlerde çok fazla alkol tüketildiğinde, yemek yeme bozukluğu (anoreksiya), tümör oluşumu vb. sağlık sorunları oluşumunda potasyum eksikliğine rastlanabilir. Potasyum eksikliği bu tür beslenme sorunları dışında yaygın olarak görülen sağlık sorunlarından değildir.

FOSFOR (P-)

Kemik ve dişlerde, kalsiyumdan sonra en çok bulunan mineraldir. %85 kadarı kemikte fosfat formunda depolanır. Kalanı ise hücrelerde ve hücreler arası sıvıda bulunur. Hücre içi sıvıların ana anyonudur. Kalsiyumla birlikte kemik ve dişlerin oluşumunda gereklidir. Hücre yenilenmesi ve çoğalmasını kontrol eden DNA ve RNA'nın yapısında bulunur. Sinir sisteminin çalışmasında, besinlerin kullanılmasında, hücrede enerji üretiminde ve çeşitli tepkimelerde, asit baz dengesinin sağlanmasında görev yapar.

SÜLFÜR (S)

Sülfür insan vücudunda en bol bulunan fakat metalik olmayan elementlerden biridir. Kükürt eksikliği gözle görünür sağlık sorunlarına neden olmadığından çok dikkat çeken mineral maddelerden biri değildir, ancak insan vücudunda da bol miktarlarda bulunan bir mineral maddedir.

Kükürt hücre içinde özellikle proteinlerin ve yağların metabolizmasında önemli görevleri olan temel mineral maddelerdendir. Özellikle son yıllarda çok sayıda bilimsel araştırmanın yapıldığı mineral maddelerden biridir.

Kreatin sağlıklı saç ve tırnağın yapısı için oldukça önemli bir elementtir. Sülfür içeren proteinler sağlıklı bir cilt tabakası oluşumunda oldukça önemli bir elementtir. Cilt üzerinde zararlı bakteri ve mantarların gelişimine engel olur. Cilt üzerinde koruyucu bir tabaka oluşturarak cilt sağlığını korur.

Kas dokuların yapısında bulunan **kollojen** dokuyu güçlendirici yönde etki eder. Sülfürün diyetle alınması hücreler zarar veren moleküllere engel olarak hücrelerin zarar görmesine engel olur. Özellikle **glutathon en önemli antioksidanttır**.

Sülfür aynı zamanda iyileştirici bir mineraldir. İskelet ve adele dokusundaki ağrıların ve acıların önlenmesinde oldukça önemli görevleri bulunan bir mineral maddedir.

Kasların performans gücünü arttıran önemli bir elementtir. Eksikliğinde adele dokusunun gücünü kaybetmesi, dışarıdan gelen etmenlerle kolaylıkla deforme olmasına neden olur. Kas ve iskelet bozukluğu adele ağrıları sülfür eksikliğinde meydana gelir.

D_3 vitamini sentezinde görev alır. Cildin güneşin zararlı ışınlarından korunması ve cilt sağlığında önemli görevleri bulunmaktadır. D vitamini sentezi ve kullanımında önemli görevleri bulunmaktadır.

Uzun süre güneş ışığına maruz kalma durumunda, eğer ortamda sülfürlü bileşikler var ise, D_3 vitamini sentezi kolaylaşmaktadır. Sülfürlü bileşikler aynı zamanda kolesterol sülfat bileşikleri halinde, cilt yüzeyinde bakteri ve mantar gelişimini engelleyeci yönde etki eder. Kolesterol sülfat bileşikleri aynı zamanda astım ve artritten koruyucu yönde etkili D_3 sülfat iyonları ile etkili olmaktadır.

Proteinlerden amino asit üretiminde görev alır. Bu nedenle kükürt eksikliği bileşiminde kükürt bulunan elzem aminoasitler, **sistein, sistin ve methionin** aminoasidi sentezi bozulur. Bu nedenle ağrılı eklem iltihaplarına neden olur (**Artrit**). Astım hastalığını engelleyici yönde etkileyici yönde etkili olur.

Ünsilin özellikle adele dokusunda ve yağ hücrelerinde, karbonhidratlardan üretilen şeker türevi bileşiklerin kullanımını organize eden ünsilin hormonunun metabolizmasında önemli bir rolü bulunmaktadır. Özellikle ünsilin hormonunun üretiminde görev alır. Eksikliğinde ünsilin hormonu sentezi bozulur. Bu nedenle kükürt eksikliğininin obesite ile ilgili olabileceği belirtilmektedir. Kaslarda enerji üretiminde önemli görevleri olan bir mineral maddedir. Sülfür birçok önemli metabolik süreçlerde kritik rol oynamaktadır.

Sülfür için günlük önerilen bir miktar bulunmamaktadır. Fakat günlük diyetimizde önemli miktarlarda bileşimlerinde sülfür olan gıda maddelerine yer verilmesi sağlığın korunabilmesi açısından oldukça önemlidir. Süt ve ürünleri, yumurta, kırmızı et, tavuk, balık ve deniz ürünleri, soğan, sarımsak, turp lahana vb. sebzeler sülfür yönünden zengin gıda maddeleridir.

Sülfür çok sayıda gıda maddesinin bileşiminde bulunur ve bunun sonucu olarak hemen hemen her diyetin minimum günlük gereksinimleri karşılayacağı düşünülmektedir.

Sülfür açısından, en iyi kaynaklar yumurta, soğan, sarımsak ve lahana, brokoli ve koyu yeşil yapraklı sebzelerdir. Etler, yağlı tohumlar ve deniz ürünlerinin bileşiminde de önemli oranlarda kükürt bulunmaktadır.

Temel bir amino asit olan metiyonin, çoğunlukla yumurta beyazlarında ve balıklarda bulunur. Genellikle, ekmek ve tahıl kaynaklı beslenen kişilerde kükürt eksikliği görülebilir.

SODYUM VE KLOR

Sodyum ve potasyum insan vücudunda oldukça fazla oranlarda bulunan mineral maddelerdir. Bu mineral maddelerde insan vücudunda potasyum minerali ile birlikte elektrolit olarak görev almaktadır. Bu mineral maddeler insan vücudunda sıvı ve elektrolit dengesinin sağlanmasında hep birlikte görev almaktadırlar.

Sodyum ve klorun en önemli bileşeni yemek tuzudur. Tuz yemeklerde lezzet oluşturan en önemli tatlardan biridir. Tuz kendi lezzetini sağlar. Tuz diğer yiyeceklerin lezzetinin artırılması yönünde katkı sağlar.

Tuzun yemeklere tat vermesinin yanında, salamura ve turşu vb. saklamak amacı amacı ile gıda maddelerinin yapımında da yaygın olarak kullanılmaktadır.

Bileşiminde sodyum bulunan gıda maddeleri yenildiğinde, sodyum ince bağırsaklardan emilir, daha sonra sodyum kan yolu ile böbreklere taşınır. Böbrekler vücudun sodyum ihtiyacı olduğunda sodyumun emilimi azalır. Vücudun sodyum miktarı arttığında ise böbrekler fazla olan sodyumu vücuttan atmaya çalışır.

Önemli sodyum kaynakları, yemeklik tuz, salamuralar ve turşulardır. Bunun yanında kabartma tozlarının bileşiminde de önemli oranlarda sodyum bulunduğu için, bu tür gıda maddelerinin tüketilmesi ile sodyum alımı artmaktadır.

Yetişkinler için önerilen günlük sodyum miktarı 2300 mg kadardır. Bu oran günlük bir çay kaşığı kadardır. Bunun dışında et ürünleri, sebze yemekleri ve tahıl kaynaklı ürünlerin bileşiminde de önemli oranlarda sodyum bulunduğu bilinmelidir. Özellikle işlenmiş gıda maddelerinin bileşimindeki sodyum oranı oldukça fazladır.

Eğer işlenmiş gıda maddeleri yerine potasyumdan zengin gıda maddeleri tüketilirse sodyum-potasyum dengesi ile yüksek tansiyon ve zararlarından kaynaklanabilecek sağlık sorunlarından kurtulabilmek mümkündür.

Klor yalnız başına kullanıldığında zehirli bir elementtir. Ancak klor (-) iyonu sodyum (+) iyonu ile reaksiyona girip nötr bir ortam oluşturarak elektrik yükünü dengeler. Sodyum ve klor birlikte tuz (NaCl) oluşturur. Bu şekilde mide asidini dengeleyici yönde etki eder. Mide içinde asitli yiyeceklerin sindirimine yardım eder.

Tuz gıda maddelerinin bileşimindeki suyu absorbe ederek, gıdaların bileşimindeki enzimler ve gıdalara bulaşan mikroorganizmaların çoğalmasını önleyici yönde etki ederek, gıdaların bozulmasını önleyici yönde etki eder. Klor, et, yumurta ve sütte doğal olarak belirli oranlarda bulunur.

Yemeklik tuz kullanımı ile klor gereksinimi de karşılandığından ayrıca klor alımına gerek yoktur.

Sodyum (Na+): Yoğun olarak hücre dışı sıvıda bulunur. Hücre içi ve hücre dışı sıvı dengesinin sağlanmasında, asit-baz dengesinin sağlanmasında, sinirsel uyarıların iletilmesinde, kas kasılmasında görev alır. Kandaki sodyumun normal değerden az olması veya fazla olması sağlık sorunlarına neden olur. Sodyumun az alınması zihin bulanıklığı, baş ağrısı, kusma, halsizlik, iştahsızlık vb. Kanda sodyumun fazla bulunması yüksek tansiyona neden olur.

Klor (Cl-): Hücre dışı sıvının en önemli anyonudur. Plazmadaki klorun normal değeri 110 mEq/l. dir. Klor; ekstrasellüler sıvıda sodyum ile birlikte osmotik basıncın düzenlenmesinde görev yapar. Klor aynı zamanda asit-baz dengesinin sağlanmasında, mide mukozasından salgılanan hidroklorik asitin yapımında görev alır. Kandaki klor miktarının normal değerin altına düşmesine hipokloremi, üzerine çıkmasına ise hiperkloremi denir.

MAGNEZYUM (Mg)

Yetişkin bir kişinin vücudunda yaklaşık 30 gram kadar bulunur. İnsan vücudunda kalsiyum ve fosfor ile karşılaştırıldığında çok az oranlarda bulunan, fakat insan yaşamında oldukça önemli görevleri bulunan mineral maddelerden biridir.

Magnezyum insan vücudunda 300'den fazla kimyasal reaksiyonun gerçekleşmesinde oldukça önemli görevleri bulunan bir mineral maddedir. Magnezyumun yaklaşık yarısı kalsiyum ile birlikte kemiklerin bileşiminde bulunmaktadır.

- Magnezyumun görevi kemiklerdeki elastikiyeti sağlayarak, kemiklerin zarar görmesini engellemektedir. Kemiklerden kalsiyum fazlasını uzaklaştırarak kemik dokusunu koruyucu yönde etki eder.
- Magnezyum adele dokusunun çalışmasını düzenler. Adele dokusunun kramp oluşumunu ve adele dokusu ağrılarını azaltır. Özellikle egzersiz sırasında adele dokusunda oluşan laktik asidi azaltarak adele dokusundaki krampları azaltır.
- Özellikle kalp kasının çalışmasını düzenleyerek kalbin fonksiyonlarını yerine getirmesini sağlar.
- Bağırsak kas dokusunun çalışmasının düzenleyerek, laktasif yönde, bağırsakların sağlıklı çalışmasını sağlar.
- Kanın pıhtılaşmasını önleyerek, kan basıncını düzenler, akciğerlerin oksijen alımı ve karbondioksit atılımını gerçekleştirir. Solunum sisteminin sağlıklı olarak çalışmasını organize eder.

- Magnezyum beyin fonksiyonlarının düzenleyici yönde etki ederek, özellikle depresyon gibi sağlık sorunlarını önleyici yönde etki eder.
- Kan şekerinin enerjiye dönüşümünü sağlar. Özellikle tip 2 olarak adlandırılan yetişkin diyabetinde, insülin salgısını kontrol ederek diyabeti önleyici yönde etki eder.
- Magnezyum insan yaşamında oldukça kritik olan birçok reaksiyonun gerçekleşmesinde görevi olan oldukça önemli bir mineral maddedir.

Magnezyumun en iyi kaynakları yağlı deniz balıkları ve ceviz, fındık, fıstık, çekirdek gibi yağlı tohumlardır. Ispanak gibi koyu yeşil yapraklı sebzeler, tam tahıllar, kurubaklagiller, yağsız yoğurt, muz, enginar, avakado gibi gıda maddeleri magnezyumun iyi kaynaklarıdır.

Yetişkin bir kişinin günde alması gereken miktar 350-400 mg kadardır.

İz elementler demir, çinko, bakır, iyot, selenyum, manganez, flor, krom ve molibdendir.

DEMİR

Yetişkin bir insan vücudunda oldukça az oranlarda (2.4 g) kadar demir bulunur. Bu kadar az oranda bulunan demirin insan yaşamında oldukça hayati görevleri bulunmaktadır.

Demir, gıda maddeleri ile alınan proteinlerin emilimi ve taşınmasına yardımcı olur. Akciğerler vasıtasıyla alınan oksijeninin dokulara taşınması ve kullanımında demir yardımcı olmaktadır.

Demir gıda maddelerinin bileşiminde hem demir ve hem olmayan demir olmak üzere iki şekilde bulunur. Hem demir kırmızı et, balık eti ve tavuk vb. hayvansal kaynaklı gıda maddelerinin bileşiminde bulunan demirdir. Bu tür demir kaynakları insan vücudu tarafından kolaylıkla kullanılabilen demirdir. Ancak insan günlük demir gereksiniminin ancak %10'unu bu tür hayvansal kaynaklı gıda maddelerinden, proteine bağlı demir olarak karşılanır.

Hem olmayan demir ise hem bitkisel, hem de hayvansal kaynaklı gıda maddelerinin bileşiminde bulunur ve günlük gereksinimin %90'ı bu tür kaynaklardan, hem olmayan demir olarak karşılanır.

Et, balık eti ve tavuk eti demirin oldukça iyi kaynaklarıdır. Ancak kabuklu deniz ürünleri ve maydanoz gibi koyu yeşil yapraklı sebzelerin bileşiminde de önemli oranlarda demir bulunmaktadır. Bunların yanında yumurta, kurubaklagiller, kurutulmuş meyveler ve koyu yeşil yapraklı sebzeler, tam tahıllardan yapılan gıda maddeleri de önemli demir kaynaklarıdır.

Demir yetmezliği gelişmekte olan ülkelerde, özellikle kadınlar ve çocuklar arasında en yaygın görülen sağlık sorunlarındandır. Demir eksikliğinde yorgunluk, halsizlik ve sık sık nefes alma gibi belirtiler görülür.

Özellikle diyette C vitamini demir emilimini kolaylaşmaktadır. Bu nedenle C vitamini açısından zengin çilek, portakal, domates, yeşilbiber veya taze sıkılmış meyve suları C vitamini açısından zengindir. Bitkisel ve hayvansal proteinler açısından zengin gıda maddelerinin taze sebzelerden ve meyvelerden yapılmış salatalarla birlikte servis edilmesi aynı zamanda gıda maddelerinin doğal yapısında bulunan demirin kullanımını artırır.

Demir eksikliği için en uygun gıda maddesi yumurta sarısıdır. Yumurtanın değişik şekillerde tüketimi ile demir eksikliği giderilebilir.

Demir eksikliği diyabet, kalp hastalığı, karaciğer kanserleri, eklem iltihapları vb. sağlık sorunlarını tetikleyici yönde etkili olmaktadır. Ancak demir haplarının düzensiz kullanımı çocuklarda demir zehirlenmelerine de neden olabilmektedir.

Yetişkinler için günde 8-18 mg. kadar demir günlük gereksinimi karşılayabilir.

ÇİNKO

Yetişkin bir kişinin vücudunda yaklaşık 2 gr. kadar çinko bulunur. Çinko canlı hücrenin yapısında oldukça önemli görevleri olan eser elementlerden biridir. Çinko enzimlerin kanın pıhtılaşmasında, tat alma duyusu, görme duyusu ve yaraların iyileşmesinde önemli görevleri bulunmaktadır. Özellikle kırmızı etler ve deniz ürünlerinin bileşiminde çinko oranı, beyaz etlere göre daha fazladır. Özellikle kabuklu deniz ürünlerinde çinko oranı oldukça fazladır. Bunun yanında yeşil yapraklı sebzelerin bileşiminde de çinko oranı oldukça fazladır. Meyvelerden incirin bileşimindeki çinko oranı oldukça fazladır. Ancak hayvansal kaynaklı gıda maddelerinin bileşiminde bulunan çinkonun kullanımı daha fazladır. Eğer ortamda D vitamini varsa çinkonun kullanımı da artmaktadır.

Yetişkinler için günde 10 mg. civarında çinko yeterlidir.

BAKIR

Bakır yetişkin bir kişinin vücudunda yaklaşık 9 gr. kadar bulunur. İnsan vücudunda oksijen sentezinde görev alan birçok enzimin çalışmasında görev alan bir mineral maddedir. Saç ve cilde renk veren dokuların sağlığını korur. Sinir liflerinin etrafında koruyucu bir tabaka oluşturarak sinir sisteminin düzenli olarak çalışmasını sağlar.

Kabuklu deniz ürünleri, sakatatlar, kurubaklagiller, yağlı tohumlar (çerezler) ve tam tahıl ürünleri, pekmez, kurutulmuş meyveler bakırın iyi kaynaklarıdır. Yeterli oranda proteinden zengin beslenen kişilerde bakır gereksinimini karşılamaktadır.

İYOT

İnsan yaşamı için oldukça önemli olan iz elementlerden biridir. İyotun temel görevi büyüme ve gelişmeyi düzenleyen tiroit hormonun çalışmasını düzenleyen bir mineral maddedir. Tiroid bezi, zihinsel fonksiyonlarını, enerji kullanımı, kilo kontrolü, beyin ve sinir sisteminin düzenli olarak çalışmasını sağlar.

Yetersiz ve dengesiz beslenme sonucunda İyot eksikliği ortaya çıkabilir. İyot eksikliği guart hastalığına neden olur. Guatr zekâ geriliği, gelişim bozukluğu, kısırlık vb. birçok hastalığa neden olmaktadır. İyotun fazla alınması da allerji ve ciltte sivilcelere neden olabilir.

Süt, yumurta, deniz ürünleri ve iyot açısından zengin topraklarda yetişen, yeşil yapraklı sebzeler iyotun en iyi kaynaklarıdır. Yetişkinlerde günlük gereksinim 150 mg. kadar yeterli iken, gelişimin en hızlı olduğu ergenlik döneminde de bu orana yakın iyota ihtiyaç duyulmaktadır.

SELENYUM

Selenyumun insan vücudunda önemli görevleri olduğu son yıllarda ortaya çıkmıştır. Son yıllarda yapılan araştırmalarda selenyumun kalbin çalışmasında oldukça kritik rolü olduğu ortaya çıkmıştır. Selenyum antioksidant enzimlerinin çalışmasını düzenleyerek, serbest radikaller adı verilen kanser, kronik kalp hastalıklarına neden olan toksik maddelerin zararlarını engelleyici yönde etkili olmaktadır.

İnsanlarda bağışıklık sistemini güçlendirerek, yaşlanmayı geciktirir ve üreme sağlığını destekleyici yönde etkili olur. İnsan vücudundan zehirli maddelerin atılımını arttırarak, karaciğerin sağlığını koruyucu yönde etki eder.

Selenyum toprakta bulunan mineral maddelerdendir. Selenyum açısından zengin topraklarda yetişen, sebze, meyve, tahıl ve kurubaklagilleri aynı zamanda selenyum açısından da zengin gıda maddeleridir.

MANGANEZ

Yetişkin bir kişinin vücudunda 20 mg. kadar manganez bulunmaktadır. Manganezin kemiklerin oluşumu ve hayati organların yapısında oldukça önemli görevleri bulunmaktadır.

Manganez kalsiyumun emilimi, kemiklerin gelişimi ve sağlığı, bağ dokularının oluşumu, proteinlerin sentezlenmesi, gıda maddelerinden enerji üretimi vb. birçok metabolik süreçlerde yaygın olarak kullanılan bir mineral maddedir. Kanın pıhtılaşmasını sağlar, kan şekerini düzenler.

Manganez yağlı tohumlar, tam tahıl ürünler, yeşil yapraklı sebzeler ve tür beslenme alışkanlıklarında yaygın olarak kullanılan çayın bileşiminde bulunmaktadır.

FLOR

Kemikleri güçlendirerek, kemik erimesi, diş çürümesini önlemede önemli görevleri olan mineral maddelerdendir. Flor eksikliğinde kemiklerin zayıflaması ve kemik erimelerine neden olur. Flor fazlalığı da kemik ve eklem bozukluklarına neden olabilmektedir.

Çay ve büyük deniz balıkları ve diğer deniz ürünleri florun iyi kaynaklarıdır. Ancak florun az alınması kadar fazla alınması da diş ve kemik dokusuna zarar verebilir. Bu nedenle flor kullanımı konusunda dikkatli olmak gerekir.

KROM

Krom pankreastan salgılanan insülin hormonunun üretiminde kullanılan eser elementlerdendir. İnsülin insan vücudunda şekerini kullanımını sağlayan hormondur. Diyette yeterli oranlarda krom bulunması durumunda, ünsilin hormonu yardımı ile kan şekerinin normal düzeyde olmasını organize eden önemli hormonlardan biridir.

Krom eksikliğinde insanlarda diyabet hastalığı gelişebilir. Etler ve karaciğer en iyi kaynaklarıdır. Maya ve mayalandırılarak yapılan tam tahıl ürünleri krom açısından zengindir.

MOLİBDEN

Molibden insan vücudunda çok az bulunan bir mineral maddelerdendir. İnsan vücudunda bazı önemli enzimlerin reaksiyonunda görev alan enzimlerin yapısında bulunur. Molibden özellikle oksijen taşıyan enzimlerin yapısında bulunarak, özellikle yaraların hızlı bir şekilde iyileşmesinde önemli görevleri bulunan mineral maddelerden biridir. Molibden kurubaklagiller, tahıllar ve yağlı tohumların bileşiminde yaygın olarak bulunmaktadır.

Tablo 13. Bazı Mineral Maddelerin Bulunduğu Gıda Maddeleri ve İnsan Vücudundaki Görevleri

Mineral madde	Besin maddesi	Görevi
Kalsiyum	Süt ve ürünleri, yeşil yapraklı sebzeler, yağlı tohumlar	Kemik ve dişin yapıtaşı ve kanın pıhtılaşması.
Potasyum	Meyve ve sebzeler	Su ve elektrolit denge, sinir sisteminin çalışması.
Demir	Kırmızı et, yumurta, yağlı tohumlar, yeşil yapraklı sebzeler	Kanda oksijenin taşınması, bağışıklık sisteminin güçlendirilmesi.
Fosfor	Proteinden zengin gıda maddeleri	Kas ve kemik gelişimi, enerji üretimi.
Çinko	Et, deniz ürünleri, yumurta, baklagiller, süt ürünleri	Büyüme ve gelişme, bağışıklık sistemini güçlendirme.
İyot	Deniz ürünleri, yeşil yapraklı sebzeler	Beyin ve sinir sisteminin çalışması.
Sodyum	Tuz, işlenmiş ürünler, maden suyu, ekmek vb.	Vücutta su ve lektrolit dengenin sağlanması.

Çalışma Soruları

1. Makro mineral maddeler nelerdir?
2. Mikro mineral maddeler nelerdir?
3. Kalsiyumun vücuttaki görevleri nelerdir?
4. Kalsiyum kaynağı olan gıda maddeleri nelerdir?
5. Fosforun vücuttaki görevleri nelerdir?
6. Sodyum potasyumun vücuttaki görevleri nelerdir?
7. Sodyum ve potasyum kaynakları nelerdir?
8. Demirin vücuttaki görevleri nelerdir?
9. Demirden zengin kaynaklar nelerdir?
10. Magnezyumun vücuttaki görevleri nelerdir?
11. Magnezyum kaynakları nelerdir?
12. Selenyumun vücuttaki görevleri nelerdir?

Kaynaklar

Brosnan JT, et al.(2006) The Sulfur-Containing Amino Acids: An Overview. *The Journal of Nutrition*, Volume 136, Issue 6, June 1636S–1640S, https://doi.org/10.1093/jn/136.6.1636S

Costello LC, Liu Y, Zou J, et al. (1999). Evidence for a Zinc Uptake Transporter in Human Prostate Cancer Cells which is Regulated by Prolactin and Testosterone. *J Biol Chem*. 274: 17499-504. 23.

Institute of Medicine, Food and Nutrition Board (1997). *Dietary Reference Intakes for Calcium, Phosphorus, Magnesium, Vitamin D, and Fluoride*. National Academies Press. Washington, DC. PMID: 23115811 www.ncbi.nlm.nih.gov/pubmed/23115811.

Jacob ST, Majumder S and Ghoshal K. (2002). Supression of Metallothionein-I/II Expression and its Probable Molecular Mechanisms. *Environ Health Perspect*.110 (5S): 827-30. 24.

Mason JB. Vitamins, Trace Minerals, and Other Micronutrients. In: Goldman L, Schafer AI, eds. *Goldman-Cecil Medicine*. 25th ed. Philadelphia, PA: Elsevier Saunders; 2016:chap 218.

Minerals: Elements Of Human Nutrition.(2009)*Learning Seed Suite* .301 641 West Lake Street Chicago, IL 60661 800.634.4941 info@learningseed.com. http://writingco.com/pdf/LSC154TG.pdf. ISBN 1-55740-544-2.

National Research Council (US) Committee on Diet and Health. (1989). *Diet and Health: Implications for Reducing Chronic Disease Risk*. Washington (DC): National Academies Press (US).

National Institutes of Health.(2016). *Magnesium: Fact Sheet for Health Professionals*. ods.od.nih.gov/factsheets/Magnesium-HealthProfessional/#h5.

Kathleen O. Ryan et al.(2009). Minerals: Elements of Human Nutrition. Narrator: Bohus Blahut Learning Seed Catalog and ISBN Numbers Our Guarantee DVD LS-1207-09-DVD ISBN 1-55740-544-2. http://writingco.com/pdf/LSC154TG.pdf

Özdemir Ö and Tabanlı G.(2016). Çinko Eksikliğinin Alerjik Hastalıklardaki Rolü. 8 Çinko Eksikliğinin Alerjik Hastalıklardaki Rolü. *Sakarya Ü.Tıp Dergisi*. 6(4) 267-274. DOI: 10.5505/sakaryamedj.

Rostan EF, DeBuys HV, Madey DL, et al. (2002). Evidence Supporting Zinc as an Important Antioxidant for skin. *Int J of Dermatol* 4: 606-11

Saga Y, et al. (2002). Immuno Histochemical Expression of Metallothionein in Human Bladder Cancer: Correlation with Histopathological Parameters and Patient Survival. *J Urol* 168: 2227-31.

Susan J et al.(2011).Selenium: A Potent Natural Antioxidant. Selenium in Human. *Health and Disease. Antioxidants & Redox Signaling* 14(7):1337-83 DOI: 10.1089/ars.2010.3275.

Yu ASL.(2016). Disorders of Magnesium and Phosphorus. In: Goldman L, Schafer AI, eds. *Goldman-Cecil Medicine*. 25th ed. Philadelphia, PA: Elsevier Saunders; 2016:chap 119.

Vitamin and Mineral Requirements in Human Nutrition (Second ed.) (1998). *WHO FAO/WHO Expert Consultation*. https://apps.who.int/iris/bitstream/handle/10665/42716/9241546123.pdf

8. BÖLÜM

VİTAMİNLER

Prof. Dr. Saime KÜÇÜKKÖMÜRLER
Gazi Üniversitesi

Vitaminler, mineral maddeler gibi insan sağlığı üzerinde oldukça etkili olan fakat çok küçük miktarlarda bulunduğu halde insan sağlığı üzerinde oldukça önemli etkileri bulunan mikro besin öğeleridir. İnsanların sağlıklı yaşayabilmesi için gerekli olan temel besin öğeleridir.

Vitaminler vücuttaki birçok sistemin fonksiyonunun yerine getirilmesi gibi hayati reaksiyonlarda görev almaktadırlar.

İnsan Sağlığı İçin Önemli Olan Vitaminler

Vitaminler özelliklerine göre iki grupta toplanabilir.

1. Yağda eriyen vitaminler. Genellikle yağlar ve yağlı bileşiklerin yapısında bulunan vitaminlerdir. A, D, E, K vitaminleri bu grupta yer alan vitaminlerdir.

2. Suda eriyen vitaminler. Genellikle su ve sulu çözeltilerde çözünebilen vitaminlerdir. B grubu vitaminleri ve C vitamini bu grupta yer alan vitaminlerdir.

A VİTAMİNİ

A vitamini retinal, retinol ve retinil esterleri ve karatoneidler olarak iki şekilde bulunur.

A vitamini **retinal, retinol ve retinil esterleri** olarak genellikle hayvansal kaynaklı gıda maddelerinin bileşimlerinde bulunur. Özellikle süt ürünleri, karaciğer ve balık vb. bol miktarda bulunur.

Bitkisel kaynaklı A vitamini ise **karotoneidlerdir**. Karatoneidler bitkisel kaynaklı meyveler, sebzeler ve bitkisel kaynaklı yağların bileşimlerinde bol miktarlarda bulunmaktadır. Bu tip karoteneidler A vitaminin ön maddesi olarak adlandırılır. Sindirim sonucunda retinol ve retinoik aside dönüşür. Bu şekilde aktif olarak insan vücudunda kullanılır.

A vitamini insan vücudunda kullanım sonucunda, artan vitamin daha sonra kullanabilmek amacı ile vücutta depolanır. İnsan vücudunda depolanan vitamin büyük çoğunluğu karaciğerde retinil esterleri olarak depolanmaktadır.

İnsan vücudunda A vitamini eksikliğinde retinol bağlayan proteinler aracılığı ile kan dolaşımına katılarak vücutta tekrar kullanılmaya başlar.

A Vitaminin İnsan Vücudundaki Görevleri

A vitamini sağlığın korunması, büyümenin desteklenmesi, bağışıklık sisteminin güçlenmesi ve göz sağlığı üzerinde oldukça önemli görevleri bulunmaktadır. Özellikle göz sağlığı üzerindeki etkileri en çok bilinen özelliğidir.

Gözün retina tabakasında bulunan rodopsin pigmenti, düşük yoğunluktaki ışıklarda gözün karanlığa uyumunu sağlayan pigmenttir. A vitamini eksikliğinde gözün karanlığa veya düşük yoğunluktaki ışığa adaptasyonu azalacağından tavuk karası veya gece körlüğü denilen hastalık oluşabilir.

A vitamini gözün kornea tabakasını koruyucu yönde de etkili olmaktadır. A vitamini eksikliğinde konjuktivit adı verilen göz kapağı iltihabı oluşabilir.

A vitamini epitel doku olarak adlandırılan vücudun dış yüzeyi ve sindirim kanalı iç yüzeyinde yer alan dokuların sağlığının korunmasında görev alır. A vitamini vücudun dış yüzeyinde yer alan cilt dokusunun sağlığı, enfeksiyonlara karşı direncini sağlar. A vitamini sindirim kanalının iç yüzeyinin sağlığını koruyarak sindirim sırasında besin öğelerinin emilimi ve kullanımına yardımcı olur.

A vitamini bağışıklık sistemini destekleyerek vücudu enfeksiyonlara karşı koruyucu yönde etkili olur.

Pro-vitamin A olarak adlandırılan bitkisel kaynaklı A vitaminleri; beta-karoten, alfa-karoten ve beta-kriptozantin antioksidant özelliği olan A vitaminin ön maddeleridir.

Karoteniedler aynı zamanda serbest radikaller ile savaşırlar. Yüksek reaktif özelliği olan moleküllerin vücuda zarar vermesini önleyici yönde etkili olarak, insan vücudunu zararlı ışınlara karşı koruyucu yönde etkili olurlar. Oksitatif sitres diyabet, kanser, kalp-damar hastalıkları ve görme yetmezliği vb. kronik hastalıklara karşı koruyucu yönde etkili olur.

Diyette karotinoidlerin bol olması kalp hastalığı, akciğer ve diyabet hastalıklarını iyileştirici yönde etkili olmaktadır.

A vitamini göz sağlığını, özellikle gözün retina tabakasını koruyucu yönde etkili olur.

A vitamini özellikle gözü, yaşa bağlı olarak ortaya çıkan gözün retina tabakasındaki bozukluklara karşı koruyucu yönde etki eder. Yapılan araştırmalar özellikle kandaki karoten seviyesi yükseldikçe yaşa bağlı olarak ortaya çıkan gözün retina tabakasındaki sağlık sorunlarının önemli oranlarda azaldığını göstermektedir (Abdel-Aal el., et al., 2013).

A vitamini bazı kanser türlerine karşı koruyucudur.

Yapılan araştırmalar, sebzeler ve meyvelerin bileşiminde bol miktarlarda bulunan antioksidant özelliklerdeki karoteneidlerin bazı tip kanserlere karşı koruyucu yönde oldukça etkili olduğu saptanmıştır.

10.000 sigara içen yetişkinlerle yapılan bir araştırmada kanda yüksek oranlarda karoten bulunması durumunda akciğer kanserine yakalanma oranının, çok az karoten tüketenlere oranla %46-61 oranında azaldığı saptanmıştır (Min ve Min 2014).

Yapılan başka bir araştırmada ise, hayvansal kaynaklı gıdaların bileşiminde bulunan A vitaminin (retinoidlerin) mesane, meme ve yumurtalık kanser hücreleri oluşumunu engellediği saptanmıştır (Doldo ve diğerleri., 2015).

A vitamini üreme ve fetal gelişim için gereklidir.

Yapılan araştırmalar A vitaminin a vitaminin kadınlarda ve erkeklerde, hem yumurtalık, hemde sperm oluşumunda etkili olduğu saptanmıştır. Aynı zamanda plesanta gelişimi ve sağlığı ile ilişkili olduğu saptanmıştır (Clagett and Knutson., 2011). Bu nedenle anne ve bebeğin sağlığı açısından A vitamini oldukça önemlidir.

A vitamini bağışıklık sistemini destekleyici yönde etki etmektedir.

A vitamini insanlarda bağışıklık sistemini artırarak, hastalıklara karşı koruyucu yönde etkili olmaktadır (Garcia., 2012).

A VİTAMİNİ YETMEZLİĞİ

- A vitamini yetmezliği önemli sağlık sorunlarına neden olabilir. Uzun süreli A vitamin yetmezliği gece körlüğüne neden olabilir.
- Çocuklarda kızamık ve ishal gibi sağlık sorunlarına neden olabilir.
- Hamile kadınlarda A vitamini yetmezliği düşüklere, erken doğuma ve düşük ağırlıklardaki bebeklere neden olabilir.
- Özellikle ayak derisinde kalınlaşma ve ciltte sivilcelere neden olabilir.

Çocukların yeterli ve dengeli büyümesi, enfeksiyon (bulaşıcı) hastalıklarından korunması ve göz sağlığının korunabilmesi vb. önemli sağlık sorunlarının önlenebilmesi için zorunlu olarak gıda maddeleri bileşiminde alınması gereken önemli vitaminlerden biridir.

A vitamininden zengin olan gıda maddeleri, genellikle sarı ve turuncu rengindeki gıda maddeleridir.

- Havuç, kabak, kayısı, patates, koyu yeşil yapraklı ıspanak, dereotu, maydanoz vb. bitkisel kaynaklı gıda maddeleri,
- Süt, peynir, tereyağı, balık, karaciğer ve yumurta sarısı vb. hayvansal kaynaklı gıda maddelerinde bol miktarda bulunur.

D VİTAMİNİ

D vitamini kalsiyumun ince bağırsaklardan emilimi, kemik ve diş dokusunun yapımında kullanılmasında önemli görevleri olan vitamindir.

D vitamini yağlı balıklarda, balık yağında, yumurta, süt, peynir ve karaciğerde bol miktarlarda bulunmaktadır. Deri altında bulunan 7-Dehidro kolesterol maddesinin güneş ışığına maruz kalması sonucunda güneş ışığı yardımı ile cilt yüzeyinde D vitamini oluşur.

D vitamini diğer vitaminlerden oldukça farklı bir vitamindir. Cilt güneş ışığına maruz kaldığında kolesteroldan steroid hormonu üretir.

D vitamini yağ ve yağlı bileşiklerde çözünebilen vitamindir. İnsan vücudunda uzun bir süre depolanabilen bir vitamindir.

D Vitamini Elde Edilen Kaynaklara Göre Gruplandırılır

- **D_3 vitamini (kolekalsiferol):** Genellikle hayvansal kaynaklı D vitaminidir. D_3 vitamini, deniz ürünleri, özellikle balıklar ve yumurta sarısında bol bulunan bir vitamindir.
- **D_2 vitamini (ergokalsiferol):** Genellikle bitkisel kaynaklı gıda maddelerinde bulunan D vitaminidir. Ekmek mayası vb. mayalar ve mantarlar en iyi D_2 vitamini kaynağıdır.

D vitamini insan vücudunda çok önemli görevleri olan vitaminlerden biridir. Özellikle kemik dokusunun oluşumu ve kemiklerin güçlendirilmesinde oldukça önemli görevleri olan bir vitamindir.

D vitamini eksikliği dünyada hemen hemen her ülkede önemli bir sağlık sorunudur. Dünyada D vitamini eksikliğinin yaklaşık %50 oranında, oldukça fazla olduğu belirtilmektedir (Nair ve Maseeh., 2012).

D vitamini insan vücudunda bulunan hemen hemen her hücrenin yapısında bulunmaktadır. D vitaminin aktif formu genlerin yapısını etkileyerek, hücrelerin yapısında değişiklikler yapabilir. D vitamini steroid hormonları gibi çalışmaktadır. D vitamini temelde kemik dokunun güçlendirilmesinde önemli görevleri bulunmaktadır. Bunun yanında bağışıklık sistemini güçlendirir, sindirim sistemi, kan dolaşımı ve sinir sistemini güçlendirici yönde etki eder. D vitamini depresyon, diyabet, kanser ve kalp hastalıklarını önleyici yönde etki eder.

D vitaminin en iyi kaynağı güneş olduğu için güneş vitamini olarak da adlandırılmaktadır. Çünkü D vitaminin en iyi kaynağı güneştir. **İnsanlarda cilt yüzeyinde pro-vitamin 7-dehidrokolesterol bulunur.** Cilt güneşe maruz kaldığında bu madde D vitaminine dönüşerek aktif hale gelir. Cildin D vitamininden yararlanması değişik etmenlere göre değişebilir.

Esmer tenli kişilerin cildinde melanin oranın fazla olması nedeni ile, beyaz tenli kişilerden daha fazla D vitaminine ihtiyaçları vardır (Bonilla et al., 2014). Yaş ilerledikçe de D vitamini kullanımı azalmaktadır (Tsiaras ve Weinstock., 2011). Buna karşın çok fazla güneş ışığına maruz kalma cild kanselerine neden olabilir. Güneş koruyucusu kullanmadan belirli sürelerle 10-15 dakika güneşe maruz kalma D vitamininden yararlanılmalıdır (Amanda et al., 2006).

D VİTAMİNİ KAYNAKLARI

D vitaminin en iyi kaynakları yağlı balıklar ve diğer deniz ürünleridir. Özellikle hamsi, sardalya, uskumru, somon, levrek ve tuna balığı vb. D vitaminin en iyi kaynağıdır. Bu tür yağlı balıklar aynı zamanda omega 3'ün en iyi kaynaklarıdır.

Mantarlar bitkisel kaynaklı D vitamini açısından oldukça zengindir. Yapılan araştırmalar mantarların da insanlar gibi kendileri için gerekli olan D vitaminini sentezlenebilmektedir (Keegan ve diğerleri., 2013). Özellikle doğada güneşe maruz kalarak yetişen mantarlarda D vitamini oranı oldukça fazladır. Ancak doğada yetişen mantarların zehirli olup olmadığının ayırt edilebilmesi oldukça güçtür. Bu nedenle yabani mantar kullanımı konusunda dikkatli olunmalıdır.

Yumurta sarısı da D vitaminin en iyi kaynağıdır. Özellikle doğal ortamlarda yetişen tavukların yumurtalarındaki D vitamini oranı oldukça fazladır (Yao et al., 2013). Doğal ortamlarda beslenen hayvanların süt yağlarının bileşimlerinde de D vitamini oranı oldukça fazladır. Özellikle vejetarjen beslenme alışkanlıkları olan kişilerde D vitamini eksikliğine sık rastlanmaktadır.

- D vitamini kemiklerin sağlıklı olmasını sağlar.
- Bağışıklık sistemini güçlendirerek kansere karşı koruyucudur.
- Fiziksel gücü arttıcı yönde etki eder.
- Depresyonu azaltıcı yönde etki eder.
- Tip 1 diyabeti azaltıcı yönde etki eder.
- Sağlıklı yaşamı destekleyerek ömrü uzatır.

E VİTAMİNİ

E vitamini oldukça güçlü bir antioksidanttır. E vitamini insan yaşamanın her aşamasında serbest radikallerin zararlarından koruyucu yönde etki eder. E vitamin tokopherol adı ile tanımlanmaktadır. E vitamini alfa tokopherol olarak yaklaşık %90 oranında kanın yapısında bulunmaktadır.

E vitaminin insan en önemli görevi anti-oksidant olarak hücre memranını serbest radikallerin zararlarından korumaktadır (Burton, Joyce ve Ingold., 1983). E vitaminin eğer diyette, C vitamini, B_3 vitamini ve selenyum var ise anti oksidant özelliği daha etkin olarak kullanılabilmektedir. Çok fazla miktarda E vitamini kullanımı ise kan yoğunluğunu azaltıcı yönde etki etmektedir (Pastori ve diğerleri., 2013).

E VİTAMİNİ KAYNAKLARI

Özellikle bitkisel kaynaklı yemeklik yağlar, yağlı tohumlar E vitaminin en iyi kaynaklarıdır. Tereyağı, yağlı balıklar ve balık yağı da E vitaminin en iyi kaynaklarıdır.

Sağlıklı kişilerde genellikle E vitamini eksikliği nadir görülen bir sağlık sorunudur. Genetik bir hastalık olan kistik fibrosiz hastalığında salgı bezleri fonksiyonunu yerine getirememesi ve karaciğer yetmezliği vb. sağlık sorunları durumunda E vitamini emilimi bozulmaktadır.

E vitaminin uzun süre yetersiz alımı, anemi, kalp hastalıkları, ciddi nerolojik sorunlara, körlük, bunama ve refleks kaybına paralel olarak hareket yeteneğinde azalma vb. sağlık sorunları görülebilir (Mariotti ve diğerleri., 2004).

K VİTAMİNİ

K vitamini kanın pıhtılaşmasında önemli rolü olan bir vitamindir. K vitamini eksikliğinde aşırı kanamaya bağlı olarak ölüm riski oluşabilir. K vitaminin diğer önemli görevi ise kemik sağlığını korumak ve kan damarlarının sertleşmesini önleyerek kalp-damar hastalıklarını önleyici yönde etki etmektedir.

K_1 vitamini bitkisel kaynaklı özellikle yeşil yapraklı sebzelerin bileşiminde yoğun olarak bulunmaktadır. Özellikle en iyi kaynağı maydanozdur. Lahana ve ıspanak da önemli kaynaklarıdır.

K_2 vitamini ise fermantasyon sonucunda elde edilen hayvansal kaynaklı K vitaminidir. Yoğurt, boza, şarap, sirke vb. fermente ürünlerde bol bulunur.

K vitaminin en önemli özelliği insanlarda kalın bağırsaklarda bulunan bakteriler yardımı ile sentezlenebilmesidir. Bu nedenle yoğun antibiyotik kullanan kimselerde kalın bağırsaklarda doğal olarak bulunan besin maddelerinin sindirimine yardımcı olan bakteriler zarar görebilir. Bu nedenle uzun süre antibiyotik kullanımına bağlı olarak K vitamini eksikliği görülebilir. Doktor tavsiyesi olmadan gereksiz antibiyotik türü ilaçların kullanılmaması gerekir.

A ve D vitaminin aksine K vitamini insan vücudunda çok az depolanabilir. Bu nedenle K vitamininden zengin gıda maddelerinin tüketimine dikkat etmek gerekir.

B GRUBU VİTAMİNLERİ

B grubu vitaminleri su ve sulu çözeltilerde eriyen, çözünebilen vitaminlerdir. 8 değişik özellikteki B vitamini bulunmaktadır. B grubunda yer alan vitaminler:

- B_1 (Tiamin)
- B_2 (Riboflavin)
- B_3 (Niasin)
- B_5 (Pantotenik asit)
- B_6 (Pridoksin)
- B_7 (Biotin)
- B_9 (Folik asit)
- B_{12} (Kobalamin)

B grubu vitaminler insan vücudundaki birçok biyokimyasal reaksiyonun yerine getirilmesinde oldukça aktif görevleri olan vitaminlerdir.

B grubu vitaminler sağlığın korunması ve devam ettirilmesinde önemli görevleri olan vitaminlerdir. İnsan vücudunda yeni dokuların oluşması ve dokuların sağlıklı olarak çalışabilmesinde hayati görevleri olan mineral maddelerdir. B grubu vitaminler enerji oluşumu ve kullanılmasında da önemli görevleri bulunan vitaminlerdir. B grubu vitaminler bu şekilde beyinin fonksiyonlarını yerine getirmede ve hayati birçok organın çalışmasında önemli görevleri bulunmaktadır.

B grubu vitaminler sağlığı koruyucu yönde etkin olarak görev yapan vitaminlerdir. B grubu vitaminlerin insan sağlığındaki görevleri kısaca şöyle özetlenebilir.

- Hücrelerin sağlıklı olmasını sağlar.
- Kana kırmızı rengini veren ve kanın bileşiminde oksijeni taşımada görevli olan hemoglobinin yapımında görev alırlar.
- Değişik kaynaklardan enerji üretiminde görev alırlar.
- Gözlerin sağlıklı olmasını sağlar.
- Beyinin sağlıklı çalışmasını gerçekleştirir.
- Sindirim sisteminin sağlıklı çalışmasını sağlar.
- Tat alma hücrelerini düzenleyerek, yemek yeme fonksiyonlarını destekler.
- Sinir sisteminin düzenli çalışmasını sağlar.
- İnsan vücudunda hormon sistemini denetler ve düzenli çalışmasını sağlar.
- Adele dokusunun sağlıklı çalışmasını sağlar.

B grubu vitaminler özellikle hamile ve emzikli kadınlar açısından oldukça önemli vitaminlerdir. B grubunda yer alan vitaminler fetüsün beyin gelişimini sağlayarak, doğuştan gelen bozuklukların önlenmesinde yardımcı yönde etkili olmaktadır. B grubu vitaminlerin yetersiz alınması, özellikle hamilelik döneminde baş ağrısı, kusma, erken doğum ve düşük vb. sağlık sorunlarına neden olabilir.

B grubu vitaminlerin yetersiz alımı, özellikle erkeklerde yaşa bağlı olarak testesteron seviyesinin azalmasına neden olmaktadır. Özellikle erkeklerde B vitaminlerinin yetersiz alımı, adele oluşumunu ve adele dokusunda güç kayıplarına neden olabilmektedir.

Günlük B vitamini gereksinimi, B grubu vitaminlerinin özelliğine göre değişmektedir.

Günlük Önerilen B Grubu Vitamin Miktarları

- **B_1:** 1.1-1.2 mg
- **B_2:** 1.1-1.3 mg
- **B_3:** 14-16 mg
- **B_5:** 5-6 mg
- **B_6:** 1.3 mg
- **Biotin:** 30 mcg
- **Folik acid:** 400 mcg
- **B_{12}:** 2.4 mcg

Özellikle hamile emzikli kadınlarda gereksinim artmaktadır. Özellikle çölyak hastalığı, HİV, eklem rahatsızlıkları, alkol bağımlılığı, böbrek rahatsızlıkları vb. sağlık sorunlarında B vitaminlerine olan gereksinim oldukça fazla oranlarda artmaktadır.

Yeterli ve dengeli beslenenlerde genellikle B gurubu vitaminlerin yetersizliği görülmez. Ancak bazı sağlık sorunları B grubu vitaminlerinin yetersizliğinin göstergesidir.

Deri döküntüleri, kırışıklık, ağız çevresinde çatlaklar, dudaklarda pullanma, dilin şişmesi, yorgunluk, halsizlik, kansızlık, sinirlilik, karın krampları, ishal, kabızlık el ve ayaklarda karıncalanma vb. belirtiler.

Özellikle B_{12} vitamini eksikliği, nöropsikiyatik bozukluk riskini artırabilir.

Hamilelik sırasında folik asit eksikliği olan kadınların doğan bebeklerin doğum kusurları olasılığı oldukça yüksektir.

B grubu vitaminlerin bulunduğu gıda maddeleri oldukça fazladır. Süt, yo ğurt, peynirler vb. süt grubu gıda maddeleri,yumurta, karaciğer ve böbrekler vb. sakatatlar, balıklar ve kabuklu deniz ürünleri, maydanoz, ıspanak gibi koyu yeşil yapraklı sebzeler, patates yer elması vb. kök sebzeler, tam tahıl ürünleri, turunçgiller, muz ve kavun vb. meyveler, ekmek mayası ve mayalandırılarak yapılan hamur işleri B grubu vitaminler açısından oldukça zengindir.

B grubu vitaminler genel olarak suda eriyen vitaminlerdir. Genellikle insan vücudunda depolanmayan veya çok az depolanan vitaminlerdir. Bu nedenle bu grupta yer alan vitaminlerin her gün alınması gerekir.

Ancak bazı B grubu vitaminlerinin oldukça farklı özelliği bulunmaktadır.

B_6 vitamini (Pridoksin), insan vücudunda depolanmayan, ısıya ve ışığa karşı duyarlı, alkali ortamda kolaylıkla bozulabilen, güneş ışığından kolaylıkla etkilenen bir vitamindir. Pişme sırasında kolaylıkla kaybolabilen bir vitamindir. Özellikle protein metabolizmasında önemli görevleri olan vitaminlerdendir. İleri yaşlarda hafıza kaybı, bunama, depresyona vb. neden olabilir. Kaslarda kasılma ve kramplara neden olabilir.

Biotin (B_7) vitamini ise insanların bağırsaklarında bulunan mikroorganizmalar tarafından sentezlenen vitamindir. Eksikliğinde amino asit ve metazbolizması bozulur. Biotin (B_7) eksikliğinde, deride pullanma, bulantı, iştahsızlık, yağ bezlerinde artış ve yaygın olarak saçlarda dökülme görülür.

Kobalamin (B_{12}) vitamini sadece hayvansal kaynaklı gıda maddelerinin bileşiminde bulunur. Et süt, yumurta gibi hayvansal kaynaklı gıda maddelerinde bulunan bir vitamindir. Bu nedenle vejeteryan olan kişilerde eksikliği yaygın olarak görülen vitamindir.

Kobalamin eksikliğinde pernisiyöz anemi oluşur. Pernisiyöz anemide kan alyuvarların sayısı oldukça azdır. Alyuvarlar normalden daha büyüktür. Alyuvarlar oksijeni taşıyamazlar. Bu nedenle kişiler yorgun ve bitkin olurlar. Bu durumun uzun sürmesi kalp, beyin ve sinir sisteminde önemli tahribatlara neden olabilir.

C VİTAMİNİ (ASKORBİK ASİT)

C vitamini B grubu vitaminleri gibi suda eriyen bir vitamin olmasına rağmen B grubu vitaminlerinden oldukça farklı özellikleri bulunmaktadır. C vitamini insan vücudunun en önemli antioksidantlarından biridir. Özellikle C vitamini, insan vücudunda kollojen sentezinde önemli görevleri olan bir vitamindir.

C vitaminini iki tipi bulunmaktadır:

- **Askorbik asit** (C vitamini) çoğunlukla bu şekilde bulunur.
- C vitaminin (askorbik asidin) oksitlenmiş haline **dehidroaskorbik asit** adı verilir. Askorbik asit bazen dehidroaskorbik asit olarak da bulunur, askorbik asit gibi görev yapar.

C Vitaminin İnsan Vücudundaki Görevleri

Askorbik asitdin insan vücudundaki önemli görevleri bulunmaktadır.

- **Antioksidant olarak vücudu korur**. Vücutta bulunan hücreler normal metabolik işlemler sırasında serbest radikalleri üretir. Hücreler bunun yanında, oluşan bu serbest radikalleri nötralize eden antioksidanlar üretmektedir. Genel olarak, vücut antioksidanlar ve serbest radikaller arasında bir denge kurabilir. Beslenme alışkanlıkları, yaşam tarzı, çevresel kirlilik vb. etmenler oksidatif sitresi tetikleyebilir. Oksidadif sitres bağışıklık sistemini zayıflatabilir, hastalanma ve yaşlanma vb. sağlık sorunlarına neden olur. C vitamini antioksidant olarak hücrelerin zarar görmesini engelleyici yönde etkili olur (Padayatty ve diğerleri., 2003).

- **Kollojen doku oluşumunu sağlar.** C vitamini olmadan kollojen sentezi gerçekleşemez. Kollojen doku protein liflerinin birbirine bağlanmasını sağlayan bağ dokusudur. Kollojen olmadan cilt, tendonlar, bağ doku ve kemik dokunun oluşabilmesi mümkün değildir (Boyera, Galey ve Bernard., 1998).
- **Bağışıklık sistemini güçlendirici yönde etki eder.** Yapılan araştırmalar kanda çok yüksek seviyede C vitamini olan kişilerde özellikle enfeksiyona yakalanma durumunda, kandaki C vitamini düzeyinin azaldığı saptanmıştır. Bu durum enfeksiyon hastalıklarında kanda bulunan C vitamini bağışıklık sistemini güçlendirmek amacı ile kullanıldığını göstermektedir (Wintergerst, Maggini ve Hornig., 2006).
- **C vitamini demirin emilimi ve kemik dokusunun oluşması ve kanın damarlarda dolaşımında önemli görevleri olan vitamindir.**

Koenzimler vücudun normal fonksiyonlarını yerine getirebilmesi için gereksinim duyulan, çok küçük miktarlardaki kimyasal maddelerdir. B grubunda yer alan vitaminler koenzim olarak görev yaparlarken, C vitamini koenzim olarak görev yapmaz. C vitamini özellikle kollojen sentezinde temel enzim olarak görev yapmaktadır (Berg, Tymoczko ve Stryer., 2002).

C VİTAMİNİ KAYNAKLARI

Tüm sebzeler ve meyveler C vitaminin kaynaklarıdır.

Pişmiş hayvansal kaynaklı gıda maddelerinde hemen hemen hiç C vitamini bulunmamaktadır. Fakat pişmemiş karaciğer, yumurta, balık yumurtaları, kırmızı etler ve balıklarda çok az oranlarda C vitamini bulunmaktadır (Fediuk ve diğerleri., 2002). Bunun yanında, kırmızı ve yeşil biber, maydanoz, karalahana vb., koyu yeşil yapraklı sebzeler, turunçgiller C vitamini bakımından oldukça zengin gıda maddelerdir.

Sebzeler ve meyvelerin kurutulması ile birlikte bileşimlerinde bulunan C vitamini miktarı oldukça azalmaktadır (Agte ve diğerleri., 2002., Piga, Del Caro and Corda., 2003).

Günlük Önerilen Miktar

Günlük önerilen miktar yaşa, cinsiyete ve özel duruma göre değişmektedir. Yetişkinler için 1500-2000 mg. kadardır.

C Vitamini Yetersizliği

C vitamini yetmezliği hiç sebze ve meyve tüketmeyen kişilerde görülür. Bunun yanında ilaç ve alkol bağımlılarında C vitamini eksikliğine bağlı olarak sağlık sorunları ortaya çıkabilir.

C vitaminin şiddetli eksikliğinde skorbüt hastalığı görülür. Skorbüt hastalığı bağ dokusu olan kollojenin eksikliğine bağlı olarak görülen yaralar, morarmalar şeklinde kendini gösteren bir hastalıktır (Leger ve diğerleri., 2008).

Skorbüt hastalığının belirtileri yorgunluk ve güçsüzlüktür. Skorbüt hastalığının devam etmesine bağlı olarak, ciltte kahverengi lekeler ve diş eti iltihapları görülebilir. Hastalığın ilerlemesine bağlı olarak diş etinde kanamalar, eklem dokularında şiddetli ağrılar, gözde kuruma, dilde şişme, yaraların uzun süre iyileşmesi vb. sağlık sorunları ortaya çıkar. Skorbüt hastalığı tedavi edilmediğinde diğer vitamin eksikliklerinde olduğu gibi ölüme neden olabilir.

Çok fazla C vitamini tüketimi ishal, kusma ve karın ağrılarına neden olabilir.

Çalışma Soruları

1. A vitaminin özelliği nedir?
2. A vitamini eksikliğinde ortaya çıkan sağlık sorunları nelerdir?
3. A vitamini kaynakları nelerdir?
4. D vitamininin özelliği nedir?
5. D vitamini eksikliğinde ortaya çıkan şaşılık sorunları nelerdir?
6. D vitamini kaynakları nelerdir?
7. E ve K vitaminlerinin özellikleri nelerdir?
8. E ve K vitamini eksikliğinde hangi sağlık sorunları ortaya çıkmaktadır?
9. B grubu vitaminlerinin özellikleri nelerdir?
10. B grubu vitaminleri eksikliğinde ortaya çıkan sağlık sorunları nelerdir?
11. B grubu vitaminlerinden zengin olan gıda maddeleri nelerdir?
12. C grubu vitamininin özelliği nelerdir?

13. C vitamini eksikliği ne tür sağlık sorunlarına neden olmaktadır?
14. C vitamini açısından zengin gıda maddeleri nelerdir?

Kaynaklar

Abdel-Aal el-SM, Akhtar H, Zaheer K, Ali R.(2013). Dietary Sources of Lutein and Zeaxanthin Carotenoids and their Role in Eye Health. *Nutrients.* 9;5(4):1169-85. doi: 10.3390/nu5041169.

Agte V., at al. (2002).Vitamin Profile of Cooked Foods: How Healthy is the Practice of Ready-to-eat Foods?. *Int J Food Sci Nutr.* 53(3):197-208.

Amanda et al. (2006). Estimates of Beneficial and Harmful Sun Exposure Times During the Year for Major Australian Population Centres. *Medical Journal.* 184 (7): 338-341. doi: 10.5694/j.1326-5377.2006.tb00267.x

Berg JM, Tymoczko JL and Stryer L. (2002). Vitamins Are Often Precursors to Coenzymes (Section 8.6. 5th edition). *Biochemistry.* New York: W H Freeman.

Bonilla et al. (2014). Skin pigmentation, Sun Exposure and Vitamin D levels in Children of the Avon Longitudinal Study of Parents and Children. *BMC Public Health.* 12;14:597. doi: 10.1186/1471-2458-14-597.

Boyera N, Galey I and Bernard BA. (1998). Boyera Effect of Vitamin C and its Derivatives on Collagen Synthesis and Cross-linking by Normal Human Fibroblasts. *Int J Cosmet Sci.* 20(3):151-8. doi: 10.1046/j.1467-2494.1998.171747.x.

Burton GW, Joyce A and Ingold KU. (1983). Is Vitamin E the Only Lipid-Soluble, Chain-Breaking Antioxidant in Human Blood Plasma and Erythrocyte Membranes? *Arch Biochem Biophys.* 15;221(1):281-90.

Clagett-Dame M and Knutson D. (2011). Vitamin A in Reproduction and Development. *Nutrients.* 3(4): 385–428. doi: 10.3390/nu3040385.

Doldo et al. (2015).Vitamin A, Cancer Treatment and Prevention: The New Role of Cellular Retinol Binding Proteins. *Biomed Res Int.* 624627. doi: 10.1155/2015/624627.

Fediuk K et.al. (2002). Vitamin C in Inuit Traditional Food and Women's Diets. *Journal of Food Composition and Analysis.*15, (3):221-235.

Garcia O. (2012). Effect of Vitamin A deficiency on the Immune Response in Obesity. *Proc Nutr Soc.* 71(2):290-7. doi: 10.1017/S0029665112000079

Leger D. (2008). Scurvy: Reemergence of Nutritional Deficiencies. *Can Fam Physician.* 54(10):1403-6.

Keegan et al. (2013). Photobiology of Vitamin D in Mushrooms and its Bioavailability in Humans. *Dermato Endocrinol.* 1;5(1):165-76. doi: 10.4161/derm.23321.

Mariotti et al. (2004). Ataxia with Isolated Vitamin E Deficiency: Neurological Phenotype, Clinical Follow-up and Novel Mutations in TTPA Gene in Italian families. *Neurol Sci.* 25(3):130-7.

Min K, Min J. (2014). Serum Carotenoid Levels and Risk of Lung Cancer Death in US Adults. *Cancer Sci.* 105(6): 736–743.doi: 10.1111/cas.12405.

Nair R and Maseeh A. (2012).Vitamin D: The "sunshine" Vitamin. *J Pharmacol Pharmacother.* 3(2):118-26. doi: 10.4103/0976-500X.95506.

Padayatty et al. (2003). Vitamin C as an Antioxidant: Evaluation of its Role in Disease Prevention. *J Am Coll Nutr.* 2003 Feb;22(1):18-35.

Pastori D., et al. (2013). Vitamin E serum Levels and Bleeding Risk in Patients Receiving Oral Anticoagulant Therapy: a Retrospective Cohort Study. *J Am Heart Assoc.* 28;2(6):e000364. doi: 10.1161/JAHA.113.000364.

Piga A, Del Caro A and Corda G. (2003). From Plums to Prunes: Influence of Drying Parameters on Polyphenols and Antioxidant Activity. *J Agric Food Chem.* 4;51(12):3675-81.

Tsiaras WG, Weinstock MA. (2011). Factors Influencing Vitamin D Status. *Acta Derm Venereol.* 91(2):115-24. doi: 10.2340/00015555-0980.

Yao et al. (2013). Effects of Vitamin D(3) -Enriched Diet on egg Yolk Vitamin D(3) Content and Yolk Quality. *J Food Sci.* 78(2):C178-83. doi: 10.1111/1750-3841.12032.

Wintergerst ES, Maggini S and Hornig DH.(2006). Immune-Enhancing Role of Vitamin C and Zinc and Effect on Clinical Conditions. *Ann Nutr Metab.* 50(2):85-94.

Vitamin and Mineral Requirements in Human Nutrition (Second ed.)(1998). *WHO FAO/WHO Expert Consultation.* https://apps.who.int/iris/bitstream/handle/10665/42716/9241546123.pdf

9. BÖLÜM

GÜNÜMÜZDE YAYGIN OLAN KÖTÜ BESLENME ALIŞKANLIKLARI

Prof. Dr. Saime KÜÇÜKKÖMÜRLER
Gazi Üniversitesi

Daniel, Reisch ve Hamm tarafından rapor haline getirilen, beslenme ve sağlık konusunda 2013 yapılan bir araştırmalara göre;

Tüketicilerde Yaygın Olarak Görülen Kötü Beslenme Alışkanlıkları

- Sebze ve meyve tüketiminin çok az olması.
- Akşama kadar aç kalıp, gece boyunca çok yemek yiyip yatma.
- Çok az su içme.
- Çok fazla yağlı gıdalar tüketme.
- Çok fazla kahve tüketme.
- Yemek yemeye için çok az zaman ayırma.
- Dengesiz beslenme.
- Atıştırmalık gıdaları çok tüketme.
- Yalnız başına yemek yeme.
- Şekerli içecekleri çok tüketme.
- Hazır gıdaları çok tüketme.
- Başkalarının yediği gıda maddelerini tüketmeye çalışma.
- Hayal kırıklığı ve stres nedeni ile az veya çok yemek yeme vb.

davranışların oldukça yaygın olduğu saptanmıştır.

WHO 2015 Raporuna Göre, Sağlıklı Bir Diyetin İnsan Sağlığına Katkıları

Yeterli ve dengeli beslenme;

- Malnütrisyon adı verilen beslenme bozukluğu ile ortaya çıkan hastalıklara karşı vücut direncini artırır.
- Diyabet kalp-damar hastalıkları, felç ve kanser vb. hastalıklara karşı insan sağlığını koruyucu yönde etki eder.
- Sağlıksız beslenme ile birlikte fiziksel aktivite eksikliği tüm dünyada en büyük sağlık riskidir.
- Sağlıklı beslenme alışkanlığı yaşamın ilk yıllarından bebeklik döneminden itibaren başlamalıdır.
- Anne sütü ile beslenme sağlıklı beslenmenin temelini oluşturmaktadır. Anne sütü ile beslenenlerin sağlıklı büyümesi, beş suyu algısının gelişmesi, özellikle tat alma duyusunun gelişmesi hayatının daha sonraki yaşamındaki sağlıklı beslenme alışkanlıkları alt yapısının oluşabilmesi için çok önemlidir.
- Bebeklik döneminde yeterince anne sütü ile beslenenlerin daha sonraki yaşamlarında kilolu veya şişman olma olasılığı oldukça azalmaktadır.
- Enerji alımı ve alınan enerjinin harcanması arasındaki dengenin sağlanması sağlıklı yaşamın temel kurallarından biridir.
- Günlük alınan enerjinin %30'unun yağlardan sağlanması gerekir. Sağlıklı yaşamın temel kurallarından olmalıdır.
- Yağlardan sağlanan enerjinin çoğunlukla doymamış yağlardan olmasına dikkat etmek gerekir.
- Gıdaların bileşiminde bulunan trans yağlardan mümkün olduğunca kaçınılmaya çalışılmalıdır.
- Şekerlerden sağlanan enerji günlük toplam enerji harcamasının %10'unu geçmemelidir. Şekerlerden sağlanan enerjinin günlük enerji harcamasının %5 ve daha az oranlarda olması sağlığın korunması açısından oldukça önemlidir.
- Yetişkinlerin günde 5 gram kadar tuz tüketimi, yüksek tansiyon ve yüksek tansiyona bağlı olarak ortaya çıkan kalp ve damar hastalıklarını önleyebilme vb. nedenlerle oldukça önemlidir.
- WHO göre ortalama olarak tuz tüketiminin %30 oranında azaltılması yetişkinlerde diyabet, obesitenin önlenmesinde ve çocukluk obesitesinin azaltılmasında etkili olabileceği için tuz tüketiminin azaltılması önerilmektedir.

Kısaca özetlemek gerekirse;

İnsanların yaşamları boyunca sağlıklı beslenme alışkanlığını kazanması ile beslenme bozukluğuna bağlı olarak ortaya çıkabilecek birçok hastalıktan korunmak mümkündür. Fakat gıda üretimindeki değişimler, gıdalara kolay ulaşamama, hızlı kentleşme, değişen yaşam biçimleri, gıda sanayisinin gelişimine paralele olarak işlenmiş gıda maddelerinin tüketiminin artmasına neden olmaktadır. İşlenmiş gıdaların tüketilmesi ile enerji, yağ, şeker, tuz (sodyum vb.) alımı artmakta bu tür besin ve besin öğelerinin fazla tüketimi ile sağlık sorunları artmaktadır. Bu tip besinlerin tüketimi ile aynı zamanda sebze ve meyve tüketimi, tam tahıl tüketimi azaltmaktadır. Posa yönünden zengin gıda maddelerinin az tüketimi de günümüzde önemli sağlık sorunlarına yol açmaktadır

Sağlıklı bir yaşam sürdürebilmek için yeterli ve dengeli bir beslenme alışkanlığı oluşturmak gerekmektedir. Yeterli ve dengeli beslenme yaşam koşulları, cinsiyet, yaş ve fiziksel aktivite koşullarına bağlı olarak değişimler gösterebilmektedir. Kültürel özellikler, geleneksel gıdalar ve geleneksel gıda maddelerin özelliklerinin bilinmesi sağlıklı yaşamın sürdürülebilmesi açılarından oldukça önemlidir. Sağlıklı beslenmede temel prensipler aynı olsa bile çevresel koşullara uygun beslenme alışkanlıklarının oluşturulması oldukça önemlidir.

YETİŞKİNLERİN BESLENMESİ

Yetişkinlerin sağlıklı beslenebilmesi için diyetlerinde sebze ve meyve, kurubaklagiller, yağlı tohumlar ve tam tahıllardan elde edilen gıda maddeleri bol miktarlarda bulunmalıdır.

- Her gün en az 400 gram sebze veya meyve (mümkünse 3 porsiyon sebze,2 porsiyon meyve tüketilmelidir).
- Patates, kereviz, havuç, pancar, turp gibi, kök sebzelerin bileşiminde çok az şeker bulunur. Bileşiminde çok az şeker bulunan sebzeler tüketilmeye çalışılmalıdır.
- Günlük şeker tüketimi %10'un altında olmalıdır. Bu miktar yaklaşık 50 gram şeker, yani 10-12 çay kaşığı şeker kadardır.
- Şeker en fazla doğal olarak balın bileşiminde bulunur. Bunun dışında şuruplar, meyve suları, meyve suyu konsantreleri, gazlı ve gazsız içeceklerin bileşiminde oldukça fazla oranlarda şeker bulunmaktadır. Bu tip gıda maddelerinin ve şekerli içecek tüketim alışkanlığının fazla olması şekerden gelen enerjinin çok fazla olmasına neden olur. Bu tür alışkanlıklar yetişkinlerin sağlığı üzerinde oldukça olumsuz yönde etkili olmaktadır.

- Yağdan sağlanan enerji, günlük toplam enerjinin %30'u oranında olmalıdır.
- Doymamış yağlar açısından zengin olan gıda maddeleri tüketilmeye çalışılmalıdır. Balık vb. deniz ürünleri, fındık, fıstık vb. yağlı tohumlar ve zeytin vb. gıda maddeleri doymamış yağ asitleri açısından oldukça zengindir.
- Doymuş yağ asitleri açısından zengin gıda maddeleri mümkün olduğunca az tüketilmeye çalışılmalıdır. Doymuş yağlar açısından zengin gıda maddeleri et yağları, kremalar vb. yağlardır.
- Trans yağlar insan sağlığı açısından risk kaynağıdır. Trans yağlar açısından zengin olan yağlar genellikle işlenmiş gıda maddelerinin bileşimlerinde bulunan yağlardır. Margarinler ve pastaların, hamurların yapımında kullanılan yağlar, endüstriyel kızartma yağları çoğunlukla trans yağlar açısından oldukça zengindir. Bu nedenle fast-food gıda maddeleri, pizza, kek, kurabiye vb. hazır gıda maddelerinin tüketimi sınırlandırılmalıdır.
- Mümkün olduğunca az tuz kullanılmalıdır.

Çalışma Soruları

1. Günümüzde yaygın olan yanlış beslenme alışkanlıkları nelerdir?
2. Sağlıklı beslenmede anne sütünün önemi nedir?
3. Günlük enerji alım dengesi nasıl olmalıdır?
4. Sağlıklı yağların özelliği nelerdir?
5. Günlük sebze ve meyve tüketimi nasıl olmaldır?
6. Şeker ve şekerli içecek tüketimi nasıl olmalıdır?
7. Trans yağlardan zengin gıda maddeleri nelerdir?
8. Yağlı tohumların özelliği nelerdir?

Kaynaklar

Daniel H., Reisch L and Hamm U.(2013). Food Consumption, Diet & Health. Publisher: Office of the Bioeconomy Council Dr. Patrick Dieckhoff c/o

BIOCOM AG Lützowstrasse 33-36 10785 Berlinhttps://foodinsight.org/wp-content/uploads/2018/05/2018-FHS-Report-

FINAL.pdfhttps://biooekonomierat.de/fileadmin/Publikationen/Englisch/Food_Consumption_Diet_Health.pdf). https://biooekonomierat.de/fileadmin/Publikationen/Englisch/Food_Consumption_Diet_Health.pdf

WHO(UPDATED MAY) 2015 Healthy diet. FACT SHEET N0394https://www.who.int/nutrition/publications/nutrientrequirements/healthydiet_factsheet394.pdf.

10. BÖLÜM

GIDA KATKI MADDELERİ

Prof. Dr. Saime KÜÇÜKKÖMÜRLER
Gazi Üniversitesi

Normal koşullarda tek başına gıda olarak tüketilmeyen veya gıda hammaddesi olarak kullanılmayan, besleyici değeri olmayan, gıdanın tat, koku, yapı vb. özelliklerini korumak, güzelleştirmek gibi amaçlarla kullanılmasına izin verilen maddelere gıda katkı maddeleri denir.

Gıda Katkı Maddelerinin Kullanım Amaçları

- Gıdaların görünüşünü, lezzetini, yapısını iyileştirmek.
- Biyolojik ve besleyici değerini korumak veya düzenlemek.
- Gıdalardaki istenilmeyen değişiklikleri engellemek.
- Gıdaların kalitesini, dayanıklılığını ve raf ömrünü uzatmak.
- Gıdalardaki bozulma ve mikrobiyal gelişmeleri önlemek.
- Gıdaların hastalık yapıcı etkilerini ortadan kaldırmak.
- Gıda çeşitliliği sağlamak gibi.

Gıda maddelerinin saklanması, daha uzun süre dayanabilmesi ve teknolojik olarak işlenmesi vb. aşamalarında değişik özelliklerdeki gıda katkı maddeleri kullanılmaktadır.

Bazı katkı maddeleri yüzyıllardan beri kullanılmaktadır. Reçel, marmelat yaparken şekerin kullanılması, et, balık gibi ürünlerin tuzlanarak saklanması, şaraba sülfür dioksit eklenmesi vb. uygulamaların amacı gıda maddelerinin daha uzun süre dayandırmayı amaçlamaktadır.

Gıda katkı maddelerinde olması gereken özellikleri

- Tek başına tüketilmemeli,
- Gıda hammaddesi olarak tüketilmemeli
- Besleyici değeri olmamalıdır.

Katkı maddeleri, kullanım sırasında gıda maddelerinin tat, koku, lezzet vb. özelliklerini değiştirmemelidir. Gıda maddesi, tütün ve sadece ilaç olarak kullanılanlar hariç olmak üzere, içkiler ve sakızlar ile hazırlama ve işleme gereği kullanılan maddeler dahil insanlar tarafından yenilen ve içilen ham, yarı veya tam işlenmiş her türlü maddeleri kapsamaktadır.

Günümüzde çalışma koşullarına bağlı olarak, dışarıda yeme, hazır gıda alma vb. etmenler gıda maddelerinin raflarda daha uzun süre kalabilmesi amacı ile birçok katkı maddesi kullanılmaya başlanmıştır. Gıda sanayisinin gelişmesine paralel olarak gıdaların daha uzun süre ile dayanması gerekliliği artmıştır. Yaşam koşulları ve gıda sanayisinin artmasına paralel olarak değişik amaçlarla gıda katkı maddeleri kullanılmaktadır.

Gıda katkı maddelerinin kullanım amacı teknolojik gereksinimden kaynaklanmaktadır. Tüketiciler gıda katkı maddelerinin sadece gıdanın besin kalitesini korumak veya gıdanın dayanıklılığını artırabilmek amacı ile kullanıldığından emin olmalıdır.

Gıda katkı maddeleri bitkilerden, hayvanlardan, mineral maddelerden elde edilebilir veya sentetik olan gıda katkı maddeleri kullanılabilir. Gıdaların hazırlanmasında, gıdaları daha güvenli veya daha çekici hale getirmek amacı ile birçok gıda katkı maddesi kullanılmaktadır.

Günümüzde yaşam koşullarının değişmesine paralel olarak ev dışı gıda üretimi ve tüketimi artmaya başlamıştır. Beslenme alışkanlıklarının değişimine ek paralel olarak gıda üretimi ve gıda sanayisi yapısındaki değişimler, gıdalar konusunda farklı arayışları ortaya koymaya başlamıştır. Yaşam koşullarının değişimine paralel olarak, özellikle hazır veya yarı hazır gıda kullanımı da önemi oranlarda artmıştır.

Son yıllarda küreselleşmeye bağlı sağlık sorunlarını önlemek amacı ile WHO (Dünya Sağlık Örgütü) ve FAO (Gıda Tarım Örgütü) ve WTO (Dünya Ticaret Örgütü) gibi kuruluşlar hep birlikte harekete geçmişlerdir. Hazır gıda ve yarı hazır gıda maddelerinde kullanılan katkı maddeleri konusunda üniversiteler ile işbirliği yaparak, bünyelerinde bilimsel komiteler kurarak gıda güvenliğine yönelik çalışmalara yön vermeye başlamışlardır.

Gıda Güvenliğine Yönelik Kurulan Kuruluşlar ve Kurulum Amaçları

- CAC (Gıda Kodeks Komisyonu), Gıda standartlarını oluşturmak,
- CCFAC (Gıda Katkı ve Kontaminantları Komisyonu), Gıda katkı maddeleri komisyonu,

- JECFA (Gıda Katkı Maddeleri Uzmanlar Komitesi), gıda katkı maddelerine toksikolojik değerlendirmeler yapmak ve bu konulara ilişkin yöntemler, araçlar vb. geliştirmek.

JECFA güvenlik değerlendirmesinden geçen ve tüketiciler için önemli bir sağlık riski oluşturmadığı tespit edilen gıda katkı maddeleri kullanılabilir. Bu, gıda katkı maddelerinin hangi kaynaktan geldiği ve insan sağlığına etkileri oldukça önemlidir. Ulusal makamlar, ya JECFA değerlendirmesine ya da ulusal bir değerlendirmeye dayanarak, belirli katkı maddeleri için belirli seviyelerde gıda katkı maddelerinin kullanılmasına izin verebilir.

JECFA değerlendirmeleri, mevcut tüm biyokimyasal, toksikolojik ve diğer ilgili verilere ilişkin yapılan bilimsel incelemelere dayanarak, hayvanlarda yapılan zorunlu testler, insanlarda araştırma çalışmaları ve gözlemler ile ilgili değerlendirmelere dayanmaktadır. JECFA'nın gerektirdiği toksikolojik testler, katkı maddesinin veya yan ürünlerinin belirli oranlarda nasıl emildiğini, dağıtıldığını ve atıldığını ve olası zararlı etkilerini belirleyen akut, kısa ve uzun vadeli çalışmaları kapsar.

Gıda katkı maddelerinin güvenli kullanımı için uluslararası standartlar JECFA tarafından tamamlanan güvenlik değerlendirmeleri, FAO ve WHO'nun ortak hükümetler arası gıda standardı belirleyici kuruluşu, Codex Alimentarius Komisyonu tarafından, yiyecek ve içeceklerde maksimum katkı maddelerinin kullanım seviyelerinin belirlenmesi için kullanılmaktadır. Codex standartları, tüketicinin korunmasına ilişkin ulusal standartlar ve gıdadaki uluslararası ticaret için referanstır, böylece her yerdeki tüketiciler, yedikleri yemeğin nerede üretilirse üretilsin, güvenlik ve kalite için kabul edilen standartları karşılamaktadır.

Bir gıda katkı maddesinin JECFA tarafından kullanım için güvenli olduğu tespit edildikten ve Gıda Katkı Maddeleri Kodeks Genel Standardı'nda maksimum kullanım seviyelerinin belirlenmesinden sonra, gıda katkı maddesinin kullanımı için ulusal gıda düzenlemeleri gerekmektedir.

Bu kuruluşların yaptığı bilimsel araştırmalar WHO ve FAO raporlarında yayınlanmaktadır.

JECFA gıda katkı maddeleri ile ilgili listeler hazırlamaktadır. JECFA'ya göre;

- **A grubu katkı maddeleri** (sınırsız olarak kullanılabilen katkı maddeleridir.)
- **B grubu katkı maddeleri** (belirli özelliklerdeki katkı maddeleri, belirlenen sınırlar, koşullara bağlı olarak kullanılan katkı maddeleridir.)

- **C grubu katkı maddeleri** (Kullanımı kesinlikle yasaklanan katkı maddelerdir.)
- **D grubu katkı maddeleri** (Üzerinde araştırmalar devam edilen, geçici listede yer alan, katkı maddeleri bu grupta yer alır). Geçici listede yer alan katkı maddeleri ile ilgili somut ve güvenilir sonuçlar alındığında katkı maddeleri, kullanılabilir veya tamamen yasaklanabilir.

Katkı maddeleri tanımları yapılırken elde edilen verilere göre güvenli olarak kabul edilen katkı maddeleri listeleri hazırlanır.

GRAS = Güvenli olarak kabul edilen gıda katkı maddeleri listesine verilen addır.

ADI = Günlük alınabilecek doz miktarı olarak tanımlanır.

WHO ve FAO tarafından yayınlanan listelerde önerilen katkı maddeleri, gerekli görüldüğünde tekrar araştırılarak değerlendirilebilir. Önerilen kullanım miktarları azaltılıp, çoğaltılabilir.

Gıdalarda yaygın olarak kullanılan katkı maddeleri uluslararası numaralandırma sistemi (**INS**) ve **E** kodu ile numaralandırılır.

E kodu = European kelimesinin baş harfidir. Hazır gıdalar, paketleri üzerinde, kullanım amaçlarına göre özel adlar **"E"** numaraları ile belirtilir.

"E" Numara Sistemi İle Gıda Katkı Maddelerinin Temel İşlevlerine Göre Sınıflandırılması:

Her gıda katkı maddesinin uluslararası kabul gören bir numarası bulunmaktadır. Türk gıda kodeksi yönetmeliği de WHO ve FAO standartlarına göre hazırlanan E kodunu kullanmaktadır. Günümüzde Türk Gıda Kodeksinde 300'den fazla gıda katkı maddesi yer almaktadır.

Codex Alimentarius Komisyonu ayrıca gıda etiketleme ile ilgili standartlar ve kılavuzlar oluşturmaktadır. Bu standartlar çoğu ülkede uygulanmaktadır ve gıda üreticileri hangi katkı maddelerinin ürünlerinde bulunduğunu belirtmek zorundadır.

Bazı gıda katkı maddelerine karşı alerjisi veya hassasiyeti olan kişiler, etiketleri dikkatlice kontrol etmelidir.

Gıda Katkı Maddelerinin Sınıflandırılması

Gıda katkı maddeleri kullanım amaçlarına göre Tablo 14'te görüldüğü gibi numaralandırılmaktadır.

Tablo 14. Gıda Katkı Maddelerinin E Koduna Göre Sınıflandırılması

E100-E199	Renklendiriciler
E200-E299	Koruyucular
E300-E399	Antioksidanlar-asitlik düzenleyiciler
E400-E499	Stabilizatör, emülgatör ve kıvam arttırıcılar
E500-E599	Asitlik düzenleyiciler, topaklanmayı önleyiciler
E600-E699	Aroma arttırıcılar
E900-E999	Tatlandırıcı ve parlatıcılar
E1000-E1599	Diğer gıda katkı maddeleri

Renklendiriciler (E100-E199)

Renklendiriciler gıda maddelerinin görsel özelliklerini geliştirmek amacı ile kullanılır. Renklendirici katkı maddeleri en çok tartışılan katkı maddeleridir. Renklendiricilerin genellikle tüketicileri aldatmak amacı ile kullanıldığı ve çok renkli gıda maddelerinin de çocukları cezbetmek amacı ile kullanıldığı düşünülmektedir.

Renklendirici katkı maddelerinin asıl amacı gıda maddelerinin teknolojik işlemler sırasında kaybolan renklerine yakın renge getirerek, doğal olduğunu vurgulamaktır. Tüketicilerin kafalarındaki imaja göre, çilek kırmızı renk ile limon sarı renk ile tanımlanır. Safranın parlak sarı rengi, pancardan elde edilen betaninin kırmızı rengi, ıspanak vb. yeşil yapraklılardan elde edilen sular, kalsiyum karbonattan elde edilen beyaz renk vb. tüketiciler tarafından gıdaların doğal renklerine yakın renkler elde edebilmek amacı ile birçok gıda maddesinin üretiminde kullanılmaktadır.

Ülkemizde renklendirici olarak izin verilen katkı maddelerinden bazıları,

Kurkumin (E100) Zerdeçal veya hint safranı olarak da bilinir. Peynirler, margarinler ve hamur tatlılarında kullanılmaktadır.

Riboflavin (B_2)(E101) Renklendirici doğal sebzelerin yapısında bulunur, yumurta, süt ve karaciğerin bileşiminde de bulunur. Margarin ve peynirlerin yapımında kullanılmaktadır.

Klorofil (E140) Mum yağlar, eczacılık ve kozmetik ürünlerinin boyanmasında kullanılmaktadır.

Lutein, ksantaksantin (E161) Sarı-turuncuya kadar değişen renkleri veren katkı maddesidir. Hazır çorba, alkollü içecek, bisküvi, sos, kek, şekerleme, meyve suyu üretiminde kullanılmaktadır.

Betanin (E162) Koyu kırmızı/mor renktedir. Pancar kökünden elde edilir. Tatlılarda, dondurma, jölelerde, şekerlerde, likör ve bazı soslarda kullanılmaktadır. Bilinen bir yan etkisi yoktur. Nitrat içerdiğinden dolayı bebekler ve küçük çocuklara verilmemesi gerekir.

Antoksiyonin (E163) Menekşe rengi bitki kaynaklı bir renk maddesidir. Yoğurt, süt ürünleri, dondurma, jöle, alkolsüz içecekler, sebze çorbaları ve şekerlerlemelerde kullanılmaktadır.

Kalsiyum Karbonat (E170) Doğada genellikle tebeşir olarak bulunur. Kaya minerali, mermer, sarkıtlar, mercan, inciler, yumurta kabukları (%94 kalsiyum karbonat içerir), çeşitli deniz canlılarının kabukları veya kemikten elde edilir. Bisküvi, ekmek, kekler, dondurma, vitamin, diş macunundan, beyaz boya, temizleme tozları, konserve sebze ve meyvede kullanılmaktadır. Yüksek dozlarda kullanıldığında zehirli olabilir.

Şekerlemeler, spor içecekleri ve fırıncılık ürünlerindeki çok parlak ve canlı renkler genellikle yapay boyalardan kaynaklanmaktadır. Yapay boyaların çoğunlukla petrol türevi maddelerden elde edildikleri bilinmelidir.

Yapay boyaların çocuklarda hiperaktivite ile ilgili olduğu, kanser ve allerji gibi sağlık sorunlarına neden olduğuna yönelik birçok araştırma bulunmaktadır (Arnold, Lofthouse ve Hurt., 2012). Bazı gıda renklendiricileri de allerjik reaksiyonlara neden olabilir (Kobylewski and Jacobson., 2012). Bu tip katkı maddeleri kullanılmış gıda maddelerinin tüketilmemesi gerekir (Poul, Jarry ve Poul., 2009).

Koruyucu Katkı Maddeleri (E200-299)

Koruyucu amaçla kullanılan katkı maddeleri antimikrobiyaller ve anti oksidant katkı maddeleri olarak iki grupta incelenebilir.

Antimikrobiyaller

Besinleri bakteri, küf, maya vb. mikroorganizmaların çoğalması veya gıda içinde üremeleri sonucunda görülen bozulmalardan korumak, raf ömrünü uzatmak, doğal renk ve aromayı korumak amacıyla kullanılmaktadır.

Bu grupta yer alan katkı maddelerinden en çok tartışılanlar **nitritler (E250) ve nitratlar (E251)**'dır. Nitrit ne nitrat bileşikleri peynir ve et ürünlerinde yaygın olarak çoğalabilen mikroorganizmaların çoğalmasını önlemek amacı ile kullanılmaktadır. Yapılan araştırmalar bu tür katkı maddelerinin mide kanserleri ile ilişkili olduğunu göstermektedir (Jakszyn and Gonzalez., 2006).

Sorbik ait ve tuzları (E200-E201) küf ve mayalara karşı etkilidir ve çeşitli peynirlerin yapımında, reçel, jöle ve marmelatlarda, salata soslarında, margarinlerde, et ve balık ürünlerinde kullanılır. Sodyum sorbat tuzu olarak hububat ürünleri, hazır salata ve meyve kokteylleri, şarap ve meyve sularında da kullanılmaktadır.

Propiyonik asit ve tuzları (E280) ise tat ve kokularının bulunmayışı nedeniyle özellikle ekmek üretiminde ve küflenmeyi geciktirme özelliği nedeniyle de peynir üretiminde yaygın olarak kullanılmaktadır. Hububat, süt ve bazı meyve ürünlerinde kullanımı yaygındır. Küflere karşı etkili olup mayalara karşı zayıf etki gösterir.

Oldukça yaygın olarak kullanılan antimikrobiyal katkı maddeleri **sülfitler (E221→228) ve kükürt dioksittir (E220).** Sülfitler özellikle meyve suları ve kurutulmuş meyve-sebzelerde oluşabilecek mikrobiyal bozulmaları önlemek amacı ile kullanılmaktadır.

Antioksidanlar ve Asitlik Düzenleyiciler (E300-399)

İşlenmiş gıdaların bileşiminde oluşan, arzu edilmeyen koku, aroma, tat, renk değişikliklerini, önleme ve geciktirme vb. amaçlarla, özellikle yağlı besinler ve yağlarda kullanılmaktadır.

Antioksidanlar; gıdalarda lezzet kaybına, renk ve gıda maddelerinin besleyici değerine yol açan oksidatif bozulmayı azaltır. Birçok yağ, lezzet verici madde, vitamin ve renk havaya maruz kaldığında oksijenle reaksiyona girer. Oksijenin mevcudiyeti ve maddenin oksidasyon, sıcaklık ve ışığa duyarlılığı artırmaktadır.

Oksidasyon, paketleme gazları ile havanın değiştirilmesi, oksijenin, glikoz oksidaz gibi enzimlerle çıkarılması, UV emici maddelerin şeffaf ambalajlara ilave edilerek, soğutma ve son kullanım tarihinin sınırlandırılması gibi birtakım yollarla önlenebilir veya geciktirilebilir.

Oksidasyon zincirleme bir reaksiyon işlemi olduğu için mümkün olduğunca erken başlanması gerekir. Antioksidanların en etkili kullanımı bu nedenle üretim sürecinde kullanılan katı ve sıvı yağlardır.

Antioksidantların kullanım amacı gıda maddelerinin raf ömrünü uzatmaktır (**Askorbik asit (E300)** vb).

Tuz, baharatlar, sirke ve tütsülemede kullanılan, katkı maddeleri oldukça yaygın kullanılmaktadır. Gürgen, meşe vb. ağaç talaşlarının yakılması ile elde edilen dumanların bileşimlerinde, fenolik bileşikler, furanlar, laktonlar, PAH (polisilik aromatik hidrokarbonlar) vb. bileşikler, antibiyotik özelliklerdedir. Bu tür bileşikler aynı zamanda gıda maddesi üzerinde ince bir film tabakası halinde kaplayarak, gıda maddesinin bozulmadan uzun süre dayanmasını sağlamaktadır.

Antimikrobiyaller E200-E290 numaralarıdır. Ancak tütsülemede odun talaşı yerine plastik ham maddelerin kullanılması kansorejen vb. sağlık sorunlarına neden olmaktadır.

BHA (E320) - BHT (E321) Yağlar, çiklet, margarin, fındık, patates ürünleri ve polietilen gıda ambalajlarında satılan gıda maddelerinde kullanılır. Ancak bebek mamalarında kullanılmasına izin verilmemektedir. BHA, özellikle uçucu yağların renk ve tat-kokularının korunmasında, bilhassa kısa zincirli yağ asitlerinin oksidasyonunu kontrol etmede kullanılmaktadır.

Stabilizatör Emülgatör ve Kıvam Arttırıcılar (E400-E499)

Stabilizatörler

Stabilizatörler, farklı özelliklerdeki yağ, su vb. maddelerin homojen bir dağılım sağlamak amacı ile kullanılan katkı maddeleridir. Stabilizatör amacı ile kullanılan katkı maddeleri gıda maddesinin stabilitesini ve viskozitesini arttırmaktır. Yaygın olarak kullanılan stabilizatörler, süt ürünlerinde, soslar, şuruplar ve mayonezde kullanılan guar gum, agar, karragenan ve pektin vb. katkı maddeleridir. Bu tip katkı maddelerinin kalorisi düşük ve doygunluk sağlayıcı özellikleri de bulunmaktadır (Rao ve diğerleri., 2015). Bu tip katkı maddeleri bazı kişilerde ise mide bulantısı, karın ağrısı ve kramplara neden olabilir (Todd, Benfield ve Goa., 1990)

Emülgatörler

Gıda maddelerinde kıvam artırmak amacıyla kullanılan katkı maddeleridir. Bu amaçlarla kullanılan katkı maddeleri, nişastalar ve zamklar gibi polisakaritler veya jelatin gibi proteinlerdir. Genellikle çorba, sos ve puding vb. gıda maddelerinde kullanılmaktadır.

Kıvam Arttırıcılar

Kıvam arttırıcı maddelerin stabilizatörler ve emülgatörler ile benzer özellikleri bulunmaktadır. Aljinat, İrlanda yosunu, pektini vb. katkı maddeleri bu grupta yer almaktadır. Jelleşme işlemi, jelleştirici ajanın konsantrasyonu, pH ve ortamın sıcaklığından etkilenir.

Asitlik Düzenleyiciler ve Topaklanmayı Önleyiciler (E500-E599)

Topaklanmayı önleyici maddeler sofra tuzları, baharat tozları, kek karışımları, hazır çorbalar, toz şekerler ve hububat ürünlerinde yaygın olarak kullanılmaktadır.

Bir topaklanmayı önleyici madde, topak oluşumunu önlemek ve paketleme, taşıma ve tüketimi kolaylaştırmak için sofra tuzu gibi toz halindeki gıda maddelerinde kullanılan katkı maddeleridir.

Bu tip katkı maddeleri fazla nemi emerek ya da parçacıkları kaplayarak ve onları su itici işlevi görür. Bazı yapışma önleyici ajanlar suda çözünür; diğerleri alkollerde veya diğer organik çözücülerde çözünür. Sofra tuzuna ilave edilen ortak bir topaklanma önleyici madde olan **kalsiyum silikat ($CaSiO_3$)(E559)** hem suyu hem de yağı emer.

Tuzdaki bir topaklanma önleyici madde, örneğin, sodyum alüminosilikat olan "topaklanma önleyici madde **sodyum aliminyum silikat (554)**" olarak belirtilmektedir. Bu ürün birçok ticari sofra tuzunun yanı sıra süt tozlarında, yumurtalı karışımlarda, şekerli ürünlerde ve unlarda kullanılmaktadır.

Sodyum ferrosiyanat (535) ve potasyum ferrosiyanat (536) sofra tuzu içerisinde daha yaygın bir topaklanmayı önleyen katkı maddesidir. Bazı sofra tuzunda ise kalsiyum karbonat ve magnezyum karbonat, topaklanmayı önlemek amacı ile kullanılmaktadır.

Aroma Arttırıcı Katkı Maddeleri (E600-E699)

Tat Arttırıcı Özelliklerdeki Katkı Maddeleri

Tat lezzet arttırıcılar, belirgin bir tada veya tada sahip olmayan, ancak eklendikleri gıdalardaki tatları ortaya çıkaran ve iyileştiren maddelerdir. Her ne kadar **tuz** kendine özgü bir tada sahip olsa da ve bir gıda katkı maddesi olarak sınıflandırılmamasına rağmen, aslında en yaygın kullanılan lezzet arttırıcıdır.

Şeker, limon suyu, sirke ve tuz karışımları genellikle tatlı ve ekşi doğal tadlarda bulunmaktadır. Tat artırıcılar çoğunlukla kimyasal karışımlar halinde bulunmaktadır. Vanilya ekstraktları en yaygın kullanılan katkı maddeleridir.

En iyi bilinen ve en yaygın olarak Uzak Doğu'da tuzlu ürünlerde baharat olarak kullanılan birkaç asırdan beri kullanılan **monosodyum glutamat** şeklinde bulunan **glutamik asit ve tuzlarıdır**. Temel bir amino asit olan ve vücutta bulunan tüm proteinlerin normal bir bileşenidir. Doğal olarak peynir, domates ve yenilebilir deniz yosunu gibi çeşitli gıdalarda bulunur. **Monosodyum Glutamat (MSG, E**

621), geçmişte istenmeyen reaksiyonuna yol açtığı için olumsuz olarak değerlendirildi. Ancak yapılan bilimsel çalışmalarda bu fikir doğrulanamadı.

Bazı tatlandırıcıların ayrıca lezzet arttırıcı özelliklere sahip olduğu ve bu nedenle kullanılmaktadır. Örneğin, **Neohesperidin DC (E 959)**, bu tip katkı maddeleri ile et ürünlerinin ve margarinin tadını arttırmak amacı ile kullanılmaktadır.

Asesülfam K, Aspartam ve Taumatin, sakız ve tatlı tadını verilmek istenen gıda maddelerinin tadını arttırmak amacı ile yaygın olarak kullanılmaktadır. Aroma veya tat iyileştirmek için yiyeceğe eklenen tadın arttırılması amacı ile kullanılan katkı maddeleri, yiyeceklerde kullanılan en yaygın olarak kullanılan katkı maddeleridir. Şekerleme ve alkolsüz içeceklerden tahıl, kek ve yoğurt gibi çok çeşitli yiyeceklerde kullanılan yüzlerce lezzet çeşidi vardır. Doğal lezzet verici ajanlar arasında fındık, meyve ve baharat karışımlarının yanı sıra sebze ve şaraptan elde edilenler de bulunmaktadır. Ayrıca, doğal aromalara benzer aromalar da vardır.

Günümüzde En Fazla Tartışılan Katkı Maddeleri

- **Monosodyum Glutamate (MSG)**

Lezzet arttırıcı olarak en yaygın olarak kullanılan katkı maddesidir. Restoranlarda, fast-food, konserve gıdalar vb. işlenmiş gıda maddelerinde yaygın olarak kullanılmaktadır. Büyüme ve gelişmede, nöronlar üzerinde zararlı etkileri olduğuna yönelik çalışmalar bulunmaktadır (Olney, 1969). Ancak bu konuda yapılan çalışmalara devam edilmektedir.

- **Sentetik Gıda Boyaları**

Son yıllarda parlak mavi, kırmızı, sarı rengini veren sentetik boyaların alerjik etkilerinin fazla olduğu saptanmıştır (Kobylewski ve Jacobson, 2012). Yapay gıda boyalarının çocuklarda hiper aktivite ile ilgili olabileceği belirtilmiştir (Schab ve Trink., 2004). Eritrosin adı verilen kırmızı rengin, tiroid tümörü riskini arttırdığı saptanmıştır (Borzelleca, Capen ve Hallagan., 1987).

- **Sodyum Nitrit**

İşlenmiş et ürünlerinde, bakterilerin üremesini engellemek amacı ile yaygın olarak kullanılmaktadır. Aynı zamanda kırmızı bir renk verir. Tuzlu bir lezzet oluşturur. Bu tip katkı maddesi kullanılmış ürünler, yüksek ısıya maruz kaldıklarında nitrozamine dönüşebilir. Nitrozaminlerin fazla alınması mide kanserlerine neden olabilir (Jakszyn ve Gonzalez., 2006). Kolon kanserine neden olabilir (Doris ve diğerleri,. 2011), bu tip katkı maddeleri göğüs kanserlerine neden olabilir (Anderson ve diğerleri., 2018).

- **Guar Gum**

Guar zamkı gıdalara kıvam vermek, yoğunlaştırmak amacı ile kullanılan karbonhidrat türevi bir bileşiktir. Gıda endüstrisinde yaygın olarak dondurma, salata sosları, soslar ve çorbalarda kullanılmaktadır.

Yapılan araştırmalarda kabızlığı önleyici yönde etkili olduğu, hacım arttırıcı özelliği ile doyurucu özelliğinin olduğu saptanmıştır (Todd, Benfield ve Goa., 1990). Bu tip kıvam vericilerin kan şekerini ve serum lipoproteinlerinin düzeyinin kontrol edici yönde etkili olduğu saptanmıştır (Vuorinen-Markkola, Sinisalo ve Koivisto., 1992).

- **Nişasta Bazlı Şeker (NBŞ, Mısır Şurubu)**

Mısır nişastasından elde edilen, yüksek früktoz (meyve şekeri) içeren bir tadlandırıcıdır. Meyve suları, kolalı ve gazlı içeceklerde, kahvaltılık gevrekler ve atıştırmalık gıda maddelerinde yaygın olarak kullanılmaktadır. Bu tip tadlandırıcıların bileşiminde şeker dışında başka bir besin öğesi olmadığından boş kalori olarak tanımlanmaktadır.

Yapılan araştırmalar NBŞ'li gıda maddeleri ve içeceklerin tüketimi ve kilo alma ve obezite ile ilgili olduğu saptanmıştır. NBŞ, özellikle göbek yağı ve kan şekerini yükseltici yönde etkili olduğu saptanmıştır (Stanhope KL ve diğerleri., 2009). NBŞ'li katkı maddelerinin kalp, kanser ve şeker vb. hastalıkları tetikleyici yönde etkili olduğu saptanmıştır (Hunter P., 2012).

- **Yapay Tatlandırıcılar**

Son yıllarda kalorisi azaltılmış diyet gıdalarda, yapay tatlandırıcı kullanımı artmıştır. Yaygın olarak kullanılan yapay tatlandırıcılar arasında aspartam, sukraloz, sakarin, asesülfam, potasyum ve benzeridir.

Yapılan araştırmalarda yapay tatlandırıcıların kan şekerini etkilemediği ortaya çıkmıştır (Grotz VL. ve diğerleri., 2003). Bu tip tatlandırıcıların migren türü baş ağrılarını tetiklediği saptanmıştır (Van den Eeden, ve diğerleri., 1994).

- **Sodyum Benzoat**

Sodyum benzoat genellikle gazlı içecekler, salata sosları, turşular, meyve suları vb. asitli yiyeceklere eklenen bir koruyucu bir gıda maddesidir. Yapılan araştırmalar sodyum benzoatın 3 yaşındaki çocuklarda hiperaktiviteyi arttırıcı yönde etki ettiği saptanmıştır (Bateman, ve diğerleri., 2004).

Başka bir çalışma, sodyum benzoat içeren daha yüksek bir içecek alımının 475 üniversite öğrencisinde daha fazla aktivite bozukluğu işe odaklanama, beceri bozukluğu gibi semptomlara neden olduğu saptanmıştır (Beezhold, Johnston ve

Nochta., 2014). Sodyum benzoat tüketiminin konsantrasyon bozukluklarına neden olduğu saptanmıştır. Aynı zamanda kanserojen özelliklerdeki bileşikler nedeni ile riski olduğu vurgulanmıştır (Vânia Paula., 2015).

Tüketiciler yapay katkı maddeleri ve yapay tatlandırıcı katılmış gıda maddelerini %70 oranında tüketmek istememektedirler. Gıda katkı maddeleri gıda güvenliği konusunda en önemli konuların başında gelmektedir (IFIC 2018).

Çalışma Soruları

1. Gıda katkı maddelerinin kullanım amaçları nelerdir?
2. Gıda katkı maddelerinin, gıda katkı maddesi olarak tanımlanabilmesi için olması gereken özellikleri nelerdir?
3. Gıda katkı maddeleri genellikle hangi kaynaklardan elde edilmektedir?
4. Gıda katkı maddelerinin denetimi ve kullanımı ile ilgilenen uluslararası kuruluşlar nelerdir.
5. Gıda katkı maddeleri özelliklerine göre hangi amaçlarla sınıflandırılmaktardır?
6. GRAS, ADI ve E numaraları ne demektir?
7. Renk vermek amacı ile kullanılan katkı maddeleri nelerdir?
8. Antimikrobiyal katkı maddelerinin özellikleri nelerdir? Hangi amaçlarla kullanılmaktadır?
9. Antioksidant katkı maddeleri nelerdir? Hangi amaçlarla ,hangi tip gıda maddelerinde kullanılmaktadır?
10. Stabilizatör özellikteki gıda katkı maddeleri nelerdir? Hangi amaçlarla, hangi tür gıda maddelerinde kullanılmaktadır?
11. Tadlandırıcı katkı maddeleri nelerdir? Hangi tür gıda maddelerinde,hangi amaçlarla kullanılmaktadır?,
12. Kıvam arttırıcı maddeler nelerdir? Hangi amaçlarla, hangi tür gıda maddelerinde kullanılmaktadır?

Kaynaklar

Anderson JJ et al. (2018) Red And Processed Meat Consumption and Breast Cancer: UK Biobank Cohort Study and Meta-Analysis. *Eur J Cancer.* 90:73-82. doi: 10.1016/j.ejca.2017.11.022. Epub 2017 Dec 21.

Arnold LE, Lofthouse N,Hurt E.(2012). Artificial Food Colors and Attention-Deficit/Hyperactivity Symptoms: Conclusions to Dye for.*Neurotherapeutics.* 9(3): 599–609.doi: 10.1007/s13311-012-0133-x

Bateman B, et al. (2004). The Effects of A Double Blind, Placebo Controlled, Artificial Food Colourings and Benzoate Preservative Challenge on Hyperactivity in A General Population Sample of Preschool Children. *Arch Dis Child.* 89(6):506-11.

Beezhold BL, Johnston CS, Nochta KA. (2014). Sodium Benzoate-Rich Beverage Consumption ıs Associated with Increased Reporting of ADHD Symptoms ın College Students: a pilot investigation. *J Atten Disord.* 18(3):236-41. doi: 10.1177/1087054712443156.

Boğa, A., Binokay S. (2010) Gıda Katkı Maddeleri ve Sağlığımıza Etkileri. *Arşiv.* 19: 141-154 Doğal tadlandırıcılar; http://www.kanegrade.com/natural-colours.html

Borzelleca JF[1], Capen CC, Hallagan JB. (1987). Lifetime Toxicity/carcinogenicity Study of FD & C Red No. 3 (erythrosine) in rats. *Food Chem Toxicol.* 25(10):723-33.

Doris S. M. et al. (2011). Red and Processed Meat and Colorectal Cancer Incidence: Meta-Analysis of Prospective Studie.*PLoS One.* 6(6): e20456. doi: 10.1371/journal.pone.0020456.

Grotz VL.et al. (2003). Lack of Effect of Sucralose on Glucose Homeostasis ın Subjects With Type 2 Diabetes. J Am Diet *Assoc.* 103(12):1607-12.

IFIC (The International Food Information Council) Foundation's 2018. https://foodinsight.org/wp-content/uploads/2018/05/2018-FHS-Report-FINAL.pdf.

Jakszyn and Gonzalez CA. (2006). Nitrosamine and Related Food Intake and Gastric and Oesophageal Cancer Risk: A Systematic Review Of The Epidemiological Evidence. *World J Gastroenterol.* 21;12(27):4296-303.

Kobylewski S and Jacobson MF. (2012). Toxicology of Food Dyes. *Int J Occup Environ Health.* 18(3):220-46. doi: 10.1179/1077352512Z.00000000034.

Lagana P., et al. (2017). *Chemistry and Hygiene of Food Additives.* Sipringer Series editör. ISBN 978-3-319-57041-9 ISBN 978-3-319-57042-6 (eBook). https://mail.google.com/mail/u/0/?tab=rm&ogbl#inbox?projector=1

Olney JW. (1969). Brain Lesions, Obesity, and Other Disturbances in Mice Treated with Monosodium Glutamate. *Science.* 9;164(3880):719-21.

Öztürkcan SA., Acar S., (2017). Yaygın Olarak Kullanılan Antimikrobiyal Gıda Katkı Maddeleri ile İlgili Genel Bir Değerlendirme *IGUSABDER,* 1: 1-17. https://dergipark.org.tr/download/article-file/281562

Poul M, Jarry G, Elhkim MO, Poul JM. (2009). Lack of Genotoxic Effect of Food Dyes Amaranth, Sunset Yellow and Tartrazine and Their Metabolites in The Gut Micronucleus Assay in Mice. *Food Chem Toxicol.* 47(2):443-8. doi: 10.1016/j.fct.2008.11.034. Epub 2008 Dec 6.

Rao TP., et al. (2015). Post-Meal Perceivable Satiety and Subsequent Energy İntake with Intake of Partially Hydrolysed Guar Gum. *Br J Nutr.* 14;113(9):1489-98. doi: 10.1017/S0007114515000756.

Schab DW, Trinh NH (2004). Do Artificial Food Colors Promote Hyperactivity in Children with Hyperactive Syndromes? A Meta-Analysis of Double-Blind Placebo-Controlled Trials. *J Dev Behav Pediatr.* Dec;25(6):423-34.

Stanhope KL et al. (2009). Consuming Fructose-Sweetened, Not Glucose-Sweetened, Beverages İncreases Visceral Adiposity and Lipids and Decreases İnsulin Sensitivity in Overweight/ Obese Humans. *J Clin Invest.* 119(5):1322-34. doi: 10.1172/JCI37385. Epub 2009 Apr 20.

Hunter P., (2012). The Inflammation Theory of Disease. The Growing Realization That Chronic İnflammation is Crucial in Many Diseases Opens New Avenues for Treatment. *Science and Society* EMBO Rep. 13(11): 968–970. doi: 10.1038/embor.2012.142

Saltmarsh M. (ed). (2013) *Essential Guide to Food Additives (4th Edition).* Inglehurst Foods Limited, RSC Publıshıng. ISBN: 978-1-84973-560-5. https://mail.google.com/mail/u/0/?tab=rm&ogbl#inbox?projector=1

Todd PA, Benfield P and Goa KL (1990). Guar Gum. A Review of İts Pharmacological Properties, and Use As a Dietary Adjunct ın Hypercholesterolaemia. *Drugs.* 39(6):917-28.

Todd PA, Benfield P, Goa KL. (1990). Guar Gum. A Review of Its Pharmacological Properties, and Use as A Dietary Adjunct in Hypercholesterolaemia. *Drugs.* 1990 Jun;39(6):917-28.

Van den Eeden SK, et al, (1994). (1994). Aspartame Ingestion and Headaches: A Randomized Crossover Trial. *Neurology.* 44(10):1787-93.

Vânia Paula SS et al., (2015). Benzene as a Chemical Hazard in Processed Foods. *Int J Food Sci.* 2015; 2015: 545640. doi: 10.1155/2015/545640

Vuorinen-Markkola H, Sinisalo M, Koivisto VA(1992). Guar Gum in İnsulin-Dependent Diabetes: Effects on Glycemic Control and Serum Lipoproteins. *Am J Clin Nutr.* 56(6):1056-60.

11. BÖLÜM

SAĞLIKLI YAŞAM VE EGZERSİZ

Prof. Dr. Saime KÜÇÜKKÖMÜRLER
Gazi Üniversitesi

Dünyada teknolojik gelişmelere paralel olarak, yaşam ve çalışma koşullarındaki değişim insanların fiziksel aktivitelerini sınırlayıcı yönde etkili olmuştur. Günümüzde beden gücü yerine, beyin gücü ağırlıklı yaşam koşulları genellikle fiziksel aktivite ile ilgili faaliyetlerin sınırlandırılmasına neden olmuştur. Bu durum günümüzde fiziksel aktivite azlığına bağlı olarak birçok sağlık sorununun dünyada yaygınlaşmasına neden olmuştur.

Fiziksel aktivite veya egzersiz insan sağlığını olumlu yönde etkiler. Özellikle sürekli ve düzenli fiziksel aktivite veya benzer uğraşıların, kısa ve uzun süreli olarak insan sağlığını olumlu yönde etkileri bulunmaktadır. Fiziksel aktivite kişiler üzerinde, fiziksel, zihinsel ve duygusal yönden sağlığa katkıları bulunan aktivite türleridir. Kısaca fiziksel aktivitelerin düzenli ve devamlı olması insan yaşam kalitesini arttırır. İnsanların kendilerini iyi hissetmelerini sağlar. Günde en az 30 dakika süre ile yapılan fiziksel aktiviteler bile birçok avantajlardan yararlanılmasını sağlar.

Düzenli fiziksel aktivite ve egzersiz uygulamaları genellikle göz ardı edilen faaliyetlerdir. Bu tip faaliyetler her yaşta, herkesin kendi çapında yapabileceği uğraşılardır.

Sağlıklı alışkanlıklar geliştirmek zordur. Sağlıklı bakış açısı geliştirebilmek aynı zamanda bakış açımızı değiştirmeyi gerektirir. Ancak yaşam kalitemizi arttırmak için yaş, cinsiyet veya fiziksel yeteneğinize bakmadan, fiziksel aktivite veya spor faaliyetlerini yaşamın bir parçası haline getirmek gerekir. Sağlıklı bir yaşam tarzının insan yaşamına katkıları oldukça fazladır.

İnsanların daha mutlu ve sağlıklı olabilmesi için fiziksel aktivite ve egzersiz uygulamalarının sağlık üzerine olan etkileri ayrıntılı olarak verilmeye çalışılmıştır.

Düzenli Olarak Yapılan Fiziksel Aktiviteler ve Egzersiz Uygulamalarının İnsan Sağlığı Üzerine Etkileri.

- **Düzenli Egzersiz Kiloda Denge Sağlar.**

Egzersiz kilonun dengede olmasını sağlar. Egzersiz yapan kişiler zayıf ise kilo alması kolaylaşırken, kilolu olanlarda fazla kiloların verilerek normal kiloya ulaşmasına katkı sağlar.

Fiziksel aktivite ile birlikte kalori yakılarak enerjiye dönüşür. Fiziksel aktivitenin artmasına bağlı olarak enerjiye dönüşen, yakılan kalori miktarı artar.

Düzenli fiziksel faaliyetler vücudun yağ dengesini kontrol etmede oldukça önemlidir. Ancak yaşam koşulları nedeniyle düzenli fiziksel hareketler, faaliyetleri gerçekleşmek mümkün olmayabilir. Bu nedenle yaşam koşullarında yararlı egzersiz yerine geçebilecek faaliyetler yaşam bir parçası olarak değerlendirilmemelidir. Örneğin; kısa mesafelere araçla gitmek yerine, yürüyerek gitmek, asansör ile çıkılabilecek yerlere merdivenlerden yürümeyi tercih etmek vb. fiziksel faaliyetleri uygulamak ve alışkanlık haline getirmek gerekir.

Düzenli egzersiz yapma ile birlikte, doğru yemek yeme alışkanlığının birlikte olması gerekir. Bu şekilde aşırı kilo alımı önlenir, sağlıklı ve uygun bir kiloyu korumada yardımcı olabilir.

Fiziksel olarak aktif olmak, kilo verme hedeflerine ulaşmak için çok önemlidir. Kilo vermeye çalışmasanız bile, düzenli egzersiz, kalp ve damar sağlığını iyileştirebilir, bağışıklık sistemini güçlendirerek enerji seviyenizi artırabilir.

Yeterli ve dengeli beslenme kilo kontrolüne katkı sağlayabilir. Her gün sağlıklı bir kahvaltıyla güne başlamak çok önemlidir. Sabah kahvaltısı yapılmadığında daha sonraki öğünlerde enerji değeri yüksek gıda maddelerine eğilim artmaktadır. Bu nedenle öğün atlamamaya özen gösterilmelidir. Bunlara ek olarak, kahvaltı atlamak kan şekerini artırabilir ve bu durum yağın depolamasını arttırıcı yönde etki eder.

Günde en az beş porsiyon sebze ve meyve tüketmek çok yararlıdır. Besin değeri yüksek fakat, kalorisi kalori değeri yüksek olan yiyecekler kilo kontrolüne olumlu yönde etki eder.

Gazlı içecekler ve meyve suları gibi şekerli içeceklerin tüketiminin sınırlandırılması, balık ve tavuk eti vb. yağ oranı az olan etlerin şeçilmesi de kilo kontrolünde oldukça önemlidir.

- **Düzenli Egzersiz Bağışıklık Sistemini Güçlendirerek, Hastalıklara Yakalanma Riskini Azaltır.**

Düzenli egzersiz kan dolaşımını hızlandırarak kalp damar hastalıklarına karşı koruyucu yönde etkili olur. Kan akımının hızlanması ile birlikte, kanın bileşiminde HDL (yüksek dansitileli protein) oranı artarak, iyi kolesterol oranını arttırıcı yönde etkili olur. Kanda iyi kaliteli kolesterolün artması ile kap damar hastalıklarına yakalanma riski azalır.

Düzenli aktivite ve sağlıklı bir diyet, önemli birçok sağlık sorunun azalmasını neden olabilir.

- Felç
- Yüksek tansiyon
- Tip 2 diyabet
- Depresyon
- Endişe, sıkıntı, kaygı vb. ruhsal sorunlar
- Değişik kanser türleri
- Eklem, mafsal iltihapları
- Düşmeler gibi
- Görme bozuklukları
- Metabolik sendrom, sağlık sorunlarının azalmasına neden olabilir.

Metabolik sendrom; sedander yaşam adı verilen, **çok az fiziksel hareket veya çok az hareket ederek**, halk dilinde tembel yaşam tarzı olan kişilerde obeziteye bağlı olarak, karın bölgesinde yağlanma ile ortaya çıkan sağlık sorunlarıdır. Bu tip yaşam tarzı, hiper tansiyon, diyabet, kan tirigliseritlerinde yükselme vb. birçok hastalığın birlikte ortaya çıkmasına neden olur.

Türkiye'de metabolik sendrom oranı yetişkin kişilerde 3/1 oranında oldukça fazladır. Metabolik sendrom oranı özellikle kadınlarda erkeklere göre daha fazladır. Özellikle düzenli egzersiz metabolik sendromu azaltıcı yönde etki etmektedir. Özellikle tempolu yürüyüş, yüzme, bisiklete binme vb. faaliyetler metabolik sendromu azaltıcı yönde etki etmektedir.

- **Düzenli Egzersiz Ruhsal Durumu İyileştirici Yönde Etki Eder.**

Düzenli aktivite veya fiziksel egzersizler, zihin faaliyetlerini de rahatlatıcı yönde etki eder. Fiziksel aktivitenin artması insanlarda endorfin üretimini uyarır. Endorfin hormonu mutluluk hormonu olarakta adlandırılmaktadır. **Endorfin** beyinde bulunan hipofiz bezinin ön lobu tarafından sentezlenen bir hormondur. İnsan vücudunda ağrıyan dokularda, ağrının azalması için vücutta bulunan bir çeşit morfin olan, peptid yapıda bulunan bir hormondur.

Endorfin, daha mutlu ve rahat hissetmemizi sağlayan bir beyin kimyasalıdır.

Sağlıklı bir diyetin yanı sıra egzersiz yapmak fiziki görünümü de güzelleştirir. Fiziki yönden çanlı ve güzel görünüm sağlar. Bu durumda kendinizi daha iyi hissedersiniz, bu durum da kendinize olan güveninizi ve özgüveninizi artırır.

Ruhsal durumun güzelleşmesi sadece diyet ve egzersiz ile ilgili değildir. Zihinsel sağlığın güzelleşebilmesinde, sağlıklı alışkanlıklar edinmek, sosyal bağlantılar kurmak da oldukça önemlidir. Gönüllü olarak, toplumsal aktivitelere katılmak, arkadaş, dost toplantıları vb. faaliyetler zihnin aktif olmasına ve serotonin seviyelerini yükselmesine neden olur.

Egzersizin kısa vadeli yararları arasında stresin azalması ve bilişsel işlevlerin artması yer almaktadır.

Düzenli egzersiz beyin aktivitelerini de arttırıcı yönde etki etmektedir. Beyin aktivitesinin artması ile kişilerde endişe, kaygı vb. olumsuz ruhsal duygular azalarak, rahatlama ve gevşeme meydana gelmektedir. Duyguların güzel olması, aynı zamanda kişilerin görünümünü de olumlu yönde etki etmektedir. Düzenli egzersiz yapan kişilerde kendine güven duygusu artmakta, sakin ve mutlu bir görünüm kazanmaktadırlar.

- **Düzenli Egzersiz Enerji Kullanımını Arttırır.**

Düzenli aktivite adele dokusunu güçlendirerek, vücut direncini arttırır. Düzenli aktivite ve egzersiz dokulara oksijenin daha kolay ulaşmasını sağlayarak kalp ve damar sisteminin güçlenmesi yönünde etki eder. Kalbin ve akciğerlerin güçlenmesi oksijenin alınması kullanılması gibi aktiviteler, vücuttaki yağ dokularının daha kolay enerjiye dönüşümünü, kullanılmasını destekleyici yönde etki eder. Bu nedenle bu tip kişiler daha aktifdirler.

Çok fazla sağlıksız yemek yedikten sonra genellikle uyuşuk hissederiz. Dengeli bir diyet ile vücudun gereksinim duyduğu yakıtı sağlanabilir.

Sağlıklı bir diyette aşağıdaki gıda maddelerinin bulunmasına özen gösterilmelidir.

- Tam tahıllardan yapılan ürünler
- Et, kurubaklagiller, yumurta
- Süt ürünleri
- Yağlı tohumlar
- Sebzeler, meyveler

Düzenli fiziksel egzersiz aynı zamanda kas gücünü ve kasın dayanıklılığı artırır, daha fazla enerji verir. Egzersiz dokuların oksijen ve besin ögelerinden yararlanmasını sağlar.

Günlük aktivitelere daha fazla enerji harcayacağınız için kardiyovasküler sisteminizin daha verimli çalışmasını sağlar.

- **Egzersiz Uyku Kalitesini Arttırır.**

Fiziksel aktivite uyku kalitesini arttırıcı yönde etki eder. Düzenli egzersiz, uykuya kolay dalabilmeyi sağlar. Derin ve kaliteli uyku ile insanı güne daha zinde olarak başlayabilir. İyi uyuma aynı zamanda, kısa sürede dinlenme demektir. İyi dinlenen bir kişi güne enerjik olarak başlama gücünü kazanır. Bu durum kişilerin iş ve yaşam başarısını kuvvetlendrici yönde etki eder.

Ayrıca daha iyi bir uyku teşvik ederek enerjiyi artırmaya yardımcı olur. Bu, daha hızlı uykuya dalmanıza ve daha derin bir uykuya dalmanıza yardımcı olur.

Yetersiz uyku çeşitli sorunları tetikleyebilir. Yorgun ve halsiz hissetmenin yanı sıra, yeterince uyumama durumunda, huzursuz ve karamsar olunabilir. Uyku kalitesinin iyi olmaması durumunda, yüksek tansiyon, diyabet ve kalp hastalığı vb. hastalıkları tetikleyici yönde etken olabilir. Buna benzer ruhsal durumlar yaşam kalitesini azaltabilir.

Uyku kalitesini artırmak için, her gece aynı saatte yatmaya özen gösterilmelidir. Kafein alımının azaltılması gerekir. İyi ve kaliteli bir uyku için, uygun bir ortamın yaratılması gerekir. Işıkların ve televizyonu kapatılması, oda sıcaklığının çok sıcak veya çok soğuk olmaması vb. etmenler uykuya dalmayı etkileyen etmenlerdir.

- **Düzenli Egzersiz Eğlenceli Zaman Geçirmenize ve Sosyalleşmenize Katkı Sağlar.**

Egzersiz ve fiziksel aktivite eğlenceli olabilir. Hoşlanılan bir aktivite sinir sisteminin rahatlamasını sağlar veya çok basit aktiviteler kişileri mutlu edebilir. Bu tip aktiviteler, arkadaşlar ve dostlar ile birlikte yapıldığında sosyalleşme yönünde etkili olabilir. Bu nedenle tek başına egzersiz veya aktivite türleri yerine gruplar halinde yapılan bu tür faaliyetler kişiler üzerinde çok yönlü olarak, rahatlatıcı yönde etki eder. Hoşlanılabilecek bir faaliyet bulmak veya faaliyetlere katılmak, kişilerin sosyalleşmesi yönünde etkili olmaktadır.

Egzersiz ve fiziksel aktiviteler genellikle kendimizi daha iyi hissetmemizi sağlamaktadır. Ancak etkili olarak bu tür faaliyetlerden yararlanabilmek için bu konudaki uzmanların görüşlerinden yararlanmak gerekir. Fiziksel faaliyet ve egzersizlerden yararlanabilmek için bazı temel prensiplerin bilinmesi gerekmektedir.

Kendini izole etmek zihinsel faaliyetleri de olumsuz yönde etki eder. Mümkün olduğunca, aile veya arkadaşlarla düzenli olarak zaman geçirmek ruhsal ve fiziksel olarak rahatlamayı sağlar.

- **Düzenli Egzersiz Yaşam Süresinin Uzatır.**

Sağlıklı yaşam alışkanlıklarını, yaşamın parçası olarak, günlük yaşama kattığımız sürece daha uzun bir yaşam şansını yakalayabiliriz. Yapılan araştırmalar, her gün sadece 30 dakika yürüyenlerin, nadiren egzersiz yapanlara kıyasla, erken ölüm riskini önemli ölçüde azaldığını göstermektedir. Sevdiklerinizle daha fazla zaman geçirmek, yürümeye devam etmek için yeterli bir nedendir. Beş dakikalık kısa yürüyüşlerle başlayan egzersizler, aşamalı olarak artırılmalıdır.

Fiziksel Aktivite ve Egzersiz Faaliyetlerinin Yararlı Olabilmesi İçin Gereken Temel Prensipler.

- Hafta en az 150 dakika orta derecede fiziksel aktivite bile yaşam kalitesi üzerinde oldukça etkili olmaktadır. Egzersiz yapmak için bu kadar zaman ayıramazsanız, gün boyunca aktiviteyi arttırmanın basit yolları aranmalıdır. Örneğin; araç kullanmak yerine yürümek, asansör yerine merdivenleri kullanmak gibi.
- Haftada en az bir kez 150 dakika orta yoğunluktaki aerobik aktivite veya haftada bir kez 75 dakika oldukça yoğun veya ağır aktivite faaliyeti veya bu tür faaliyetlerin birlikte yapılması yeterli olabilir. Yürüme, koşma, yüzme vb. aktiviteler, veya bu tür aktiviteler sağlığı olumlu yönde etkileyebilir.
- Dayanıklık egzersizleri, vücut adele dokularını kuvvetlendirici yönde etki eden faaliyetlerin düzenli olarak haftada bir veya iki defa birer saat sürelerle yapılması yeterlidir.

SPOR YAPANLARIN BESLENMESİNDEKİ TEMEL PRENSİPLER

Spor yapan kişilerin yaşamında ve beslenmesinde dikkat etmesi gereken bazı kurallar bulunmaktadır.

Spor Yapan Kişilerde Terlemeyle Su Kaybı

Spor yaparken sıvı ve elektrolitlerin dengesi oldukça önemlidir. Su kalori değeri olmamasına rağmen, insan vücudunun en fazla ihtiyaç duyduğu en büyük temel besin öğesidir. Daha önceki 6. ünitede suyun vücuttaki görevleri ve dağılımları verilmişti.

Doğumdan sonra bebeğin vücudundaki su oranı %75 iken bu oran yetişkinlikte %50-65'e kadar azalmaktadır. Yaşın ilerlemesine bağlı olarak insan vücudunda su oranı azalarak, yağ oranı fazlalaşmaktadır.

Suyun vücuttaki görevleri şöyle özetlenebilir:

- Su, kandaki glikoz, oksijen ve yağ asitlerini çalışan kaslara taşır.
- Su, idrarın bileşiminde karbondioksit ve laktik asit gibi metabolik atık ürünleri vücuttan atar.
- Su, egzersiz sırasında kaslardaki ısıyı emer ve terleme ile vücut ısısını düzenler.
- Su, yiyecekleri tükürük ve mide salgıları ile sindirmeye yardımcı olur.
- Su eklemleri, beyin, omurilik vb. organları besler.

İnsan vücudunda tüm biyokimyasal süreçler su yardımı ile gerçekleşmektedir. İnsan vücudu egzersiz veya benzeri fiziksel hareket yapmadığında bile, solunum, idrar vb. bağırsak hareketleri ile günde 2-3 litre su kaybedilmektedir.

Suyun bileşiminde pozitif (+) ve negatif (-) iyonlar (elektrolitler) bulunmaktadır. Bu iyonlar elektriksel aktivite gösterir. Sodyum ve klorür, magnezyum, potasyum ve kalsiyumdan suyun bileşiminde yaygın olarak bulunan iyonlardır. Elektrolitler, vücut sıvı dengesini, kas kasılmalarını ve nöron aktivitesini desteklemek için kanda, özellikle sodyum ve potasyumda iyon konsantrasyonları halinde bulunmalıdır.

Terleme ile vücuttan sadece su atılmamaktadır. Terleme ile su ile birlikte birçok mineral madde de (iyonlar) atılmaktadır. Terleme ile oluşan su kaybı fazla ise, sağlık sorunlarına neden olabilir. Terleme ile kandaki suyun azalması ile birlikte, kanın bileşiminde bulunan potasyum oranın fazlalaşması ile kalbin çalışması olumsuz yönde etkilenebilir.

Böbrekler su seviyelerini sürekli olarak ayarlayarak elektrolit dengesini sağlar.

İnsan vücudunda bulunan suyun 3/2 hücrelerin bileşiminde, hücre içi su olarak bulunur. İnsan vücudunda bulunan suyun 3/1 ise hücreler arasında ve kan damarlarında bulunur. Su hücre içi ve hücre dışı olarak tanımlansa da, devamlı olarak sıvıları arasında dengeli olarak dağılır.

Böbrekler vücuttaki sıvının dağılımından sorumludur. Böbrek üstü bezlerden salgılanan Antidiüretik hormon (ADH) ve aldesteron hormonu bu dengeyi düzenler. Vücuttaki sıvı hacmi %1 oranında dengelenir.

Ancak sıvı dengesi ishal, kusma, aşırı terleme vb. etmenlere bağlı olarak bozulabilir. Egzersiz çalışmaları sırasında vücutta su ve elektrolit dengesinin bozulması, performansı olumsuz yönde etkileyebilir.

Bu nedenle egzersiz sırasında su kaybının en kısa sürede tamamlanması gerekir. Ancak dikkat edilmesi gereken nokta, sadece su olarak içilmemesi gerekir. Su içine ilave edilen meyva suları suyu potasyum yönünden zenginleştirir. Su yerine ayran içilmesi su ile birlikte birçok mineral maddenin alımını sağlayacağından elektrolit dengesinin tamamlanmasını kolaylaştıracaktır.

Suyun elektrolitler ile birlikte alınması vücut sıcaklığının korur. Suyun hücre içi ve hücre dışı dengeli dağılımını kolaylaştırır. Bu şekilde kalp damar sisteminin çalışması rahatlar.

Suyun azalması hemen performansı etkilemeyebilir. Ancak sporcunun dayanıklılığını, bilişsel gücünü zayıflatır. Ancak susuzluk artarak devam ederse ani ölümlere kadar giden sonuçlara neden olabilir.

Tablo 15. Su Kaybına Bağlı Olarak Görülen Semptomlar

Az su kaybı	**Fazla su kaybı**	**Çok fazla su kaybı**
Performansda azalma	Tansiyon düşmesi	Mide bulantısı
Baş ağrısı	Hızlı kalp atışı (Taşikardi)	Kusma
Yorgunluk	Zayıf nabız	Başağrısı
Bilinç kaybı	Ellerde soğuma/titreme	El, yüz ve ayak bileklerinde şişkinlik
Kaslarda sertleşme	İdar miktarında azalma	Zihin karışıklığı
Gözlerde batma	Beyinde büzülme	Kaslarda güçsüzlük, kramp ve spazmlar
Ağız kuruluğu	Organ yetmezliği	Nöbet
Baş dönmesi	Ölüm	Ölüm
İştah kaybı		
Susama		

Egzersiz öncesi ve sonrasında vücut ağırlığında %1 değişim normaldir. Ancak bu oran %5 ve üzerinde ise riskli olarak değerlendirilebilir.

İdrar rengi vücuttaki su ve elektrolit dengesinin en güzel göstergelerinden biridir. Vücut susuz kalınca suyu vücutta tutabilmek amacı ile elektrolitleri tutmaya başlar. Bu durum idrarın renginin koyulaşmasına neden olur.

Ancak antibiyotik kullanımı, B vitamini hapları, antiinflamatur ilaçlar; kortizon, aspirin vb. ilaçlar ve pancar vb. kök sebzelerin bileşiminde bulunan karatinoidler ve antosiyoninler idrarın rengini etkileyebilir.

İdrarın renginin koyulaşması böbrek enfeksiyonu ve böbrek taşları vb. hastalıklarının göstergesi de olabilir.

İdrarın rengine göre vücuttan atılan su kaybı şu şekilde tanımlanabilir.

Tablo 16. İdrar Rengine Göre Su Kaybı

İdrar rengi	Su kaybı
Açık sarı	Çok iyi
Orta sarı	İdeal
Bulanık sarı	Hafif su kaybı
Koyu sarı	Önemli su kaybı
Koyu sarı veya turuncu	Oldukça kritik su kaybı

İnsan vücudunda su kaybı en fazla idrar yolu ile olmaktadır. Yetişkin bir kişi günde yaklaşık 1500 mL kadar suyu idrar yolu ile atmaktadır.

Günlük Vücuttan Atılan Su (%)

- 60'ı idrar yolu ile atılır.
- 30'u deri(cilt) ve solunum solu ile atılır.
- 5'i ter yolu ile atılır.
- 5'i bağırsak hareketleri ile atılmaktadır.

Fiziksel faaliyetler ve egzersizler sırasında hareketin artmasına bağlı olarak vücuttan su kaybı olmaktadır. Bu su kaybı terleme olarak tanımlanır. Terleme ile aynı zamanda vücutta oluşan ısı vücuda dağılır. Terleme ile vücuttan su ve elektrolit kaybı birlikte olmaktadır.

Fiziksel faaliyetin veya egzersizin türü ve süresine göre vücuttan su kaybı oranı değişmektedir. Terleme ile su kaybı saatte, 200 ml'den 2000 ml'ye kadar değişebilir.

Vücuttan su kaybı, genetik yapı, sporun türü, vücudun hacmi, sporun süresi, yoğunluğu, hava koşulları, kıyafet, yaş, sağlık durumu gibi etmenlerdir.

Terleme ile su ve elektrolit kaybı genellikle göz ardı edilen önemli etmenlerdendir. Bu nedenle fiziksel faaliyet ve egzersiz vb. uygulamalarda sağlığın korunmasında oldukça önemli etmenlerden biridir.

Spor Yapanlar İçin Günlük Önerilen Su Miktarları

- Yetişkin bir kişinin günlük su gereksinimi 2-3 mL arasındadır.
- Fiziksel faaliyet veya egzersiz uygulamalarında, günde 0.5-1.5 mL arasında ter yolu ile su kaybı olmaktadır.
- Yoğun egzersiz uygulamalarında özellikle çok sıcak havalarda atletlerde günde 3 mL kadar terleme ile su kaybı olabilir.
- Egzersiz uygulamaları ile kaybedilen 1 kg. ağırlık ile=Terleme ile kaybedilen 1 mL su kaybedilmektedir.
- Vücutta su ve elektrolit dengesini sağlayabilmek için, egzersiz uygulamalarından 2 saat önce yaklaşık 500 mL su tüketilmesi yararlı olacaktır.
- Egzersiz sırasında her 15 dakikada bir 150-300 mL su tüketilmesi gerekir.
- Vücuttan idrar ve ter yolu ile su kaybı 1200-1500 mL kadardır.

Yapılan sporun türüne, sporcunun vücut ağırlığına, çevre koşullarına vb. etmenlere göre vücuttan su kaybı miktarları değişiklik göstermektedir. Ancak vücuttan kaybolan suyun yerine konulması vücuttaki birçok metabolizmanın sağlıklı olarak çalışabilmesi için oldukça önemlidir.

Enerji Kaynakları

İnsan vücudunun temel yakıt kaynakları karbonhidratlar, yağlar ve proteinlerdir.

Özellikle karbonhidratlar yoğun veya uzun süreli faaliyetler için gerekli olan enerjinin birincil kaynağıdır. Günlük enerji en kolay karbonhidratların yakılması insan vücudunda metabolize olduktan sonra parçalanması sonucunda oluşur. Karbonhidratlardan sağlanan enerjinin bir kısmı kaslarda ve karaciğerde (%5) glikojen halinde yedek enerji olarak depolanır.

Fiziksel faaliyet veya egzersiz uygulamaları sırasında enerji kaynağı, yakıt olarak öncelikle karbonhidratlar kullanılır. Enerji harcaması devam ettiği sürece vücut glikojen depolarından sonra yağ depolarını enerji vermek amacı ile kullanır.

Protein ideal bir enerji kaynağı değildir ancak proteinleri yapısını oluşturan amino asitler vücudun yapı taşlarıdır. Proteinler, kas dokusunu en iyi şekilde oluşturarak; vücut dokusu, kemik dokusu ve deri dokularını oluşturur ve bu tür dokuların devamlı olarak onarılmasını sağlar.

1 gram karbonhidrat veya protein vücuda 4 kalori değerinde enerji verirken, bir gram yağ 9 kalori değerinde enerji vermektedir.

Karbonhidrat kaynakları un ve unlu gıda maddeleri, bulgur, pirinç, makarna, kurubaklagiller ve patates vb. kök sebzeler ve meyvelerdir.

Karbonhidrat kaynakları en kolay enerjiye dönüşebilen kaynaklardır. Bu nedenle yoğun enerji harcaması gerektiren aktivitelerde, egzersizlerde ve dayanıklılık gerektiren spor türlerinde en iyi enerji kaynaklarıdır.

Karbonhidratların enerji kaynağı olarak kullanılması, yağ metabolizmasının yakıt olarak kullanılmasını destekler. Karbonhidratların enerji olarak kullanılması yorgunluğu geciktirir ve merkezi sinir sisteminin çalışmasını destekler. Yeterli karbonhidrat alımı glikojen depolarının ve protein depolarının tükenmesini geciktirir, merkezi sinir sisteminin çalışmasını destekler.

Yeterli miktarda karbonhidrat alımı proteinlerin enerji vermek amacı ile kullanılmasını engeller. Proteinlerin temel görevi hücrelerin yapımı, yenilenmesi, onarımı vb. görevleridir. Ancak ortamda yeterli oranlar enerji sağlamak amacı ile karbonhidrat ve yağ olmadığında enerji vermek amacı ile de kullanılmaktadır. Bu nedenle yeme alışkanlıklarımızda yeterli oranlarda karbonhidratların bulunması, aynı zamanda proteinlerin asıl görevlerini yapmasını sağlar.

Karbonhidratlardan yararlanırken, işlenmiş ve rafine karbonhidrat kaynağı yerine, doğal karbonhidrat kaynaklarının tercih edilmesi yararlı olacaktır.

Karbonhidratların Sınıflandırılması

Basit karbonhidratlar

Bu grupta yer alan karbonhidratlara basit şekerler adı verilmektedir. Monosakkaritler ve disakkaritler bu grupta yer almaktadır.

Monosakkaritler (Tek Şekerler)

Glikoz, dekstroz olarak da bilinen glikoz, doğal olarak gıda maddelerin yapısında bulunan ve aynı zamanda kanda bulunan bir şekerdir. Glikozun kanda kullanılabilmesi, vücutta metabolize olabilmesi için insülin gereklidir. Pankreasdan salgılanan ünsilin hormonu kan şekerinin kullanımını denetler.

Früktoz, meyve şekeri olarak adlandırılır. Früktoz, bal ve meyvelerde, metabolize olması için insülin gerekmez. İnce bağırsaktan emilir ve ve karaciğere taşınır. Karaciğerde yüzde 50'si glikoza dönüşür.

Galaktoz, süt şekeri olarak da bilinir. Galaktoz, süt ürünlerinde bulunur. Glikoz ile birleştirildiğinde süt şekeri laktozu oluşturur. Galaktoz, enerji metabolizmasında kullanılabilmesi için glikoza dönüşmesi gerekmektedir.

İki monosakarit molekülünün birleşmesi bir disakarit veya **2 şekerler oluşturur.**

Her disakkaritin bileşiminde 1 glikoz molekülü bulunmaktadır.

Sükroz (Glikoz ve fruktoz) genellikle beyaz şeker halinde bulunur. Şeker pancarından elde edilen şeker, kahverengi şeker, bal, mısır şurubu ve früktoz açısından zengin mısır şurubu, nişasta bazlı şekerlerin (NBŞ) bileşiminde bulunur.

Bal, yüksek fruktoz içeriği nedeniyle yaklaşık yüzde 40 oranında sofra şekerinden daha tatlıdır.

NBŞ yaklaşık yüzde 42 fruktoz içerir.

Laktoz (Glikoz ve Galaktoz moleküllerinden oluşmuştur) sütteki doğal olarak bulunan şekerdir. Laktoz intoleransı olan insanlar bu şekeri sindirmekte zorlanırlar çünkü bu işlem için gerekli olan yeterli miktarda laktaz enzimi ince bağırsaklar tarafından salgılanmamaktadır. Laktoz içermeyen içecekler soya, badem, hindistan cevizi vb.dir.

Maltoz (glikoz moleküllerinden oluşmuştur), malt şekeri olarak da bilinir ve nişastanın parçalanması ile üretilir. Bira, tahıl, ekmek vb. mayalandırılarak yapılan gıda maddelerinin bileşiminde bulunmaktadır.

Şekerler genellikle en çok hoşlanılan gıda maddeleridir. Ancak şeker tüketimi kolaylıkla bağımlılığa dönüşebilir.

Monosakkaritler çoğunlukla doğrudan, hiçbir değişikliğe uğramadan, ağızdan emilerek kana karışmaktadır. Ancak disakkaritler ince bağırsaklarda, enzimler yardımı ile monosakkaritlere kadar parçalandıktan sonra emilebilirler.

Günlük şeker gereksinimi kadınlarda 6 çay kaşığı iken, erkeklerde 9 çay kaşığı kadardır. Egzersiz ve spor faaliyetlerinde enerji gereksinimi için çay şekeri gibi, saf karbonhidrat kaynağı yerine, kuru üzüm, erik vb. veya taze havuç, elma, muz vb. sebze ve meyveler tercih edilmelidir. Bu tip gıda maddelerinin doğal yapısında bulunan şekerlerden yararlanmak sağlık açısından daha yararlıdır.

Kompleks Karbonhidratlar-Polisakkaritler (Çok Şekerler)

Nişasta, karbonhidratların bitkilerde depolanma şeklidir. Buğday, mısır, bezelye, fasulye, patates ve kök sebzelerde bol miktarda bulunmaktadır.

Bitkisel kaynaklarda bulunan nişastalar özelliklerine göre iki grupta incelenebilir.

Amiloz: Pirinç, arpa, mısır, yulaf, patates ve muzda yoğun olarak bulunmaktadır. Bu tip nişastalar yavaş sindirilir ve yavaş emilir.

Amilopektin: Patatesler vb. kök sebzelerde bulunur. Bu tip nişastalar oldukça hızlı sindirilir ve hızlı bir şekilde emilir.

Glikojen: İnsanların ve hayvanların kas dokusu ve karaciğerlerinde depolanmış olan bulunan polisakaritidir. Kas glikojeni, aktif kaslar için ana enerji kaynağıdır.

Posa(Lif): Bileşiminde nişasta bulunmayan bir polisakaritdir. Sadece bitkisel kaynaklı gıda maddelerinin bileşiminde bulunmaktadır. Meyvelerin yaprakları, gövdeleri, kökleri, tohumları ve kabuğunda bulunmaktadır.

Lifler özelliklerine göre iki gruba ayrılabilir

Suda çözünen posalar: Pektin (meyve, sebzeler, baklagiller, patates) ve guar zamkı (yulaf, baklagiller, arpa, kahverengi pirinç, bezelye, havuç, meyve).

Suda çözünmeyen posalar: Hemiselüloz (tahıl taneleri), selüloz (sebzeler), ligninler (odunsu bitkiler), müsilaj (bitki özleri) ve zamklar (baklagil tohumu bitkileri, deniz yosunu).

Posa sindirimi yavaşlatır, doygunluğu arttırır ve kolay dışkılamayı sağlar. Bağırsaklardaki yiyecek artıklarının vücuttan atılmasını kolaylaştırır. Ancak yoğun egzersizlerde posa yönünden zengin gıda maddeleri mide bulantısı tetikleyip bağırsak hareketlerini arttırıcı yönde etki edebileceği için, az tercih edilmelidir. Önerilen günlük posa miktarı 20 ila 35 gr. kadardır.

Protein

Proteinler yeni dokuların oluşması, onarımı ve dokuların yenilenmesinde önemli görevleri bulunan besin öğeleridir. Enzimler ve hormonlar oluşması, kas doku, kemik doku vb. tüm doku çeşitleri proteinler vasıtasıyla yapılmaktadır. Ancak son yıllarda kas dokusunun oluşması, dayanıklılığı arttırmak gibi birçok amaçla toz protein bileşikleri gibı karışımlar kullanılmaktadır. Ancak bu tip karışımların çoğunlukla, insan sağlığı üzerine olumsuz yönde etkileri bulunmaktadır. Protein kaynaklarını tanıyarak doğal kaynaklardan yararlanmak gerekir.

Proteinler aminoasitlerin birleşmesi ile oluşmuş azotlu organik bileşiklerdir. Aminoasitler peptid bağları ile birbirlerine bağlanmıştır. İnsan vücudunun sağlıklı olarak çalışabilmesi için 20 farklı türde aminoaside gereksinim bulunmaktadır. bu aminoasitlerden dokuzu insan vücudu tarafından sentezlenemediği için, vücudun sağlıklı olarak çalışabilmesi için gıda maddeleri ile dışarıdan alınması gerekir. Bu nedenle bu aminoasitlere elzem aminoasitler adı verilmektedir.

Elzem/Esansiyel Aminoasitler

- Triptofan
- Trionin
- Methionin
- Fenilalanin
- Histidin
- Lizin
- İzolisin
- Lusin
- Valin

Elzem aminoasitler vücutta sentezlenemez, bu nedenle yiyeceklerle alınması gerekir. Bunlara esansiyel/elzem amino asitler denir.

BCAA-Dallı zincirli aminoasitler (lösin, izolösin, valin), iskelet kasları için enerji vermek amacı ile kullanılmaktadır. Uzun süreli egzersizler sırasında, kas glikojeni azalır ve kaslar yakıt olarak dallı zincirli aminoasitleri kullanır. Bu amino asitler kasların dayanıklılık düzeyini artırarak kasların yorulma süresini uzattığı ileri sürülmektedir.

Protein Kaynakları

Proteinler hayvansal ve bitkisel protein kaynakları olarak gruplandırılabilir.

Hayvansal kaynaklı proteinler, kırmızı etler, kümes hayvanları, deniz ürünleri, yumurta ve süt ürünleri bulunur. Özellikle hayvansal kaynaklı proteinlerin kalitesi daha yüksektir.

Bitkisel kaynaklı proteinler fasulye, mercimek ve bezelye gibi baklagiller ve fındık, ceviz, susam vb. yağlı tohumlar ve tanelerde bitkisel kaynaklı proteinler bulunmaktadır.

Proteine olan gereksinim bazı durumlarda artmaktadır.

- Yüksek seviyede fiziksel aktivite,
- Dayanıklılık ve güç odaklı fiziksel aktivite,
- Yaşa bağlı sağlık koşulları (osteoporoz vb.),
- Yanıkla ilgili sağlık koşulları,
- Kilo kaybını arttırmak için kalorileri sınırlandırmak,

- Kanser ve böbrek hastalığı gibi sağlık koşulları protein gereksiniminin arttığı durumlardır.

Protein Kaynakları

Hayvansal kaynaklı proteinlerle birlikte aynı zamanda insan yaşamında önemli görevleri bulunan vitaminler ve mineral maddelerde bulunmaktadır.

Hayvansal kaynaklı proteinlerin bileşiminde yaygın olarak bulunan besin öğeleri; B_{12} vitamini, Omega-3, Çinko, Demir yaygın olarak bulunmaktadır.

Sadece hayvansal kaynaklı gıda maddelerini bileşiminde bulunan demire hem demir adı verilmektedir. Hem demiri, sadece et, kümes hayvanları, kabuklu deniz ürünleri ve balıklarda bulunur. Hem olmayan demir, bitki ve hayvansal gıdaların bileşiminde bulunmaktadır. Hem demir, hem olmayan demire göre daha kolay emilir. Örneğin, ette bulunan hem-demir yaklaşık % 20-30'u emilirken ıspanakta bulunan hem olmayan demir % 5 -10'u emilmektedir.

Bitkisel kaynaklı proteinlerde yaygın olarak bulunan besin öğeleri ise şunlardır:

Magnezyum, folik Asit (Folat), Kalsiyum.

Bu nedenle hem bitkisel, hem de hayvansal kaynaklı proteinlerin birlikte tüketilmesi insan sağlığı açısından oldukça önemlidir.

Protein Gereksinimi

Vücudumuzda karbonhidratlar ve yağlar gibi proteinler depolanamaz. Bu nedenle protein gereksiniminin günlük olarak karşılanması gerekir. Yetişkin sağlıklı kişilerin ideal kilo başına günlük 1 gr. kadar protein tüketmesi önerilmektedir. Ancak sporcuların, yaptığı spor türüne göre farklılık göstermesine rağmen, ortalama ideal kilo başına önerilen oran 2 gr. kadardır. Egzersiz sırasındaki toplam enerji harcamasının sadece % 20'i proteinden gelmesine dikkat edilmelidir. Vücudunuz doğrudan yakıt kaynağı olarak protein kullanıyorsa, kas dokusunun arttırılması yerine kas dokusu kaybedilebilir. Bu nedenle yeterli ve dengeli beslenmek gerekir.

Yağlar

Yağlar temel enerji kaynağıdır. Yağların sindiriminin yavaş olması nedeniyle, aynı zamanda uzun süre tokluk sağlayıcı özelliği bulunmaktadır. Yağlar açıkmayı geciktirerek daha az yemek yemeği teşvik eder.

Yağların doğal yapısında, yağda çözünen vitaminler (A, D, E, K) bulunmaktadır. Yağların bileşiminde insan tarafından üretilemeyen elzem yağ asitleri bulunmaktadır. Yağlar epitel doku altında (Cilt altı) depolanarak, ısı yalıtımını sağlar ve hayati organları korur.

Yağların fazla tüketilmesi obeziteye neden olabilir. Doğal kaynaklardan, özellikle bitkilerden elde edilen yağlar öncelikle tercih edilmelidir. Yağlar özelliklerine göre doymuş ve doymamış yağlar olarak gruplandırılmaktadır.

Doymuş Yağlar

Doymuş yağlar genellikle hayvansal kaynaklı gıda maddelerinin bileşiminde bulunmaktadır. Sığır eti, yumurta sarısı, peynir, tam yağlı süt ve tereyağı gibi hayvansal ürünlerde bulunmaktadır. Doymuş yağlar genellikle oda sıcaklığında katı halde bulunurlar. Bitkisel kaynaklı gıdalarda ise kakao ve hindistan cevizi yağında bulunur.

Doymamış Yağlar

Doymamış yağlar genellikle bitkisel kaynaklı yağlardır ve oda sıcaklığında sıvı halde bulunmaktadırlar. Doymamış yağlar iki grupta incelenebilir.

Tekli doymamış yağlar (omega-9). Tekli doymamış yağlar genellikle kandaki kolesterol seviyesini azaltıcı yönde etkili olmaktadırlar. Badem, ceviz, fındık, susam vb. yağlı tohumlar ve zeytinyağı en iyi tekli doymamış yağ kaynaklarıdır.

Çoklu doymamış yağlar (omega-3 ve omega-6). Çoklu doymamış yağlar insan vücudu tarafından üretilemez, bu nedenle bu tip yağların gıdalar ile birlikte alınması gerekmektedir. Çoklu doymamış yağlar, kan pıhtılaşmasında kas hareketine yardımcı olur ve hücre zarı iltihaplanmalarını azaltıcı yönde etkili olmaktadır.

Hamsi, yayın balığı, uskumru, somon, ton balığı vb. yağlı balıklar ve karides iyi omega-3 kaynaklarıdır. Keten tohumu, kabak çekirdeği ve soya fasulyesi, mısır yağları omega-6'nın iyi kaynaklarıdır.

Trans yağlar ise kısmen hidrojenlendirilmiş yağlardır. Kimyasal işlemler ile doymamış yağlar, doymuş yağlara dönüşmektedir. Bu tür yağlar oda sıcaklığında katı halde bulunur. Bu nedenle doğal olmayan yağlardır.

Yapay trans yağların kullanımı kolaydır ve ucuzdurlar. Birçok yiyeceğin raf ömrünü uzattığı için özellikle işlenmiş gıdaların yapımında yaygın olarak kullanılmaktadır. Margarinler, trans yağlardan yapılır. Araştırmalar bu tip yağların kötü kolesterolü artırdığı ve kalp hastalığı ve felç vb. sağlık sorunları riskini arttırdığını göstermektedir.

Yağ Gereksinimi

Günlük önerilen yağ gereksinimi ideal kilo başına en az 1 gr. kadardır. Çok fazla veya çok az yağ, sağlığa ve performansa zarar verebilir. Hiçbir yağ çok kötü olarak tanımlanmasa bile özellikle tekli ve çoklu yağ asitlerinin yaygın olduğu yağların tercih edilmesi önerilmektedir. Zeytinyağı, badem, fıstık, ceviz, ayçekirdeği, kabak çekirdeği, tam yağlı sütler, yağlı balıklar tereyağı, yumurta, yağlı peynir, dana eti vb. gıda maddeleri iyi kaliteli yağlar açısından zengindir.

Vitaminler

Vitaminler, çözünürlüklerine göre sınıflandırılmış organik bileşiklerdir. Vitaminler yağda çözünür (A, D, E, K) ve suda çözünür (B grubu ve C) vitaminler olarak iki grupta incelenebilir.

Yağda çözünen vitaminlerin emilebilmesi için yağ gerekir. Yağda eriyen vitaminler karaciğerde ve yağ dokularında depolanır. Yağlar insan vücudunda gereksinim duyuldukça kullanılmaktadır. Yağda çözünebilen vitaminlerin fazlası depolanmaktadır.

Buna karşılık, suda çözünür vitaminler suda kolaylıkla çözünebilirler. Suda çözünebilen vitaminler vücutta depolanamazlar. Bu vitaminler kolayca parçalanır ve idrar yolu ile atılmaktadır.

Vitaminler kalori değeri olan bileşikler değildir. Fakat gıda maddelerinden enerji üretiminde önemli görevleri olan kimyasal bileşiklerdir.

Mineral Maddeler

Mineral maddeler inorganik elementlerdir. Mineral maddeler makro mineral maddeler ve iz elementler olarak sınıflandırılmaktadır.

Makro mineral maddelere günde 100 mg'dan fazla gereksinim duyulmaktadır. İz elementlere günde 20 mg'dan daha az miktarlarda gereksinim vardır.

Mineral maddelerin yetersiz alımı birçok sağlık sorununa neden olabilir.

Bir veya daha fazla yiyecek grubunu tüketmeyen, yetersiz ve dengesiz beslenenlerde kilo alma veya aşırı kilo verme durumu genellikle beslenme bozukluğuna bağlı sağlık sorunları olduğunun göstergesi olabilir.

Çalışma Soruları

1. Düzenli fiziksel faaliyet ve egzersiz insanların kilolarını nasıl etki eder?
2. Endorfin ve egzersiz arasındaki etkileşim nasıl olmaktadır?
3. Egzersizin enerji kullanımına olan etkisi nasıldır?
4. Egzersizin hastalıklar üzerine etkisi nasıldır?
5. Egzersizin sosyalleşme üzerine etkisi nasıldır?
6. Egzersizin yaşlanma üzerine etkisi nasıldır?
7. Vücutta su dengesi nasıl sağlanmaktadır?
8. Düzenli egzersiz uygulamalarında temel prensipler nelerdir?
9. Terleme ile su kaybı arttıkça ne tip sağlık sorunları oluşur?
10. İdrar rengine göre vücuttan su kaybı nasıl değerlendirilebilir?
11. Sporda su kaybı nasıl tamamlanmalıdır?
12. Sporda karbonhidratlar nasıl kullanılmalıdır?
13. Sporda proteinler nasıl kullanılmalıdır?
14. Sporda yağlar nasıl kullanılmalıdır?

Kaynaklar

Clark N., (2018). *Nancy Clark's Sports Nutrition Guidebook* (5th Edition) PDF. https://us.humankinetics.com/products/nancy-clarks-sports-nutrition-guidebook-5th-edition-pdf

Ersoy G., Hasbay A. (2008). *Sporcu Beslenmesi*. Sağlık Bakanlığı Yayın No: 726. ISBN : 978-975-590-242-5

Fink HH., Mikesky AE., (2018). *Practical Applications in Sports Nutrition*. Jones and Bartlett Learning, 5 Wall St, Burlington, MA 10803. Softcover book, 519 pp ISBN-13:9781284101393.

Michalczyk MM. Et al. (2014). Low- or High Carbohydrate Diet for Athletes? Trends in sport Science.4(21)207-212. DOI: https://doi.org/10.1016/j.jneb.2018.05.008

Negro M., et al. (2013). Sports Nutrition Science: An Essential Overview. Progress in Nutrition. 15(1):3-30.

Rudarlı NG. (2018). *Spor ve Beslenme*. http://www.tvf.org.tr/wp-content/uploads/ 2018/04/1_kademe_spor_beslenme.pdf.

Sports Nutrition (UCD seminar) (2019) file:///C:/Users/User/Downloads/Sports%20Nutrition%20Talk%20UCD%20seminar.pdf

Sumbal M (2018). *Essential Sports Nutrition, A Guıde To Optımal Performance For Every Actıve Person*. Copyright. By Rockridge Press, Emeryville, California. ISBN: Print 978-1-64152-169-7 | Ebook 978-1-64152-170-3.

Torun H., (2018). *Sporcu Beslenmesi* - https://slideplayer.biz.tr/slide/2874785/

12. BÖLÜM

OBEZİTE İLE MÜCADELE

Prof. Dr. Saime KÜÇÜKKÖMÜRLER
Gazi Üniversitesi

Son yıllarda teknolojik gelişmelerin artması, insan gücüne dayalı işlerin azalması vb. yaşam koşullarının değişmesine paralel olarak tüm dünyada şişmanlık, obezite adı ile tanımlanan fazla kilo alımı beraberinde birçok sağlık sorunlarına neden olmaktadır. Obezite günümüzde hem gelişmiş hem de gelişmemiş birçok ülkede önemli sağlık sorunlarının başında gelmektedir. Obezite günümüzde tüm dünyada yaygınlaşmaya devam etmektedir.

Obezite vücutta sağlığı bozacak oranlarda yağın birikmesidir. Bedende yağ kütlesinin yağsız kütleye oranla fazla artması sonucunda boy uzunluğuna göre vücut ağırlığı arzulanan oranların üzerine çıkmasıdır. Obezitenin tanımlanmasında beden kitle endeksi kullanılmaktadır (BKİ). BKİ oranı için boyun kiloya oranı olarak tanımlanan boy kilo endeksi kullanılmaktadır (kg/m^2). boyun m^2'sinin kg bölünmesi ile elde edilen değere göre şişmanlık durumu olarak tanımlanmaktadır. Kilogram olarak ağırlığın, metre cinsinden uzunluğun karesine bölünmesi ile elde edilmektedir (kg/m^2).

İdeal kilo üzerinde olan değerler şişmanlığın başladığını göstermektedir. Ancak Boy Kilo İndeksi (BKİ) değerleri, 30 üzerinde obez olarak tanımlanır. Bu değer 40'un üzerinde ise morbid obez yani, hastalık derecesinde şişman olarak tanımlanmaktadır.

Tablo 17. Boy Kilo İndeksi (BKİ)

Kategori	**Boy Kilo İndeksi (kg/m^2)**
İdeal kilo altı	< 18,49
İdeal kilo	18.5 - 24,99
Fazla kilolu	25 - 29,99
Obez	> 30

2017 yılında yayınlanan OECD (Ekonomik Kalkınma ve İşbirliği Örgütü) raporuna göre, dünyada ortalama obezite oranı %19.5 dur.

- Obezite oranı en az olan ülke Japonya %3.7 ve Fransa %15.3'dır.
- Amerikada %38,2, Meksikada %32.4, Bulgaristanda %30, İngiltere'de %26.9 dur.
- Almanya'da %23.6 oranında obezite oranı oldukça fazladır.
- Türkiye'de ise %22.3 oranında OECD ülkelerinin üzerindedir.

Ülkemizde de diğer dünya ülkelerinde olduğu gibi obezite görülme sıklığı gün geçtikçe artmaktadır. T.C. Sağlık Bakanlığı tarafından yapılan "Türkiye Beslenme ve Sağlık Araştırması-2010" çalışma raporuna göre Türkiye'de obezite sıklığı (%).

- Erkeklerde 20,5
- Kadınlarda ise 41,0
- Toplamda ortalama 30.3 olarak bulunmuştur. Toplamda fazla kilolu olanlar %34.6, fazla kilolu ve şişman olanlar %64.9, çok şişman olanların oranı %2.9 olarak bulunmuştur.

Yapılan araştırmalar şişmanlığın çocukluk yaşlardan başlayarak arttığını göstermektedir.

Vücut yağ oranı BKİ ile doğrudan ilişkilidir. Obeziteyi etkileyen etmenler; yaş, cinsiyet, genetik yapı, kas kütlesi vb. etmenler insanlarda yağ dokusu oluşumunda etki etmektedirler. Ancak vücutta yağ dokusu artışı olurken, yağ dokusunun nerelerde oluştuğu veya yoğunlaştığına dair bilgi edinmek mümkün değildir. Bütün bunlara rağmen tüm dünyada yaygın olarak BKİ ölçümleri kullanılmaktadır.

OBEZİTE OLUŞUMUNU ETKİLEYEN ETMENLER

Günlük enerji harcamasından daha fazlasını tüketmek, enerji değeri fazla olan gıda maddelerinin tüketilmesi obeziteyi tetikleyen en büyük etmendir. Fazla alınan ve kullanılmayan kaloriler insan vücudunda yağ dokuları olarak depolanmaya başlar. Bu yağ dokuları zamanla belirli yerlerde toplanarak kilo artışına neden olur. Şişmanlığın uzun süre ve artarak devam etmesi durumunda obezite önemli bir sağlık sorunu oluşturmaya başlar. Obezite oluşumunu tetikleyen önemli nedenleri şunlardır:

Kişilerden Kaynaklanan Obezite Nedenleri

- Bol yağlı ve kalori değeri yüksek olan gıda maddelerinin tüketilmesi.
- Aktif olmayan, düzensiz yaşam tarzı, üşengeç ve tembel bir yapıda olmak vb.

- Yeterince uyumamak. Yetersiz uyku, hormonal değişikliklerine neden olarak kalori değeri yüksek olan gıda maddelerinin daha fazla tüketilmesine neden olmaktadır.
- Genetik yapı. Genlerimiz vücudun çalışma tarzını ve yağ yakışını belirlemektedir. Genetik olarak obeziteye yatkınlığı en çok etkileyen etmenlerdendir.
- Yaşın ilerlemesine bağlı olarak, hareketlerin ve metabolizmanın yavaşlaması kilo almayı kolaylaştırmaktadır.
- Hamilelik döneminde alınan kilolar, hamilelik sonrasında kalıcı olabilir.
- Bazı sağlık sorunları da kilo alımına neden olabilir.

SAĞLIK SORUNLARINA BAĞLI KİLO ALMA NEDENLERİ

- **Polikistik Over Sendromu (PKOS):** Kadınlarda oluşan yumurtalık kistleri. Genellikle kadın üreme hormonu bozukluğu kilo alımı, obeziteye neden olabilir.
- **Prader-Willi Sendromu:** Zeka geriliği, duygusal dengesizlik, kaslarda güç kaybı, kısa boy ve iştah bozukluğu. Bazı kişilerde doğuştan aşırı aç olma hali ve bu durumun neden olduğu nadir bir durumdur.
- **Cushing Sendromu:** Vücutta kortizol hormonun aşırı miktarda salgılanamaması.
- **Hipotiroit (Zayıflatıcı Tiroid):** Tiroid hormonunun yeterince salgılanaması.
- **Osteoartrit:** Halk arasında hareket azlığına bağlı olarak, el, kalça ve dizlerde görülen kireçlenme olarak da tanımlanan durumdur.

GENETİK, ÇEVRESEL VE PSİKOLOJİK VB. FAKTÖRLERİN OBEZİTE RİSKİ ÜZERİNE ETKİLERİ

- **Genetik yatkınlık**: Genetik olarak obeziteye yatkın olanlar, daha kolay kilo alabilirler. Bu nedenle genetik etmenlerin obezite oluşturma etkisi oldukça fazladır.
- **Çevresel etmenler**: Yemek yapma, yeme, dolaşma, gezme, arkadaşlık ilişkileri vb. alışkanlıklar obeziteyi etkileyen önemli etmenlerdir.

- **Psikolojik etmenler:** Duygusal rahatlık yemek yeme isteğini azaltırken, depresyon kilo alımına neden olabilir. Özellikle antidepresan ilaçlar kilo alma riskini arttırmaktadır.
- **Sigara içmeyi bırakmak:** Kilo alımına neden olmaktadır. Bu nedenle sigara bırakmaya karar verenlerin sigarayı bırakma ile birlikte,spora başlaması olumlu yönde etki etmektedir.
- **Çeşitli nedenlerle steroid hormonu veya doğum kontrolü ilaçlarını kullananlar** daha kolay kilo alabilmektedir.

OBEZİTENİN NEDEN OLDUĞU SAĞLIK SORUNLARI

Obezite birçok önemli sağlık sorunlarına neden olmaktadır. Obezite sadece fazla kilo alma olarak tanımlanmamalıdır. Obezite fazla kilo alımı ile birlikte, vücutta oldukça fazla oranlarda yağ dokusu birikmeye başlar. Vücutta biriken fazla yağ dokusu özellikle iç organların etrafını sararak, iç organların çalışmasını engeller. Fazla yağ dokusu kas ve kemik dokuları üzerine baskı yaparak, kas ve kemik dokularına zarar verir.

Obezite iç organların çalışmasını engelleyerek, birçok sağlık sorununun ortaya çıkmasına neden olmaktadır.

- **Tip 2 diyabet oranı artar.** Yaşın ilerlemesine bağlı olarak, pankreasdan salgılanan insülin hormonu miktarı azalmaktadır. Buna karşın bol şekerli ürünlerin tüketilmesi durumunda, pankreas yeterince insülin salgılayamaz. Ve insülin direnci gelişir. Bu nedenle obezite tip 2 diyabetin daha hızlı bir şekilde ortaya çıkmasına neden olmaktadır.
- **Kalp damar hastalıklarını artırır.** Obez olmak kan kolesterolü ve trigliserit seviyesini yükseltebilir. Dengesiz beslenmek kötü kolesterol seviyesinin artmasına, korner kalp hastalığına neden olur. Obezite aynı zamanda kalp yetmezliğine de yol açabilir.
- **Yüksek tansiyona neden olur.** Yüksek kan basıncı veya hiper tansiyon aslında nadiren görülen semptomlardandır. Ancak dikkat edilmezse kalp krizleri veya felç vb. önemli sağlık sorunlarına neden olabilir.
- **Bazı kanserlere neden olur.** Meme kanseri, kolon kanseri ve rahim kanseri obeziteye bağlı olarak en yaygın görülen kanser türleridir.
- **Safra kesesi taşlarına neden olur.** Safra kesesi taşları genellikle kolesterol türevi bileşiklerden oluşmaktadır. Safra kesenin çalışmasını engelleyerek vücutta yağ emilimini sağlayacak safra salgısı üretimi engellenir.

- **Karaciğer yağlanmasına neden olur.** Karaciğer yağlanması siroz hastalığına neden olur. Karaciğer küçülerek normal fonksiyonlarını yerine getiremez.
- **Uyku apnesi vb. solunum problemlerine neden olur.** Uyku sırasında nefes alamama nedeni ile yeterli bir dinlenme olmaz. Uykusuzluk gibi sorunlar da sinir sistemi ile bozuklukları tetikleyici yönde etki eder.
- **Eklem ağrılarına neden olur.** Eklemlerde şişlik ve ağrılar genellikle dolaşım bozukluğundan kaynaklanmaktadır. Obezite bir veya birkaç sağlık sorunun birlikte ortaya çıkmasına neden olabilmektedir.

OBESİTEYİ ÖNLEMEK İÇİN YAPILMASI GEREKENLER

- **Kalori Değeri Az Olan Gıda Maddeleri Tüketilmelidir.**

Obezite ile savaşmak için, akıllıca davranıp yediğimiz gıda maddelerinin ne kadar kalori verdiğini kontrol edebiliriz. Bu konu ile ilgili olarak Amerika ve Japonya'da yapılan bir araştırmada ortalama günde alınması gereken kaloriden daha az, 200 kalori daha az kalori alımının, 1/4 oranında, daha az kilo alımına neden olduğu saptanmıştır (Senauer ve Gemma., 1994).

- **Daha Fazla Fiziksel Aktivite ve Egzersiz Yapmalıdır.**

Obezitenin önlenmesi, sadece spor salonlarında egzersiz yapmak değildir. Fiziksel aktivite, aynı zamanda gün içinde ne kadar fazla aktif olduğunuzla ilgilidir. Fiziksel aktivitenin artmasına bağlı olarak kilo alımı azalmaktadır. Her gün artan adım sayısı bile kilo önlemede oldukça önemli bir yaklaşımdır. Fiziksel aktivitenin artması ruh sağlığını da olumlu yönde etkilemektedir.

- **Sağlıklı Beslenme Alışkanlığı Edinilmelidir.**

Özellikle son yıllarda kalp ve damar hastalıkları riski en az olan akdeniz diyeti, en sağlıklı diyet örneği olarak tanımlanmaktadır. Akdeniz diyetinin özelliği bol taze sebze ve meyve, tam tahıl ürünleri, kurubaklagiller ve deniz ürünlerinden oluşmaktadır. Akdeniz diyetinin temelinde özellikle zeytin yağı ve zeytin bulunmaktadır. Akdeniz diyetinde buna karşın özellikle kırmızı et tüketimi azdır. Bu tip diyetlerde şeker ve şekerden yapılan gıda maddeleri önerilmemektedir. Bu tip sağlıklı beslenme alışkanlıkları obezitenin önlenmesinde oldukça önemlidir.

OBEZİTENİN ÖNLENMESİNDE SAĞLIKLI BESLENME ALIŞKANLIKLARININ KAZANILMASI

Yapılan araştırmalar sağlıksız beslenme alışkanlıklarının obezite oluşumunda oldukça etkili olduğunu göstermektedir. Tüm dünyada ev dışı gıda tüketiminin önemli oranlarda arttığını göstermektedir.

Ev dışı gıda tüketiminde özellikle en fazla fast-food olarak tanımlanan genellikle, ayakta ve kısa sürede yenilebilen gıda maddeleri tüketimi oldukça yaygındır. Bu gıdalarla birlikte genellikle gazlı ve şekerli içecekler yaygın olarak tüketilmektedir.

Fast-food türü beslenme tarzının insan sağlığı üzerine çok yönlü etkileri bulunmaktadır.

Fast-Food Türü Beslenme Alışkanlığının Özelliği

Fast-food gıdaların servis edildiği alanlar, genellikle ucuz, kısa sürede hazırlanabilen, kolay ulaşılabilen, hazırlanması uzun sürmeyen, çeşidi bol, arkadaşlarla eğlenceli, sosyal ortamlar yaratan mekanlar olarak tanımlanmaktadır. Özellikle iş yoğunluğu fazla olan kişiler kısa sürece, ucuza değişik tip gıda maddelerine ulaşabilmektedirler. Bu tip gıda maddelerini evde hazırlama için daha çok zaman ve harcama yapılacağı vb. düşüncelerle fast-food tüketimi tüm dünyada hızlı bir şekilde yayılmaktadır.

Ancak fast-food gıdalar ve sağlık üzerine olan etkilerini ayrıntılı olarak incelenmesi gerekmektedir.

Fast-Food Gıda Maddeleri

Karbonhidrat

Fast-food türü gıda maddelerinin en önemli özelliği genellikle karbonhidrat oranın çok fazla olmasıdır. Bu tür gıda maddelerinin bileşiminde genellikle posa (lif) çok az veya hiç bulunmamaktadır.

Bu tip fast-food gıda maddeleri tüketimi sonucunda sindirim sisteminde karbonhidratlar parçalanması parçalanarak kan dolaşımına glikoz (şeker) olarak geçer. Sonuç olarak kan şekeri artar.

Bu arada pankreas insülin hormonu salgılayarak glikozu kullanmaya çalışır. İnsülin kan şeker düzeyinin ayarladıktan sonra fazla şekeri enerjiye dönüştürür.

Ancak genellikle yaşa bağlı olarak, çok miktarda karbonhidrat tüketimi sonucu insülin yeterli oranlarda salgılanamayabilir. Bu durumda Tip 2 şeker hastalığı riskini arttırmaktadır.

Özellikle obez olan kişilerde fazla karbonhidrat tüketimine paralel olarak Tip 2 şeker hastalığı görünme sıklığı %90 civarında oldukça fazladır.

Bu durumda fazla karbonhidrat tüketimine paralel olarak obezite riski artmaktadır.

Şeker ve Yağlar

Fast-food gıda maddeleri hazırlanırken çoğu kez şeker ilavesi ile tatlı tadı olan gıdalar hazırlanmaktadır. Tatlı tatda olan bu tür gıda maddeleri ve içecekler yaygın olarak tüketilmektedir. Beslenme uzmanları genellikle günlük şeker tüketimi en fazla 6-9 çay kaşığı kadar olmasını önermektedirler.

Ancak yapılan araştırmalar 350 mL olan gazlı bir içeceğin bileşiminde en az 8 çay kaşığı şeker olduğunu göstermektedir. Bu durum yaklaşık 40 gr. şeker ve yaklaşık 160 kalori demektir. Kısaca küçük bir şişe içilen gazlı-şekerli içecek önemli oranlarda enerji vermektedir. Bu tip şekerler sadece enerji verdiği, bileşiminde vitamin ve mineral maddeler bulunmadığı için boş kalori olarak tanımlanmaktadır.

Cips, kraker, kurabiye, tart, pizza vb. hamur işlerinin yapımında yaygın olarak kullanılan ticari yağların bileşiminde yaygın olarak trans yağlar bulunmaktadır. Trans yağlar bazen teknolojik olarak gıda üretiminde de olabilmektedir.

Trans yağlar kimyasal yapısı nedeniyle gıda sanayisi açısından gıdaların raf ömrünü uzatması ve ucuz olması vb. nedenlerle tercih edilmektedir. Ancak trans yağlar insan vücudunun tanımadığı yağlar olması nedeni ile insanlarda önemli sağlık sorunlarına neden olabilmektedir. Gıda maddelerinin bileşiminde trans yağların bulunması kanda kötü kolesterolün (LDL) artışına, Tip 2 şeker hastalığı ve kalp-damar hastalıklarına neden olmaktadır. Bu nedenle trans yağlar sağlıklı yağlar olarak kabul edilmemektedir.

Sodyum

Fast-food gıda maddelerinin bileşiminde yağ-şeker-tuz (sodyum) karışımının yağın olarak kullanılması bu tür gıda maddelerinin daha lezzetli olmasını sağlamaktadır. Bu nedenle fast-food gıdaların bileşiminde tuz da yaygın kullanılan katkı maddelerindendir.

Tuzun bileşiminde önemli miktarlarda sodyum bulunmaktadır. Gıdanın bileşiminde sodyum oranın fazla olması gıdaya tat katmasının yanında, gıda maddesinin raf ömrünü uzatıcı yönde etkili olmaktadır.

Ancak sodyum oranı yüksek olan gıda maddelerinin tüketilmesi özellikle kısa bir süre sonra midede ve karın bölgesinde şişkinliğe neden olmaktadır. Bunun nedeni sodyum oranı yüksek olan gıda maddelerinden kaynaklanmaktadır. Sodyumun su tutma kapasitesi oldukça fazladır.

Gıda maddelerinin bileşimindeki sodyumun yüksek olması, kan basıncını ve tansiyonu arttırır. Tansiyon yüksekliği insanlar için oldukça tehlikelidir. Fazla sodyum kalbe zehir etkisi yapar. Tuz damarlardaki basıncı arttırarak, damarların büzülmesine neden olur. Tuz astım krizlerini tetikler ve fazla tuz alımı mide kanserlerine zemin hazırlar. Tuzun fazla alımı gıdalarla alınan kalsiyumun kullanımını engelleyebilir.

Yapılan araştırmalar tüketicilerin fast-food tüketimi ile tahminlerinden daha fazla sodyum tükettiklerini göstermektedir. Yetişkinlerle yapılan araştırmada bir öğünde tahmin edilen sodyumdan 6 kat daha fazla sodyum tüketildiği ortaya konulmuştur (Moran, Ramiez ve Block., 2017). Bu araştırmada yetişkinlerin bir günde aldığı sodyum miktarı 1000 mg.'dan fazladır. Bu alanda çalışan uzmanlar yetişkinler için günde toplam 2300 mg. kadar sodyum almasını önermektedir. Bu çalışmada sadece bir öğünde bile günlük gereksinimin yarısı kadar sodyumun tüketildiğini göstermektedir.

Fast-food tüketimi ile kilo alma, şişmanlık hızlı bir şekilde artmaktadır. Kilo artışı ile solunum sisteminin çalışması olumsuz yönde etkilenmektedir. Kilo artışı ile sık sık nefes alma ve astım hastalığına yakalanma riskini artırmaktadır.

Kilo artışı ile birlikte yağ dokuları deri altında ve iç organların etrafında yoğunlaşmaktadır. Fazla alınan kilolar kalp ve akciğerler üzerine fazladan baskı yapar. Bu durumda kişiler nefes almakta güçlük çekerler. Kilolu kişilerin yürürken, merdiven çıkarken veya egzersiz yaparken güçlükle nefes alması bundan kaynaklanmaktadır.

Fast-food tüketiminin, çocuklarda solunum yolu rahatsızlığı hassasiyetini daha fazla arttırdığını göstermektedir. Yapılan bir araştırmada, haftada 3 kez fast-food tüketen çocuklarda astım görülme sıklığı 3 kat daha fazladır (Ellwood, ve diğerleri. 2013).

Fast-food merkezi sinir sitemi üzerinde etki etmektedir.

Fast-food tüketimi kısa vadede açlığı giderebilir. Ancak yapılan araştırmalar fast-food tüketim sıklığı fazla olan kişilerin, fast food tüketmeyenler göre %51 daha fazla depresyon görüldüğünü göstermektedir(Villegas ve diğerleri., 2012).

Fast-food cilt, saç ve tırnak yapısını olumsuz yönde etkileyebilir.

Yapılan araştırmalar, pizza ve çikolata vb. yağ oranı fazla olan gıda maddeleri kan şekerindeki ani yükselişe paralel olarak sivilce oluşumunu artırıcı yönde etkili olabilmektedir. Yapılan araştırmalar haftada en az üç kez, fast-food tüketenlerde çilt yüzeyinde kızarıklık, kaşıntı ve iltihaplı lekelere neden olabileceğini göstermektedir. Egzama adı verilen bu sağlık sorunu bir çeşit cilt hastalığıdır. Egzama, tahriş olmuş iltihaplı, kaşıntılı cilt lekelerine neden olan bir cilt rahatsızlığıdır.

Bir araştırmaya göre, haftada en az üç kez hızlı yemek yiyen çocuklar ve ergenlerin egzema gelişmesi daha olasılığının 3 kez daha fazla olduğunu göstermektedir (Cheng ve diğerleri., 2018)

Atıştırmalık gıda maddeleri tüketimi azaltılmalıdır.

Cips, patates kızartması, kraker, hamburger, pizza vb. kalori değeri çok fazla, ancak besin değeri genellikle çok fazla olmayan atıştırmalık gıda maddelerinin tüketiminden vazgeçilmelidir. Bu tip gıda maddelerinin doyurucu özelliği de oldukça azdır. Bu nedenle bu tip gıda maddeleri yedikçe daha çok yeme arzusu oluşmaktadır. Özellikle televizyon, bilgisayar vb. araçların karşısında dikkatin başka yöne odaklandığı zaman tüketim miktarı fark edilmeden artmaktadır. Atıştırmalık gıda maddelerinin genellikle hedefi adölesan dönemi gençlerdir. Yapılan araştırmalar reklamların atıştırmalık gıda maddeleri tüketimini arttırdığı ve bu durumun obeziteyi tetikleyen önemli etmenlerden biri olduğunu göstermektedir (Harris ve Graff, 2012).

Şekerli İçecek Tüketimi Obezite İlişkisi

Yapılan araştırmalar şekerli içecek tüketiminin aynı fast-food tüketimi gibi hızla arttığını göstermektedir. Şekerli içecek tüketimi ile obezite oluşumu arasında kuvvetli ilişki bulunmaktadır.

Evlerde kullanılan şeker çay şekeri sakkarozdur. Sakkaroz büyük oranlarda glikoz + fruktoz'dan oluşmuştur.

Gıda sanayisinde ise daha ucuz olduğu ve kolay kristalize olmadığı için früktoz şurubu kullanılmaktadır. Früktoz şurubu aynı zamanda nişasta bazlı şeker olarak da tanımlanmaktadır. Özellikle içecek yapımında yaygın olarak früktoz şurubu kullanılmaktadır. Bu tip şekerli içeceklerin tüketilmesi ile birlikte çay şekeri gibi doygunluk hissi sağlanmadığı için daha fazla tüketilmektedir. Bu durumda şekerli içecek tüketimi artmaktadır.

Yapılan bir araştırmada şekerli gazlı içecek tüketildiğinde çay şekeri ile yapılan içecekten %17 daha fazla kalori alındığı saptanmıştır (DiMeglio ve Mattes., 2000). Çocuklarla yapılan başka bir araştırmaya göre günde bir kez bile şekerli içecek tüketmek çocuklarda obezite riskini %60 arttırmıştır (Ludwig, Peterson ve Gortmaker 2001).

Şekerli içecekler günümüzde şişmanlığa en fazla neden olan içeceklerdir. Çünkü bu tip içecekler karaciğerde yağa daha kolay çevrilebilmektedir. Sükroza göre mısır nişastasında elde edilen fruktoz şurubunun bileşiminde %50 fruktoz bulunmaktadır. Fruktoz karaciğerin metabolize edebildiği bir şekerdir. Alkole bağlı olmayan karaciğer yağlanmasına neden olmaktadır.

Bu tip şeker özellikle karın etrafında yoğunlaşan, bel kalınlığı ile kendini gösteren şişmanlığa neden olmaktadır. Bu tip şişmanlık elma tipi şişmanlık olarak da tanımlanmaktadır (Şekil 8). Bel etrafında biriken yağ dokusu aynı zamanda viskeral yağ olarak tanımlanmaktadır. En tehlikeli yağlanma olarak tanımlanmaktadır. Bu tip yağlanma Tip 2 diyabetin ortaya çıkmasını kolaylaştırmaktadır. Bu tip yağlanmaya aynı zamanda metabolik sendrom adı verilmektedir.

Bu tip içeceklerin beyin üzerinde güçlü etkisi bulunmaktadır. Bu nedenle bağımlılık oluşturabilen içeceklerdir. Bu tip içecekler kalp damar hastalıklarına, özellikle pankreas kanserleri başta olmak üzere, kadınlarda rahim kanseri vb. birçok kanser oluşumuna zemin hazırladığı saptanmıştır.

Bu tip içeceklerin bileşiminde kullanılan fosforik asit ve karbonik asit diş çürümelerine neden olmaktadır. Şekerli içecekler bunama ve alzhemier hastalığına da zemin hazırlamaktadır.

Şekerli içecekler bunama ve alzhemier hastalığına da zemin hazırlamaktadır.

Çalışma Soruları

1. İdeal BKİ oranı ne kadardır?
2. Obezite oluşumunda etkili olan kişisel etmenler nelerdir?
3. Obezite oluşumunda beslenme alışkanlıkları ile ilgili etmenler nelerdir?
4. Obezite oluşumunda etkili olan çevresel etmenler nelerdir?
5. Obezite oluşumunda etkili olan genetik etmenler nelerdir?
6. Obezite oluşumunu önlemede fiziksel etmenlerden nasıl yararlanabiliriz?
7. Obezite oluşumunu önlemede alışkanlıklarımızı nasıl değiştirebiliriz?
8. Obezite oluşumunu önlemek için beslenme alışkanlıklarımız nasıl olmalı?
9. Fast-food türü gıda maddelerin obezite oluşumu üzerine etkileri nelerdir?
10. Şekerli içeceklerin obezite oluşumu üzerine etkileri nelerdir?

Kaynaklar

Cheng CS. Et Al. (2018). (Systematıc Revıew) Is The Consumption Of Fast Foods Associated With Asthma Or Other Allergic Diseases? *Respirology*.1-13.Doi:10.1111/Resp.13339. File:///C:/Users/User/Downloads/İstheconsumptionoffastfoodassociatedwithasthma.Pdf.

Curley C., (2018). Obesity. *healthline*. https://www.healthline.com/health-news/5-things-we-can-learn-from-other-countries-about-obesity#1.-Consume-fewer-calories.

DiMeglio DP and Mattes RD., (2000). Liquid Versus Solid Carbohydrate: Effects On Food İntake And Body Weight. *Int J Obes Relat Metab Disord.* 24(6):794-800.

Ellwood P, et al., (2013). Do Fast Foods Cause Asthma, Rhinoconjunctivitis and Eczema? Global Findings from The International Study of Asthma and Allergies in Childhood (ISAAC). *Phase Three Thorax* 68:351–360. doi:10.1136/thoraxjnl-2012-202285.

Harris JL, and Graff S K., (2012). Protecting Young People From Junk Food Advertising: Implications of Psychological Research for First Amendment Law. *Am J Public Health.* 102(2): 214–222. doi: 10.2105/AJPH.2011.300328.

Ludwig DS1, Peterson KE, Gortmaker SL., (2001). Relation Between Consumption of Sugarsweetened Drinks and Childhood Obesity: A Prospective, Observational Analysis. . *Lancet.* 17;357(9255):505-8.

OECD *Obesıty* Update 2017. http://www.oecd.org/health/health-systems/Obesity-Update-2017.pdf.

Moran J A., Ramiez BA., and Block JP., (2017). Consumer Underestimation of Sodium in Fast Food Restaurant Meals: Results from A Cross-Sectional Observational Study. *Appetite*.113, 155-161. https://doi.org/10.1016/j.appet.2017.02.028.

Moores D. (Medically reviewed by Bubnis D). (2018). NASM-CPT, *NASE Level II-CSS, specialty in fitness*, on July 16.

Senauer B and Gemma M., (1994). Why Is the Obesity Rate So Low in Japan and High in the U.S.? Some Possible Economic Explanations. https://tind-customer-agecon.s3.amazonaws.com/6c7237f5-377a-485a-a62a-881da3ce331d?response-content-disposition=inline%3B%20filename%2A%3DUTF-8%27%27tr06-02s.pdf&response-content-t

TÜİK (Türkiye İstatistik Kurumu) (2016).Türkiye Sağlık Araştırması. http://tuik.gov.tr/PreHaberBultenleri.do?id=24573.

T.C. Sağlık Bakanlığı, Halk Sağlığı Genel Müdürlüğü, Türkiye'de Obezitenin Görülme Sıklığı., (2009). https://hsgm.saglik.gov.tr/tr/obezite/turkiyede-obezitenin-gorulme-sikligi.html.

Villegas A., et al. (2012). Fast-food and commercial baked goods consumption and the risk of depression. *Public Health Nutrition.* 15(3). 424-432. DOI: https://doi.org/10.1017/S136898001 1001856.

13. BÖLÜM

BÜYÜME VE GELİŞME

Prof. Dr. Saime KÜÇÜKKÖMÜRLER
Gazi Üniversitesi

Büyüme ve gelişme terimleri eş anlamlı olarak kullanılsa da, biyolojik olarak farklı anlamları ifade etmektedir. Büyüme zamana bağlı olarak, fiziksel bir artışın ifadesidir. İnsanlarda büyüme, boy ve kilo ile bağlantılı olarak, vücut oranlarındaki artış olarak tanımlanır. Büyüme genel olarak fiziksel görünüm açısından değişiklikleri kapsamaktadır. Örneğin, bir çocuğun büyümesi vücut ağırlığındaki artış, boyunun uzaması ve organlarının gelişmesi anlamına gelmektedir. Büyüme, yapısal ve fizyolojik değişimleri ifade eder.

Gelişme ise hücre ve dokuların biyolojik değişimleri sonucunda organların işlevlerinin belli bir olgunluğa erişmesidir. Büyüme ve gelişme birbirlerine katkıda bulunur, birbirinden ayrılamaz ve aynı anda gerçekleşir. Örneğin; Bebek 8. aya kadar kilo alarak büyür. 8. ayda 8-10 kg. ağırlığa ulaşır. Çocuğun belirli bir ağırlığa gelişmesi büyümedir. Bu ağırlığa ulaşınca aynı zamanda oturmaya başlar. Çocuğun büyümeye bağlı olarak oturabilmesi ise gelişme olarak tanımlanır. Bu örnekte olduğu gibi büyüme ve gelişme birlikte gerçekleşmektedir.

Büyüme ve gelişmeyi etkileyen birçok etmen bulunmaktadır. Doğal yapıdan kaynaklanan etmenler ve beslenme alışkanlıkları çocukların büyümesi ve gelişimini değişik şekillerde katkı sağlamaktadır. Genetik faktörler her ne kadar sabit etmenler gibi görünse de, başta beslenme vb. bağlı birçok etmen çocukların büyümesi ve gelişimin çok yönlü olarak etkilemektedir.

BÜYÜME VE GELİŞMEYİ ETKİLEYEN ETMENLER

İnsanların büyümesi ve gelişimini etkileyen faktörlerin incelenmesi ile büyüme ve gelişimi etkileyen etmenler daha iyi kavranacaktır.

Genetik Yapı (Kalıtım)

Genetik özelliklerin, ebeveynlerden çocuklara genler aracılığı ile aktarılması sürecidir. Genetik olarak ebeveynlerden boy, kilo, vücudun yapısı, gözün-saçın rengi, zekâ vb. etmenler çocuklara geçmektedir. Kısaca fiziksel yapımızı etkileyen etmenler ile zekâ gibi birçok etmen genetik yapı ile şekillendirilmektedir. Bu tip genetik etmenler insan yapısı ve sağlığını olumlu yönlerde etkilemektedir.

Bunların dışında kalp damar hastalıkları, şeker hastalığı, şişmanlık, görme kusurları vb. sağlık sorunları genetik olarak ebeveynden çocuklara geçerek, çocuğun sağlığını olumsuz yönlerde etkileyen genetik etmenlerdendir.

Bunların dışında çevresel etmenlerde genlerle sahip olunan etmenleri olumlu veya olumsuz yönlerde etkili olabilmektedir.

Çevresel Etmenler

Çevresel etmenlerin çocuğun gelişiminde oldukça önemli etkileri bulunmaktadır. Çevresel etmenler çocuğun gelişiminde fiziksel ve psikolojik yönlerde etkili olabilmektedir.

Fiziksel çevre çocuğun yaşadığı yerin coğrafi koşulları, sosyal ortamı, aile, akraba ve akran çevresini, akranları ile ilişkilerini göstermektedir. Çocukların yaşadığı ortamda sağlıklı gıdaya kolay ulaşabilmesi, yeterli ve dengeli beslenebilmesi, uyumlu bir aile ortamında büyümesi, iyi bir arkadaş gurubu içinde olması, iyi bir okula gidebilmesi vb. etmenler çocuklarda güçlü bir fiziksel yapı ve kişilik gelişimine neden olmaktadır. Bu tip kişiler güçlü sosyal yapılar kurabilen, becerilerini kolaylıkla geliştirebilen kişiler olarak yetişir. Bu tür ortamlarda yetişen çocuklar stresli ortamlarda yetişen çocuklara göre daha farklı bir yapıya sahiptirler.

Cinsiyet Farklılığı

Çocuğun cinsiyeti, çocuğun fiziksel büyümesini ve gelişimini etkileyen önemli bir etmendir. Erkekler ve kızların özellikle ergenlik döneminde, ergenliğe girişi ve ergenlik dönemi gelişimleri oldukça farklı olmaktadır. Kızlar erkeklere göre daha erken dönemde ergenliğe girişi, erkeklerin ergenliğe girişimi daha geç ve daha farklı gelişmektedir. Kızlar erkeklere göre daha hızlı olgunlaşmaktadırlar.

Erkekler ise fiziksel olarak kızlara göre daha atletik bir yapıya sahip olmaktadırlar. Örneklerde olduğu gibi cinsiyete göre gelişim dönemleri ve gelişimin özelliği değişebilmektedir.

Çocukların fiziksel gelişimi aynı zamanda, kişilik gelişimlerini de etkilemektedir. Fiziksel yapı ve kişilik yapısındaki değişimler çocukların karakteristik yapılarını önemli oranlarda etkilemektedir. Dolayısıyla bu dönemlerde gençlerde, cinsiyete göre ilgi alanları da oldukça farklı olmaktadır.

Aktif Yaşam

Çocukların küçük yaşlardan itibaren aktif olması, yaşına uygun oyunları oynaması vücut kas kütlesi ve kemik dokusu yapısını güçlendirici yönde etkili olmaktadır. Çocuklu yaşlarından itibaren aktif olan çocuklar daha iyi gelişim göstermektedir. Çocukların kapasitelerine uygun fiziksel egzersizler veya sportif faaliyetler, çocukları fiziksel ve ruhsal yönlerden güçlendirir. Özellikle açık havada ve doğal ortamlarda yetişen çocuklar daha sağlıklı büyümektedir. Açık havada ve doğal ortamlarda büyüyen çocukların mikroplara maruz kalması ile vücutlarında bulunan bağışıklı sistemleri güçlenmektedir. Bu tip çocuklar hastalıklara karşı daha dirençli olmaktadırlar. Mikroorganizmaların neden olduğu hastalıklara ve alerjik hastalıklara yakalanma olasılıkları da azalmaktadır.

Hormonlar

İnsan vücudu tarafından salgılanan birçok hormon bulunmaktadır. Bu hormonların görevleri ve işlevleri oldukça farklıdır. Her hormon faklı organlar tarafından üretilmektedir. Hormonlar çocuğun büyümesi ve gelişim sürecini yönlendiren önemli etmenlerdir. Hormonların salgılanmasındaki farklılıklar, değişimler, birçok sağlık sorunlarına yol açabilır. Bu değişimler fiziksel değişimler olabileceği gibi, ruhsal sorunlara da neden olabilmektedir. Büyüme kusurları, şişmanlık vb. birçok sağlık sorunları, davranış problemleri vb. sağlık sorunları hormonların yapısındaki değişimlerle ilgili olabilir. Özellikle ergenlik döneminde cinsiyet hormonları cinsiyet karakterlerinin oluşmasında, görünüm vb. fiziksel etmenlerin oluşmasında oldukça etkilidir.

Beslenme Alışkanlıkları

Yediğimiz gıda maddelerinin bileşiminde bulunan besin öğelerinin, yeterli ve dengeli olması vücut dokularının, organlarının normal gelişimini sağlamaktadır. Besin öğeleri aynı zamanda yıpranan dokuların onarımı ve yenilenmesinde de görev yapmaktadır. Büyümeye paralel olarak artan besin öğesi gereksinimlerinin karşılanması, yeterli ve dengeli beslenme ile doğrudan ilgilidir. Yeteriz ve dengesiz beslenme büyüme çağındaki çocukların büyüme ve gelişimini olumsuz yönde etkiler. Bu tip çocuklar hastalıklara ve dış etmenlere karşı daha hassastırlar, çok sık hastalanırlar. Yetersiz beslenme kadar, aşırı yemek yeme de önemli bir sağlık sorunudur. Şişmanlık ve şişmanlığa bağlı sağlık sorunları beraberinde, şeker hastalığı, kalp damar hastalıkları vb. hastalıklara yol açabilir. Buna karşılık yeterli ve dengeli bir diyetle alınan proteinler, karbonhidratlar, lipitler, vitaminler ve mineral maddeler, sağlıklı beyin ve vücut gelişimi için oldukça önemlidir.

Ailenin Etkisi

Çocuğun sağlıklı büyümesi ve gelişiminde ebeveynlerinin etkisi oldukça önemlidir. Çocuğun büyümesi ve gelişiminde, anne-baba veya büyük anne-baba vb. çocuğun yakınında bulunan kişilerin sevgisi, bakımı ve davranışları çocukların ileri yaşamlarındaki sağlıklı ilişkiler kurmalarında oldukça önemlidir.

Çocuğun çevresindekilerin çocuğa önem vererek, sevgi ortamı oluşturmaları, çocuklarla birlikte güzel zaman geçirmeleri, kitap okumaları, oyun oynamaları vb. aktiviteler çocukların büyüme ve gelişimlerini olumlu yönlerde etki eder. Bu tip ortamlarda yetişen çocuklar genellikle etrafı ile uyum içinde olurlar. Aşırı derecede koruyucu olan ailelerde çocuğun gelişimini olumsuz yönde etkilemektedirler. Bu tip ortamlarda yetişen çocuklar ise, kendine güveni olmayan, hayattaki zorluklarla baş edemeyen kişiler olarak yetişmektedir.

Sosyal Ortam

Çocukluğun geçtiği ortam, ileri yaşlardaki hayatı doğrudan etkilemektedir. Çocukluk döneminde yaşanılan mahalle, okullar, arkadaş ve akraba çevresi çocukların büyümesi ve gelişimini etkileyen önemli sosyal etmenlerdendir. Okullarda ve arkadaş ortamlarında yapılan etkinliklere katılma çocuklarda fiziksel ve ruhsal yönden var olan yeteneklerini de geliştirme fırsatı verebilir. Çocuğun sosyalleşmesi aynı zamanda çocuğun ruhsal yönden rahatlamasını, arkadaş çevresi ile daha uyumlu olarak yaşamasını sağlar. Ruhsal yönden sağlıklı kişiler aynı zamanda psikolojik ve fiziksel olarak, hastalıklara karşı daha dirençlidirler. Bu durum sağlıklarını da olumlu yönlerde etkilemektedir.

Sosyo-Ekonomik Durum

Ailenin sosyo-ekonomik durumu çocuğun ulaşabileceği olanakları etkileyen etmenlerden biridir. Çocuğun gereksinim duyduğu ortama kolay ulaşabilmesi, çocuğun gelişimini de olumlu yönde etkilemektedir. Böyle bir ortama sahip olamayan çocuklar daha fazla uğraşarak, hedeflerine ulaşmaya gayret etmeye çalışmaktadırlar. Sosyo kültürel yönden yetersiz olan aile ortamları aynı zamanda beslenme için yeterince sağlıklı besinlere ulaşmayı da engelleyici yönde etkili olduğu için, çocuklar böyle ortamlardan çok yönlü olarak olumsuz yönde etkilenmektedir. Bazen de iyi gelir elde edebilmek için çok fazla çalışmak zorunda kalan aileler, çocuklarının gelişimleri için yeterli zaman ayıramamaktadırlar.

Yaşam Deneyimleri

Öğrenme sadece okula gidip birşeyler kazanma demek değildir. Çocuğun, zihinsel, fiziksel, duygusal ve sosyal yönden gelişebilmesi aktif yaşam koşulları sayesinde gerçekleşmektedir. Bir müzik aletini çalabilmek için oldukça uzun zaman çalışmak gerekir. İnsan yaşamında da her alanda yeni becerilerin kazanılabilmesi için birçok deneyime gereksinim vardır. Bu nedenle çocukların yaşamında sağlıklı büyüme ve gelişim sağlayabilmesi, yaşam boyu kazandıkları deneyimlerle doğrudan orantılıdır. Bu nedenle ailelerin çocuğun yaşı ve yeteneğine uygun faaliyetler için fırsatlar yaratılmalıdır. Çok küçük yaşlarda yemeğini dökerek yemesi, zamanla dökmeden yemek yeme alışkanlığı kazanmasına neden olur. Çocuklara yanlış yaptığında eleştirmek yerine, yaptığı işi tekrar yapma fırsatı vererek başarı duygusunu yaşama fırsatı verilmelidir. Çocuklar kendi deneyimleri ile yeni alışkanlıklar kazandığında, fiziksel ve ruhsal yönlerden doyuma ulaşırlar. Bu tip faaliyetler çocukların sağlıklı büyüme ve gelişimini olumlu etkiler.

YAŞAM DÖNEMLERİ

İnsan yaşamı diğer canlılara göre en uzun süre devam etmektedir. İnsan yaşamında büyüme ve gelişme doğum öncesi (prenatal dönem) ve doğum sonrası (postnatal) dönem olarak iki aşamada incelenebilir. İnsan yaşamında hayat doğum öncesi anne karnında geçen süre ile başlar. Doğuma kadar geçen bu süre insan yaşamının temellerinin atıldığı en önemli dönemdir.

Büyüme ve gelişme temelde iki aşamada gerçekleşmektedir. Doğum öncesi dönem ve doğum sonrası dönem olarak insan yaşamı iki dönemde devam etmektedir.

Doğum Öncesi Dönem

- Embriyo dönemi (0-8 hafta)
- Fetal dönemi (8 haftadan doğuma kadar)

Doğum Sonrası Dönem

- Yeni doğan dönemi /neonatal dönem (0-4 hafta)
- Süt çocuğu dönemi (1 ay-12 ay)
- Oyun çağı dönemi (1-3 yaş)
- Okul öncesi dönemi (3-6 yaş)
- Okul çağı dönemi (6-12 yaş)
- Ergenlik dönemi (12-20 yaş)

Yetişkinlik Dönemi

- Yetişkinlik öncesi dönem
- Yetişkinlik dönemi
- İleri yaş dönemi

DOĞUM ÖNCESİ DÖNEM

Döllenme ile başlayan doğum öncesi dönem, doğuma kadar geçen süreyi kapsayan dönemdir. Doğum öncesi dönem kendi içinde embriyo dönemi (0-8 hafta) ve fetüs dönemi olarak iki dönemde incelenebilir.

Embriyo Dönemi (0-8 Hafta)

Doğum öncesi dönem de kendi içinde döllenme ile başlayan embriyonun oluştuğu dönemdir.

Embriyo dönemi gebeliğin ilk 8 haftasını kapsamaktadır. Bu dönemde bebeğe embriyo adı verilir. Bu dönemde embriyo çok hızlı bir gelişme gösterir. 8. haftanın sonunda organ taslaklarının tümü tamamlanmıştır. 3-4 cm uzunlukta ve 18-20 gr. ağırlığında olan embriyoda kalp atımları ultrasonografi ile görülebilir.

Fetal Dönem (8. Haftadan Doğuma Kadar Geçen Süre)

Gebeliğin 9. haftasından doğuma kadar olan dönemdir. Bu dönemde bebeğe fetüs adı verilir. Fetüsün gelişimi baştan ayağa, içten dışa doğrudur. Beyin gelişiminin % 70'si ilk 2 ayda gerçekleşir. Özellikle doğuma yakın olan son üç ay içinde, fetüs dış dünyaya uyum sağlayacak şekilde olgunlaşır.

DOĞUM SONRASI DÖNEM

Doğum sonrası dönem de kendi içinde özelliklerine göre gruplandırılmaktadır.

Yeni Doğan Dönemi-Neonatal Dönem (0-4 Hafta)

Doğumu takip eden ilk ay yeni doğan dönemidir. Bu dönem fetüsün dış ortama uyum sağlamaya çalıştığı kritik bir dönemdir. Doğumu takiben 1. hafta sonunda göbek bağları düşer. Bebek için büyük bir değişikliğin başlangıcıdır. Çünkü anne karnında birçok gereksinimi anne tarafından karşılanmaktadır. Bu dönemde bebek yeni ortama uyum sağlamaya çalıştığı için oldukça hassas bir dönemdir. Hastalıklara yakalanma riski oldukça fazladır. Bu nedenle günün büyük kısmını uyuyarak geçirirler. Fakat gürültüden de çok fazla etkilenirler. Bu nedenle sakin ve sessiz ortamlarda olmaları gelişimleri açısından oldukça önemlidir. Acıkma, susama, altını kirletme vb. gereksinimlerini ağlayarak ifade etmeye çalışırlar.

Sağlıklı doğan bir bebek ortalama 50 cm. boyunda ve 3-3.5 kg. ağırlığındadır. Işığı ayırt edebilirler ama nesneleri ayırt edemezler. Emme, tutunma vb. refleksleri yapabilirler ama başlarını dik tutamazlar.

Süt Çocuğu Dönemi (1 Ay-12 Ay)

Süt çocuğu dönemi, bebeklerin 1. aydan 1. yaş. sonuna kadar devam eden süredir. Bu dönem büyümenin en hızlı olduğu dönemdir. Bu dönem sonuna kadar çocuk doğum ağırlığının 3 katına ve boy uzunluğunun 1.5 katına kadar uzayarak önemli bir gelişim gösterir. Özellikle ilk altı ay içinde çok hızlı bir gelişim gösterir. Bu dönemde beyin ve sinir sisteminde oldukça hızlı bir gelişim görülür. Bebekte 2. aydan sonra baş kontrolü gelişir. Bebek bu aydan sonra etrafını izlemeye başlar. 3. ayda kendine bakanları tanımaya ve tepki vermeye başlar. 5. ayda destek yardımı ile oturabilir. 6-8. aylarda emekleyebilir. Sevgisini gösterebilir. İhtiyaçlarının hemen karşılanmasını bekler. İlk yılda bebeğin uyku, beslenme, temizlik, şefkat vb. ihtiyaçlarının düzenli ve yeterli karşılanması önemlidir. İstekleri zamanında yerine getirilen, beslenme ve bakımı düzenli olarak yapılan bebekler mutludurlar.

Oyun Çağı Dönemi (1-3 Yaş)

Oyun çağı dönemi çocukların bağımlılıktan kurtulmaya başladığı, yürüyüp konuşabildiği, tuvalet eğitimini alabildiği, çevreyi tanımaya çalıştığı bir dönemdir. Bu dönemde çocuklarda büyüme süreci devam etmesine rağmen büyüme hızında azalma görülür. Oyun çağında özellikle diş gelişimi hızlanır. Bu döneminin sonuna doğru dişler tamamlanır.

Bu dönemde çocuklarda konuşma, yürüme gibi motor fonksiyonları geliştiği için oldukça hareketlidirler.

Dışkılama kontrolünden sorumlu kaslar bu dönemde gelişir, çocuğa tuvalet alışkanlığı bu dönemde kazandırılmalıdır. Çocuklar genellikle 2 yaşlarında idrar yapma isteklerini söyleyebilirler.

Oyun çocuğu, kendi işini kendisi yapmak ister. Bardak tutma, kaşığı ağzına götürme gibi daha ince beceri isteyen becerileri kazanabilir. Kendini, bedenini, yeteneklerini ve çevreyi tanımaya çalışır. Çevreyle olan iletişimini artırır, çok soru sorar. Büyük-küçük, sıcak-soğuk, az-çok gibi kavramları öğrenir. Her şeyi kendisi yapmak ister. Hiçbir kural ve kısıtlamadan hoşlanmaz. Yiyeceklerini kendisinin yemesi ve çevreye bulaştırması ona zevk verir. 20 aylıkken bir elinden tutulduğunda merdiven inebilir ve korkuluktan tutunarak merdiven çıkabilir, yemeğini kendi kendine yiyebilir. Su dolu bardağı dökmeden götürebilir, tek ayak üzerinde durabilir, bir basamaktan aşağı sıçrayabilir. Bu dönem özerklik ve inatçılık dönemidir. Çocuk inatçı, olumsuz, isteklerinde ısrarcı ve hareketlidir. Bu nedenle özellikle kazalara karşı korunmalıdır. Benlik gelişiminin temel taşları bu dönemde atılır. Oyun bu dönem için çok önemlidir. Oyun döneminde masallara, öykülere ve çizgi filmlere ilgi başlar. Fakat gerçekle hayali birbirine karıştırır. Bu dönemde çocuğun hayal gücü oldukça fazladır.

Okul Öncesi Dönemi (3-6 Yaş)

Okul öncesi dönem, aynı zamanda anaokulu dönem olarakta tanımlanmaktadır. Bu dönem çocuklarda motor ve zihinsel yeteneklerin en hızlı geliştiği dönemdir. Bu dönemde vücudun büyüme hızı da önemli oranlarda azalmaktadır. Çocuğunun beden yapısı bebeklik dönemine göre daha ince ve uzundur. Bunun nedeni bacak uzunluğunun artmasıdır. Bu yaşlarda çocuk, dil gelişimi sayesinde, konuşur ve soru sorar, hareket becerileri gelişir. Dişini fırçalayabilir, giysisini giyebilir veya çıkarabilir.

Özerklik döneminde inatçı olan çocuk, bu dönemde söz dinler ve cinsiyetinin farkına varır. Kız çocuklar anneyi, erkek çocuklar babayı taklit eder. Bu yaş grubundaki çocukta toplumsal ilişkilere yönelik davranışlar gelişmeye başlar. Durmadan konuşup sorduğu gibi gün boyu yorulmadan ve sıkılmadan oyun oynar. Grup oyunlarından zevk alır. Okul öncesi dönem öğrenme ve iş birliği yapmaya çalışır. İnsan yaşamında önemli bir dönemdir.

Okul Çağı Dönemi (6-12 Yaş)

Okul çağı dönemi, çocuğun dış dünyayı tanıdığı, topluma katıldığı dönem olarak tanımlanmaktadır. Çocuğun çocukluk ile yetişkin olma arasında olduğu bir dönemdir. Okul çağı döneminde çocuğun büyüme hızı oldukça yavaştır. Ancak el, kol becerileri ve dengesi artar. 6 yaşında süt dişleri dökülerek yerine kalıcı dişler olmaya başlar. Okul çağı dönemi, arkadaşların önemli olduğu, fiziksel, zihinsel ve sosyal ilişkilerin geliştiği bir dönemdir. Bu çağda çocuklar sürekli oldukça hareketlidir. Çocuk, ailesinin dışındaki çevreyle iletişim kurmaya başlar, grup ve sokak oyunlarını tercih eder. Somut düşünceden soyut düşünceye geçiş başlar. Sorumluluk ve görev bilinci gelişir. Cinsel kimlik iyice belirginleşir. Kızlar ve erkekler kendi aralarında kümeleşerek oynarlar, oyunları birbirinden farklıdır. Karşı cinsiyettekilerle oynamaktan hoşlanmazlar. Bu dönemde, iyi-kötü, doğru-yanlış ve buna benzer kavramlar gelişir.

Okul çağının en önemli özelliği büyümenin yavaşladığı bir dönemdir. Bu dönemde çocuk, arkadaşları ve diğer öğrencilerle etkileşime girerek sosyalleşmeye başlar. Aile dışında sosyal ilişkiler kurmaya başlar.

Ergenlik Dönemi (12-20 Yaş)

Okul dönemi ile yetişkinlik dönemi arasında geçen uzun döneme, ergenlik veya puberte dönemi denir. Kızlarda 10-16 yaş, erkeklerde 12-18 yaş arası dönemdir. Bu dönem, hormonal etkilerin olduğu, çocukluktan erişkinliğe geçiş dönemidir. Cinsel organların ve cinsiyet karakterlerinin gelişmesi, büyüme ve kemik olgunlaşmasında hızlanma, vücut yapısında değişiklik bu dönemin başlıca fiziksel özellikleridir. Bu dönemde erkeklerde ve kızlarda çok önemli bedensel değişimler olur. Boy ve kilo artışı cinsiyetler arasında farklılık gösterir. Erkeklerin boy uzaması ise 17-18 yaşına kadar devam eder ve erişkin boyları genellikle kızlardan daha uzun olur. Kız çocuklarda kemik olgunlaşması erkek çocuklardan 2 yıl daha öndedir. Bu nedenle kemiklerin büyümesi daha erken olur.

Kilo artışı kız çocuklarda yağ depolanması, erkek çocuklarda ise kas gelişimi ve iskelet kütlesi halindedir. Ergenlik çağında boy uzar, kilo artar, vücut yapısında değişiklikler görülür. Önce kollar ve bacaklarda uzama daha sonra da gövde uzaması olur. Kızlarda daha çok yağ dokusu gelişimi ile beden hatları yeni biçim kazanır; erkeklerde omuzlar, kızlarda kalçalarda genişleme görülür. Yüz kemiklerinin büyümesi ile burun ve alt çene belirginleşir, böbrek, kalp gibi iç organlarda da büyüme görülür. Saç ve ciltte yağlanma artabilir, bunu sonucunda sivilceler ve siyah noktalar oluşabilir. Ses çatallaşmaya başlayarak erkeğe has biçimde kalınlaşır.

Kızlarda görülen bu döneme özgü en büyük değişiklik 11-15 yaşlar arasında, üreme organlarında gelişme ve her ay yumurta hücrelerinin salınması ile adet görmenin başlamasıdır. Ergenlik dönemi kızlarda 16, erkeklerde ise 18 yaşında tamamlanır.

Ergenlik dönemi yaşamın ilk yıllarından sonra büyümenin en hızlı olduğu dönemdir. Bu dönemde gençlerde fiziksel büyüme ile birlikte cinsel gelişimin en önemli olduğu dönemdir. Bu dönemde gençlerde, sevgi, korku, özgürlük vb. kavramlar oluşmaya başlar.

YETİŞKİNLİK DÖNEMİ

Yetişkinlik döneminde kendi içinde, yetişkinlik öncesi dönem,yetişkinlik dönemi ve ileri yaş dönemi olarak üç grupta incelenmektedir.

Yetişkinlik Öncesi Dönem

Genellikle 20'li ve 30'lu yaşlar yetişkinlik öncesi dönem olarak tanımlanmaktadır. Bu dönem fizyolojik olarak zirvede olunan yaşlardır. Geleceğe odaklanma, meslek edinme ve yeni yaşam düzeni kurma vb. uğraşıların yoğun olduğu dönemdir. Yeni seçimlere yönelik enerji harcamasının, kişilik gelişiminin en yoğun olduğu dönemdir.

Yetişkinlik Dönemi

Otuzlu yaşlardan altmışlı yılların ortalarına kadar devam eden süreyi kapsamaktadır. Bu dönem birçok insanın sevgi ve iş yaşamında üretkenliklerinin zirvede olduğu dönemdir. Genellikle belirli alanlarda uzmanlık kazanma dönemidir. Sorunları anlama ve önemli çözümler bulma dönemidir. Muhtemel ve gerçek kavramlarının en iyi ayırt edildiği oldukça önemli bir yaş dönemidir.

İleri Yaş Dönemi

Özellikle sanayileşmiş ülkelerde yaşam süresinin uzamasına bağlı olarak, yaşam süreleri ile ilgili olarak kavramlarda da değişimler olmaya başlamıştır. Yetişkin bir kişinin aktif yaşam sürmesi ve üretken olması gibi kavramlar, yaşlılık kavramlarının değişmesine neden olmaktadır. Ancak tıp ve yaşam bilimleri alanındaki yenilikler, bu alanlarda yapılan çalışmalar genel olarak insanlarda yaşam süresinin uzamasına neden olmuştur. İleri yaş döneminin en önemli özelliği fiziksel olarak üretgenliğin azaldığı, sağlık sorunlarının önem kazandığı dönem olarak tanımlanmaktadır. Fakat bu yaş dönemi ile ilgili geliştirilen yeni yöntemler ile kişilerin fiziksel olarak aktif olması, zihinsel olarak da aktif olmasına neden olduğunu göstermektedir. Fiziksel ve zihinsel yönden aktif yaşam bedensel yaşamı da aktif yönde etkili olmaktadır.

Tablo 18. Dünya Sağlık Örgütü Raporuna Göre Yaşam Dönemleri (WHO, 2015).

Yaş dönemleri	**Sınıflandırılması**
0-17 yaş	Çocukluk dönemi
18-65 yaş arası	Genç- gençlik dönemi
66-79 yaş arası	Orta yaş dönemi
80-89 yaş arası	İleri yaş dönemi
100 yaş ve üzeri	Yaşlı

Tablo 18'de görüldüğü gibi dünya sağlık örgütü son olarak, 2015 yılında yayınladığı rapora göre, 17 yaş altını çocukluk dönemi olarak tanımlamaktadır. İleri yaş dönemini de kendi içinde gençlik dönemi, orta yaş dönemi ve ileri yaş dönemleri olarak gruplandırmaktadır.

İnsanların yaş dönemlerine bağlı olarak, bazı önemli değişiklikler olmaktadır. İnsan yaşamına özgü gelişen değişimler Tablo 19'da özetlenerek verilmiştir.

Tablo 19. İnsanların Yaş Dönemi, Özellikleri ve Yaş Dönemine Göre Değişimler

Yaş dönemi	**Temel değişimler**	**Önemli olaylar**	**Kazanımlar**
Bebeklik (18 ay)	Güven/güvensizlik	Beslenme	Çocuklar sevgi ortamında yetişiyorsa güven duygusu kazanır. Sevgisiz ortamlar da yetişiyorsa güvensizlik duygusu edinir.
Erken çocukluk (2-3 yaş)	Özerklik/utanma/ belirsizlik	Tuvalet eğitimi	Fiziksel beceri gelişimi/bağımsız hareket etmeye çalışma
Okul öncesi (3-5 yaş)	Girişkenlik/ suçluluk	Araştırma, keşfetme	Kendini kontrol ederek, etrafını keşfetmeye çalışma.
Okul çağı (6-11 yaş)	Becerileri/ becerisizlik	Okul dönemi	Sosyal gelişim, yeni şeyler öğrenme
Adölesan (12-18 yaş)	Cinsiyete özgü rollerin benimsenmesi	Sosyal ilişkiler kurma	Kişisel özelliklerin gelişmesi
Gençlik dönemi (19-40 yaş)	Yakın dostluklar-arkadaşlıklar	Yakın ilişkiler dönemi	Dostluk, sevgi, eş vb. yakın ilişkiler dönemi
Yetişkinlik dönemi (40-65)	Üretgenlik dönemi	Çalışma ve ebeveyn dönemi	Yaratıcılık ve üretgenlik dönemi
Olgunluk dönemi (65 yaş ve üstü)	Olgunlaşma	Yaşamı yansıtma	Deneyimler ve kazanımların yansıtılması

Tablo 19'da yaşa bağlı olarak insan yaşamında oluşan temel değişimler, önemli olaylar ve kazanımlar özetlenmeye çalışılmıştır. Her yaş döneminin kendine özgü özelliği bulunmaktadır. Ancak her yaş döneminde olumlu deneyimler, kazanımlar ve olumlu ilişkiler insan yaşamını olumlu yönlerden etkilerken, olumsuz deneyimler kişilerin yaşamını olumsuz yönlerde etkilemektedir. Bu nedenle insan yaşam dönemleri ve özelliklerinin çok iyi tanınması oldukça önemlidir.

İnsan yaşamındaki temel gereksinimleri ve değişimleri en iyi tanımlayan göstergelerden biri de Maslov'un temel ihtiyaçlar hiyerarşisidir.

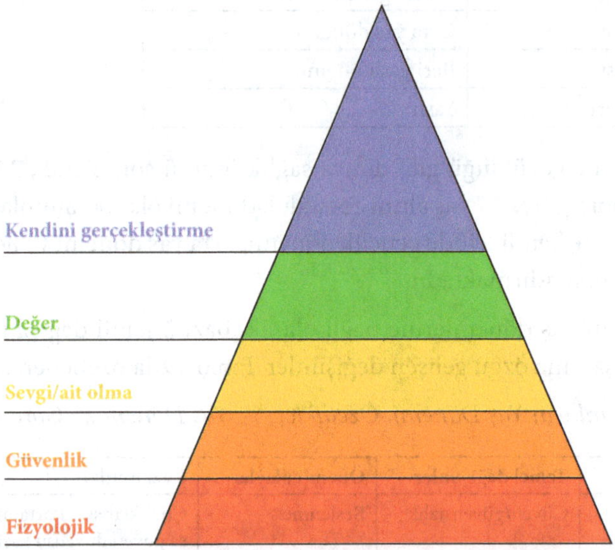

Şekil 15. Maslov'un Temel İhtiyaçlar Hiyerarşisi

Abraham Maslov tarafından 1943 yılında geliştirilen temel ihtiyaçlar teorisi aşamaları insan yaşamındaki yaşam dönemlerine göre temel gereksinimlerdeki değişimleri en iyi tanımlayan göstergelerden biridir.

Şekil 15'de görüldüğü gibi insan yaşamının ilk dönemlerinde 1. temel gereksinim fizyolojik ihtiyaçlardır.

Fizyolojik Gereksinim

İnsanın hayatta kalabilmesi için gerekli olan beslenme, yeme, içme, doyma, barınma, uyuma vb. temel gereksinimlerdir. Bu temel ihtiyaçların karşılanması ile insan yaşama tutunmaktadır. Maslov'a göre en önemli gereksinim fizyolojik gereksinimlerdir. Fizyolojik ihtiyaçları giderilemeyen kişilerin diğer ihtiyaçlara yönelebilmesi mümkün değildir.

Güvenlik Gereksinimi

İnsan yaşamında korunma, barınma, güvenilir bir ortamda yaşama gereksinimi oldukça önemlidir. Bu tip temel gereksinimlerin karşılanması ile kişiler kendilerini güven içerisinde hissederler. İnsan yaşamında tehlikelere karşı güvenli bir ortamda olma hissi kişilerin güven duygusunu artırır. Sevgi ve güven ortamına sahip olan kişilerin, kişilik gelişimleri olumlu ve hızlı bir şekilde gelişmektedir.

Sosyal Gereksinim

İnsan toplum içinde tek başına yaşayamaz. İnsanın yaşamını sürdürebilmesi için, toplum içinde uyum sağlayarak, gerektiğinde bazı görevleri üstlenerek, toplumun bir parçası olma gereğini duyar. İnsanların arkadaş, dost ve yakınlar vb. kişiler ile ilişkileri sosyal gereksinimlerden kaynaklanmaktadır. Sevme ve sevilme duyguları kişilerin topluma uyumunu kolaylaştırır. Fizyolojik ve psikolojik olarak toplumun bir parçası olmak kişilerin sosyal yönlerinin güçlü olduğunun göstergesidir. Aile kurma, akrabalık, iş arkadaşlığı vb. kavramlar kişiler arası ilişkileri kuvvetlendirmektedir.

Değer Verilme ve Saygın Olma Gereksinimi

İnsanlar genellikle kendine değer verilmesini, toplum içinde saygın bir yeri olması gereğini duymaktadır. Yaşamın ileri dönemlerinde kazanılan başarılar, bu tip değer yargılarına yönelik duyguların oluşmasına neden olmaktadır. Toplum içinde başarı ve statü kazanma vb. kazanımlar insanların toplum içinde kendini iyi hissetmesine neden olan duygulardır. Yaşın ilerlemesine bağlı olarak kazanılan bu tip kazanımlar, kişilerin kendilerini toplum içinde iyi hissetmelerini sağlamaktadır.

Kendini Gerçekleştirme Gereksinimi

Her kişinin kendine özgü karakteristik özellikleri ve yetenekleri vardır. Yaşın ilerlemesine bağlı olarak insanlar yetenekleri ve becerilerini geliştirme gereksinimi duymaya başlarlar. Ancak bu gereksinimin yerine getirilebilmesi daha önceki temel gereksinimlerin sağlıklı olarak kazanılmasıyla olabilir. Bu nedenle temel ihtiyaçlar teorisinin her aşamasını sağlıklı olarak gerçekleştirmek çok önemlidir.

Daha önce tablo 19'da verildiği gibi insan yaşam dönemlerine özgü gelişim aşamalarının bilinmesi ve her aşamada kazanılması gereken temel gereksinimlerin kazanılması ile insanlar sağlıklı yaşama şansını kazanabilir. Bu nedenle insan yaş dönemlerine özgü gelişimlerinin iyi kavranması gerekmektedir.

Çalışma Soruları

1. Büyüme ve gelişme kavramlarını birer örnekle tanımlayın.
2. Genetik etmenlerin çocuğun gelişimine etkisi nasıldır?
3. Çevresel etmenleri çocuğun gelişimine etkisi nasıldır?
4. Aktif yaşamın çocuğun gelişimine etkisi nasıldır?
5. Hormonların insan yaşamına etkileri nasıldır?
6. Aile çevresinin insan yaşamına etkileri nasıldır?
7. Sosyo-kültürel yapının insan yaşamına etkileri nasıldır?
8. Sosyo-ekonomik yapının insan yaşamına etkileri nasıldır?
9. Doğum öncesi dönemin özellikleri nelerdir?
10. Doğum sonrası dönemin özellikleri nasıldır?
11. Okulçağı döneminin özelliği nelerdir?
12. Ergenlik döneminin özelliği nelerdir?
13. İleri yaş dönemi ve özellikleri nelerdir?
14. Temel ihtiyaçlar teorisi nedir, neden önemlidir?

Kaynaklar

Cüceloglu D. (2010). İnsan ve davranışı: Psikolojinin Temel Kavramları. (20 baskı). İstanbul: Remzi Kitap evi.

Engle PL et al. (2007). Strategies to Avoid the Loss of Developmental Potential in More Than 200 Million Children in the Developing World. Lancet. 20;369(9557):229-42.

Maslov'un temel ihtiyaçlar hiyerarşisi: https://i.pinimg.com/564x/4e/43/06/4e4306e0966b2777828308587c028320.jpg

Maslow's Hierarchy Of Needs (Mcleod,S)(2018). https://Www.Simplypsychology.Org/Maslow.Html

Pem, D (2015). Factors Affecting Early Childhood Growth and Development: Golden 1000 Days".Adv Practice Nurs 1:101. doi:10.4172/2573-0347.1000101.

Thomas+Armstrong (2019). The Human Odyssey: Navigating the Twelve Stages of Life Paperback.

Walker SP et al. (2007). Child Development: Risk Factors for Adverse Outcomes in Developing Countries. Lancet. 13;369(9556):145-57.

WHO (2015)(Chan M.ed.). World report on ageing and Health. ISBN 978 92 4 069481 1 (PDF) (https://apps.who.int/iris/bitstream/handle/10665/186463/9789240694811_eng.pdf;jsessionid=E30DEB08B50314749E57FEA66109DD0F?sequence=1

14. BÖLÜM

BAĞIMLILIKLA MÜCADELE

Doç. Dr. Hüsne DEMİREL
Gazi Üniversitesi

Bağımlılık

Bağımlılık, biyolojik, sosyal ve davranışsal boyutları olan, düzelebilen ancak madde kullanımıyla tekrar eden, kronik bir beyin hastalığıdır (Tokur 2019). Bağımlılık yapan maddeyi temin etmek ve kullanma davranışı normal bir davranış olarak görülmez. Madde bağımlılığını normal davranış durumundan ayırt eden en önemli özelliği dürtüsel, zorlayıcı ve tekrarlanır nitelikte olmasıdır. Bağımlı olan bireylerin çoğu zamanını maddeyi bulma ve stoklama ile geçirir. Bu süreçte günlük yaşamın kendilerine yüklediği iş ve aile sorumlulukları gibi görevlerini ihmal ederken (Uzbay 2015:8) kendi fiziksel, sosyal ve duygusal ihtiyaçlarını da karşılayamaz.

Bağımlılık yapıcı maddelerin kullanımı, bütün toplumların yüzleşerek çözmek zorunda kaldığı (Karatay ve Kubilay, 2004) toplum sağlığı sorunlarının başında gelmektedir (Turhan vd., 2011). Özellikle tütün, alkol ve yasadışı madde kullanımı toplumlardaki ölüm oranlarını artırırken, diğer yandan kullanımından ve tedavisinden kaynaklı aşırı ekonomik maliyetlere, yoksulluğa, aile dinamiklerinin sarsılmasına ve sağlıklı bireylerin yetiştirilmesinde gösterilen çabaların boşa çıkmasına, bireylerin çeşitli sağlık sorunları yaşamalarına neden olmaktadır. Uyuşturucu maddeler ve bağımlılıkla mücadele günümüzde birçok devlet ve ülkemiz için önemli ve öncelikli bir sorundur. Bu nedenle toplum ve ülkeler üzerindeki zararlarının ortadan kaldırılması için farklı birçok politika da izlenmekte ve çözümler bulunmaktadır (Akgül ve Kaptı, 2010).

Bağımlılık yapan maddeler genellikle şu amaçlar için kullanılır

1. **Kendini iyi hissetmek ve keyif almak için**; Bu maddeler yoğun bir zevk duygusu yaratır. Örneğin kokain gibi maddeler yüksek güç, özgüven ve artan enerji verirken, eroin gibi afyonlar coşku, gevşeme ve memnuniyet hissi verir.

2. **Yaşadığı sıkıntılardan kurtulmak için;** Bireyin yaşadığı psikolojik sorunlar (sosyal kaygı, strese bağlı depresyonu vb. hafifletmek) ile aile ve çevresi ile yaşadığı sorunlardan (geçimsizlik, borç, yoksulluk, işsizlik, başarısızlık vb.) kaçıp rahatlamak için madde kullanmaya başlayabilir.
3. **Daha iyi konsantre olmak ya da daha uzun süre çalışmak için;** Bazı maddelerin kişilerin performanslarını artırıcı özellikleri vardır. Daha uzun süre çalışabilmek için, daha iyi odaklanabilmek için, performansını artırabilmek için bireyler bağımlılık yapıcı maddelere yönelebilir.
4. **Merak ettiği için;** Bu durum genellikle ergenlik döneminde arkadaşların etkisiyle, arkadaşları tarafından ikram edilen maddeyi geri çeviremediğinden, akran baskısından ya da onlara kendini ispat etmek için kullanır. Burada bir kere kullanımdan bir şey olmaz düşüncesi de hâkim olabilir (NIH 2007).

Ancak tüm bireyler, kendilerini iyi hissetmek, yaşadığı sıkıntıdan kurtulmak, daha iyi konsantre olarak verimli çalışmak, merak ettiği ya da arkadaşlarının etkisinde kaldığı için bağımlılık yapan maddeleri kullanmazlar. Bu nedenle bağımlı olma riskini artıran ve bağımlılıktan koruyan bazı faktörler vardır.

Bağımlılık Riskini Artıran Faktörler

1. Gençlik (özellikle ergenlik dönemi)

Ergenlik döneminde, bağımlılık yapan maddelerle ilk temas ve ilk denemenin diğer yaş dönemlerinden çok fazla olduğu yapılan araştırmalarla da ortaya konmuştur (Türkcan 1998, Ögel vd 1999, Yaşan ve Gürgen 2004, Yüncü vd. 2008, Gümüş vd 2011, Erdamar ve Kurupınar 2014). Özellikle bu dönemde birey hormonların etkisi ile cinsel kimliğini kazanıp gözle görülür bir şekilde büyürken diğer taraftan beynin içinde radikal bazı değişiklikler olmaktadır. Gençlerin bu dönemindeki duygu durumunda ortaya çıkan değişiklikler nedeniyle, genellikle toplumsal veya ailesel kuralları, gelişimi önündeki engel olarak algılayarak tepkisel davranabilir. Kuralların dışına çıkma ve bunlara meydan okuma kişiliğini ortaya koymanın bir ölçütü olarak görülebilir. Çabuk öfkelenme, öfkeyi kontrol etmede yaşanan güçlük suç olacak davranışların ortaya çıkmasına neden olurken, kolay risk almayı büyümenin bir ölçütü olarak görerek bağımlılık yapan maddeleri deneyimleme fırsatı ile karşılaşabilir. Böylece hormonal değişiklikler bireyi otorite ile çatışıp risk almaya yatkın kişiler haline getirebilir.

Çocuklarda doğumu izleyen 2-6 yaşlarda sinaps (sinirler arası bağlantı) oluşumu fazladır. Beynimizde çok fazla sayıda sinir hücreleri (nöron) vardır ve nöronlar birbirleriyle çok sayıda sinaptik bağlar oluştururlar. Belirli dönemlerde beyin fazla nöronlarını ve sinaptik bağları budama yoluna giderler. Bu beyin gelişiminin normal ve gerekli bir evresidir. 13-14 yaşlarından itibaren ergenlerin beyninde köklü sistematik bir budama ve sadeleşme yaşanır. Normal budama süreci ergeni daha isyankâr ve risk almaya yatkın bir sürece taşıyabileceği gibi çeşitli nedenlerle yetersiz ve aşırı budanma gerçekleşmesi sadece risk almayı değil doğrudan madde bağımlılığının gelişimini de kolaylaştırabilir (Uzbay 2015).

Bağımlılık yapan maddeleri pazarlayanlar, ergenlik döneminin özelliklerini iyi değerlendirmekte ve madde pazarlama stratejilerini özellikle gençlere yönelik belirlemektedirler. Bütün bunlara bağlı olarak gençlerin madde kullanma oranı diğer yaş gruplarına oranla her geçen yıl biraz daha artmaktadır.

2. Analitik düşünceye dayalı akılcı eğitimden yoksunluk

Analitik düşünme; olayların neden sonuç ilişkisi içinde aklın süzgecinden geçirilerek analiz edilmesi ve en doğru çözüme ulaşılmasıdır. Bireylerin analitik düşünme yeteneğine sahip olması bu maddeleri hangi koşullar içinde olursa olsun, reddetmesini sağlar. Özellikle ezber sistemi ile eğitim alan kişilerin analitik düşünme yeteneğine sahip olması mümkün değildir. Bu yüzden eğitim düzeyinin yüksek olması bireyin analitik düşünme beceresine sahip olduğu anlamına gelmemektedir. Düşük eğitim düzeyi ve yanlış eğitim sisteminden geçmeleri sebebiyle analitik düşünme yeteneğine sahip olmayan bireylerde bağımlılık yapan maddeleri deneme riski daha fazladır (Uzbay 2015). Ancak tek başına analitik düşünme yeteneğine sahip olmak, bireyi bağımlılıktan koruma konusunda yeterli olmaz. Bu yüzden analitik düşünen bireylerin yaşadığı toplumların aynı zamanda bilimsel, etik ve hukuksal kuralların uygulandığı toplumlar olması gerekir ki bağımlılık riski ortadan kalkabilsin.

4. Sevgi eksikliği ve yoksunluğu

Sevgiden yoksun kalma, aile içinde şiddet görme (Erci 1999, Yaşan ve Gürgen 2004, Aksoy ve Ögel 2005), aile içi geçimsizlik, parçalanmış bir ailede yaşama (Yalçın vd. 2009), ilgisiz anne-baba tutumu sergileyen bir ailede yaşama (Ulukoca, Gökgöz ve Karakoç 2013) bağımlılık yapıcı maddeleri kullanmaya yönlendiren önemli faktörlerdir (Uzbay 2015). Sevmek ve sevilmek en iyi sağlıklı bir aile ortamında gerçekleşir.

5. Spor, sanat, hobi ve sosyal faaliyetlerin özendirilmemesi

Bireylerin yeteneklerini sergileyebilecekleri spor, sanat gibi faaliyetlerle uğraşmaları ya da çeşitli hobiler edinmeleri onları daha üretken ve ürettiklerinden keyif alacak, mutlu ve kendi ile barışık bireyler haline getirir. Özellikle eğitim ortamlarında, öğrencilere yeteneklerini sergileyecekleri (Uzbay 2015) etkinliklere katılması ve ailenin bu tür etkinliklere yönlendirmesi oldukça önemlidir. Eğer bu sağlanmazsa maddeyi kötüye kullanma ve bağımlılık riski artmaktadır.

6. Bağımlılık konusunda bilimsel ve gerçekçi eğitim eksikliği

Bağımlılık yapan maddeler ve bağımlılık konusunda eğitimsizlik ya da eksik eğitim yine madde bağımlılığı riskini artırmaktadır. Eğitim eksikliği tehlikesi kadar, yanlış ve hatalı eğitimin eğitimsizlikten daha kötü sonuçlara neden olabileceğine dikkat edilmelidir. Eğitim bu konudaki bir uzman tarafından, doğru zamanda ve doğru yerde, doğru eğitim ve öğretim yöntemleri kullanılarak verilmelidir (Uzbay 2015).

7. Kendini ifade edememe, aile, okul ve sosyal çevrenin aşırı baskısı

Aile ve okulda, çocuk ve gençlerin kendilerini rahat bir şekilde ifade edecekleri ortamların geliştirilmesi gerekir. Evde ve okulda baskı altında olma, duygu-düşünce ve ihtiyaçlarını rahatça ifade etmesine izin verilmemesi bağımlılık yapan maddeleri deneme ve bağımlı olma riskini artırır (Uzbay 2015).

8. Kendisi ve yaşadığı çevre ile sağlıklı bir iletişim kurulamaması

Bireyin kendisi ile barışık olmaması; aile, arkadaşları ve diğer yakın çevresi ile sağlıklı iletişim kurmaması; ergenlik döneminde yaşanan anksiyete (kaygı) ve depresyon gibi psikolojik sorunlar bireyleri bağımlılık yapan maddeleri kullanmaya itebilir (Uzbay 2015). Kişilik bozuklukları ve özellikle antisosyal kişilik bozukluğunun madde kullanımında önemli bir risk faktörü olduğunu ortaya koyan araştırmalara rastlanmıştır (Regier vd 1990, Verheul vd 1995, Skinstad ve Swain 2001, Eken vd 2003).

9. Gelecek endişesi

Gelecek konusundaki belirsizlikler gelecek endişesi oluşumunda oldukça önemli bir etkiye sahiptir. Gelecek endişesi insanlar üzerinde baskı oluşturarak gerilim ve kaygıya sebep olur. Bu da bağımlılık yapıcı maddeleri deneme ve kullanmada önemli bir risk faktörüdür.

10. Vakit geçirdiği mekânlar ve arkadaş ortamı

Bireyin zamanının önemli bir kısmını bar, kumarhane ve kahvehane gibi yerlerde geçirmesi ile arkadaşlarının madde kullanıyor olması, bağımlılık yapan maddeleri deneme ve kullanmada önemli bir risk faktörüdür (Erci 1994, Yaşan ve Gürgen 2004, Erdal vd 2013, Özmen ve Kubaç 2013).

11. Genetik yatkınlık

Genetik yatkınlığın bağımlılık riskini artırdığı bir gerçektir ancak tek başına çok fazla etkili olduğu söylenemez. Çünkü ailede ve yakın akrabalarda bağımlılık öyküsü olanların, bağımlılık yaşamayan bireyler olabileceği gibi ailede ve akrabalarda bağımlılık öyküsü olmadığı halde bağımlılık yaşayan bireyler de vardır. Herhangi bir gende ya da genetik kodda bozukluk olsa bile bu durum çevresel faktörlerle desteklenmediği sürece problem oluşturmayabilir (Uzbay 2015).

12. Diğer faktörler

Ailede ve yakın çevresinde madde bağımlılığı olan bireylerin olması (Evren ve Ögel 2003, Taşçı vd. 2005, Gümüş vd. 2011, Zorlu vd. 2011, Erdal vd. 2013, Nebioğlu vd. 2013), aile bağlarının zayıf olması, düşük ve yetersiz aile disiplini ve kontrolü, bireyin aşırı stres altında olması, çözümü çok zor olan problemlerle karşılaşması gibi etkenlerde bağımlılık yapan maddeleri kullanmaya yönlendirebilir.

Bağımlılıktan Koruyan Faktörler

1. Aile bağlarının güçlü olması ve sağlıklı aile içi ilişkilerin yaşanması.
2. Ailenin, çocuklarının arkadaşlarından ve neler yaptıklarından haberdar olması.
3. Aile içi kuralların olması ve herkesin bu kurallara uyması.
4. Ailenin birbirinin ve çocuklarının yaşamları ve ihtiyaçlarıyla ilgilenmesi.
5. Okulda ve işte başarılı olma, serbest zamanda yapacağı hobilerinin ve uğraşlarının olması, sosyal yaşamda arkadaş ve yakın çevresindekilerle iyi ilişkiler geliştirmesi.
6. Kendine güvenen, çevresindekilere saygılı, karar verme ve problem çözmede analitik düşünebilen, sevecen, mutlu vb. kişilik özelliklerine sahip olmak.
7. Bağımlılık yapan maddeler hakkında bilgi sahibi olmak.
8. İyi bir ev yönetiminin olduğu ailelerde yaşamak. Aile de bir kurumdur ve her kurum gibi, ailenin de bir yönetim süreci vardır. Bu süreçte; tüm aile fertlerinin birbirine saygı ve sevgi duyması, birbirlerinin fikirlerine değer vermesi, aile içinde her konunun rahat bir şekilde konuşulup tartışabilmesi, tüm aile bireylerinin evin belli sorumluluklarını üstlenmesi ve bunları yerine getirmesi, birbirlerine zaman ayırıp bu zamanı güzel ve keyifli geçirmesi, ebeveynlerin çocuk yetiştirmede yeterli bilgi ve beceriye sahip olması vb. iyi bir ev yönetimi için oldukça önemlidir.

Bağımlılığın Bileşenleri

Tolerans: Sürekli olarak aynı dozda kullanılan maddenin birey üzerinde bıraktığı etkinin azalmasına tolerans denir. Bireyde tolerans geliştiği anda birey üzerinde bıraktığı etkiyi ilk kullanımdaki haline ya da daha fazla hale getirmek için kullanılan miktar sürekli olarak artırılır.

Yoksunluk: Çok uzun süre ve fazla madde kullanımından dolayı maddenin azaltılması ya da sonlandırılmasına ya da maddeyi tedarik edememeden kaynaklı ortaya çıkan sendromlara yoksunluk belirtileri denir (Ögel 2018, Gönül ve Aldemir 2019).

Başarısız bırakma girişimleri: Bağımlı olan kişi kullandığı maddenin kötü bir alışkanlık olduğunu anladığında bırakma girişiminde bulunsa da sık sık tekrar maddeyi kullanmaya başlar. Birey bağımlılık yapan maddeleri bir yıl süreyle hiç kullanmamışsa bırakma girişimi başarılı olmuştur. Ancak çoğu zaman madde kullanımından dolayı duyulan bırakma girişimi başarısızlıkla sonuçlanır ve madde kullanımı devam eder.

Zarar görmesine rağmen kullanmaya devam etme: Bireyin arkadaşlarıyla ailesiyle ilişkisi zarar görmesine karşın kullanmaya devam eder. Toplumdan giderek dışlanır. Okul ve iş başarısı düşer, sağlığı bozulur.

Zamanın büyük bir bölümünü ayırma: Bağımlı birey zamanının büyük bir kısmını madde arayarak geçirir. Maddeyi almak için gerekli parayı ailesinden çevresinden zorla alır, maddeyi tedarik etmek için suç işlemeye bile yönelir. Kullandığı maddenin daha ucuzlarını ya da benzerlerini kullanmaya başlayabilir.

Tasarladığından daha fazla kullanmak ve bunu kontrol edememek: Bireyin madde kullanımı üzerindeki kontrolü ortadan kalkmıştır. Genellikle az alacağım deyip çok büyük miktarlarda kullanır.

Madde kullanım isteği: Birey, madde kullanımının zararlı etkilerini bilmesine rağmen ısrarlı bir şekilde madde kullanım isteğini hisseder. Bu his genelde beyinden kaynaklanan bir uyarı ve sinyaldir. Bu istek şiddetli bir hal alınca madde kullanımı kaçınılmazdır (Ögel 2018, Uzbay 2015).

Bağımlılık Süreci

Bağımlılık süreci bağımlılık döngüsü şeklinde (Şekil 16) beş aşamada gelişir.

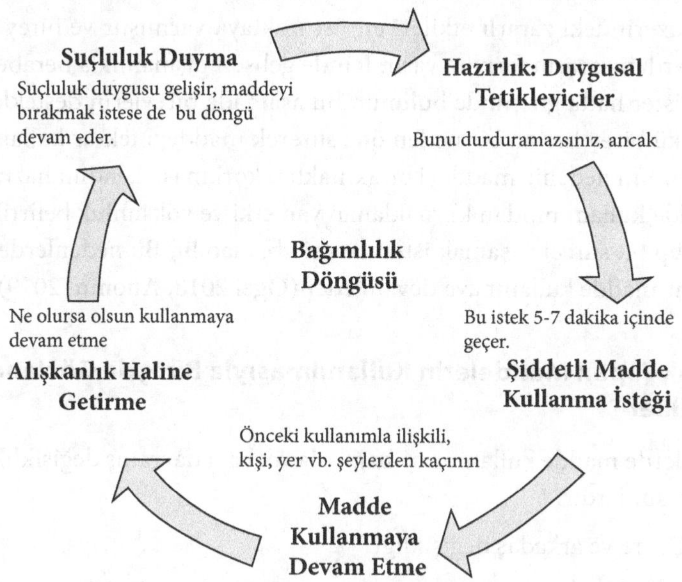

Şekil 16. Bağımlılık döngüsü (Anonim 2017)

1. Hazırlık: Bu dönemde bireyde maddeyi kullanmaya ilişkin bir istek gelişir. Birey bunu bilinçli olarak reddetse bile bu davranışı kendi içinde yasaklayamaz ve birey duygusal olarak tetiklenerek ilk defa kullanmaya yönelir.

2. Şiddetli kullanım isteği ile maddenin ilk defa kullanılması: Bireyin, madde kullanılan bir ortamda bulunması ya da verilen maddeyi reddedememesi, maddeyi merak etmesi, yaşadığı psikolojik veya sosyal problemleri hafifletmek gibi çeşitli nedenlerden dolayı maddeyi ilk kez kullanır.

3. Madde kullanmaya devam etme: İlk kez alınan maddenin birkaç kez daha kullanıldığı bir süreçtir. Bu dönemde birey kendinin nasılsa bağımlı olmayacağını, kontrol edebileceğini ve bir daha kullanmayacağına yönelik içinde bazı hisler geliştirir. Maddeye karşı merak ortadan kalkmıştır. Ancak bazı bağımlılık yapıcı maddeler vardır ki bir iki kullanımından sonra yan etkiler ve yoksunluk belirtileri ortaya çıkar. Birey yan etkiler ya da yoksunluk belirtilerini ortadan kaldırmak için tekrar madde kullanmaya devam eder.

4. Alışkanlık haline getirme: Bu sürece ilerleme de denir. Bu süreçte kişi sık sık ve yoğun miktarlarda bağımlılık yapan maddeleri kullanır ve bu süreçte bağımlılık gelişir. Madde arayışları, doz artırımları, madde yüzünden yaşanan psikososyal sorunlar bu dönemde başlar. Birey yaşamının değiştiğinin farkındadır ancak bunun sebebinin kullandığı maddeden kaynaklı olduğunu düşünmez, maddeyi bırakmak için de içinde herhangi bir istek bulunmaz.

5. Suçlulukla gelişen bırakma isteği süreci: Bu süreçte kullanılan maddenin birey üzerindeki zararlı etkileri en üst noktaya varmıştır ve birey maddenin kendine verdiği zararın farkına varır. İçinde gelişen pişmanlıkla beraber maddeyi bırakmak ister hatta girişimde bulunur. Bu aşamada bireylerin desteklenmesi gerekir. Çünkü birey her an bir neden öne sürerek maddeyi tekrar kullanmaya başlayabilir. Bunun nedeni; maddeyi bırakmaktan korkması, kendini hazır hissetmemesi, madde kullanımından kaynaklanan yan etki ve yoksunluk belirtilerinin çok şiddetli olup bu süreci yaşamak istememesi vb. olabilir. Bu nedenlerden kaynaklı birey tekrar madde kullanmaya devam eder (Ögel 2018, Anonim 2019).

Bağımlılık Yapan Maddelerin Kullanılmasıyla Bireyde Gözlenen Değişiklikler

Bireylerde madde kullanımına bağlı olarak bazı davranış değişiklikleri gözlenir. Bunlar şunlardır:

- Çevre ve arkadaş değişikliği
- Zaman zaman neşeli, sakin, zaman zaman sinirli, öfkeli, saldırgan davranışlar
- Aileyle ilişkilerini azaltma ve zamanın çoğunu ev dışında geçirme
- Ev içinde tek başına vakit geçirmeyi tercih etme
- Sık sık banyoya gitme
- Fazla para harcama ve ekonomik sıkıntı yaşama
- Kişisel bakımına gereken önemi verememe
- Okul başarısında ve iş performansında düşme

Ancak yukarıda bahsedilen davranış değişikliklerinin birçoğu ergenlik döneminde görülen davranış değişikliğine de benzediğinden bunlara aşağıdaki değişikliklerinde eşlik etmesi gerekir. Kullanılan maddenin cinsine ve alınan miktara göre farklılık göstermekle birlikte, bireyde maddeye bağlı bazı değişiklikler de gözlenebilir. Bunlar şunlardır:

- Uyku bozukluğu
- Dalgınlık, halsizlik, yorgunluk, isteksizlik
- Beslenme bozukluğu ve buna bağlı kilo kaybı
- Gözlerde kanlanma, göz bebeklerinde daralma ya da büyüme

- Konuşmada güçlük, peltek veya mırıldanır konuşma
- Sarhoşluk hali
- Ciltte leke, yara ve enjeksiyon izleri (Ögel 2010, Ögel 2019).

Kimler Madde Bağımlısı Olarak Kabul Edilmektedir?

DSM-5'e (Diagnostik and Statistical Manuel of Mental Disorder= Ruhsal Bozuklukların Tanı ve İstatistikleri) göre 12 ay içinde, aşağıda belirtilen ölçütlerden en az ikisini yaşayan birey bağımlı olarak kabul edilir (Ögel 2018, Uzbay 2015).

- "Çoğu kez istendiğinden daha çok miktarda ya da daha uzun süre madde kullanılır.
- Madde kullanmayı bırakmak ya da denetim altında tutmak için sürekli bir istek ya da sonuç vermeyen çabalar vardır.
- Madde elde etmek, madde kullanmak ya da yarattığı etkilerden kurtulmak için gerekli etkinliklere çok zaman ayrılır.
- Madde kullanmaya içinin gitmesi ya da madde kullanmak için çok büyük bir istek duyma ya da kendini zorlanmış hissetme.
- İşte, okulda ya da evdeki sorumluluklarını yerine getirememeyle sonuçlanan tekrarlanan madde kullanımı.
- Maddenin etkilerinin sebep olduğu ya da tetiklediği, sürekli ya da tekrarlanan toplumsal ya da kişilerarası sorunlar yaşanmasına karşın madde kullanmaya devam edilmesi.
- Madde kullanmadan kaynaklı önemli bir takım toplumsal ve işle ilgili etkinliklerin ya da dinlenme ve eğlenme etkinliklerinin yapılmaması ya da azaltılması.
- Tehlikeli olabilecek durumlarda tekrarlayan madde kullanımı.
- Maddenin sebep olduğu ya da tetiklediği sürekli ya da tekrarlayan şekilde yaşanan bedensel ve ruhsal sorunlara karşın madde kullanımına devam edilmesi.
- Aşağıda tanımlandığı şekliyle; tolerans (dayanıklılık) gelişmiş olması.
    - Esrikliği (madde bağımlılığına bağlı bilincin kapanması) ya da istenen etkiyi sağlamak için belirgin olarak artan ölçülerde madde kullanma gereksinimi.
    - Aynı ölçüde madde kullanımının sürdürülmesine karşın belirgin olarak daha az etki sağlanması.

- Aşağıda belirtilen yoksunluk durumlarının gelişmiş olması.
  - Maddeye bağlı yoksunluk sendromu.
  - Yoksunluk belirtilerinden kurtulmak ya da kaçınmak için madde alınması".

Bağımlılığın Dereceleri

Ağır olmayan bağımlılık; yukarıdaki ölçütlerden iki-üç belirtinin yaşanması.

Orta derecede bağımlılık; yukarıdaki ölçütlerden dört-beş belirtinin yaşanması.

Ağır düzeyde bağımlılık; yukarıdaki ölçütlerden altı ya da daha çok belirtinin yaşanması.

Bireyde Gelişen Bağımlılık Tipleri

Fiziksel bağımlılık: bağımlılık yapan maddenin varlığına karşı duyulan aşırı istektir. Madde alınmadığı takdirde vücutta bazı belirtiler ortaya çıkar. Buna fiziksel bağımlılık denir.

Ruhsal bağımlılık: maddeye karşı gelişen alışkanlık sonunda maddenin alınmasıyla ortaya çıkan rahatlama, doyum ve hazdır.

Madde kullanmaya başlayan bireyde maddenin özelliğine göre hem fiziksel hem ruhsal bağımlılık aynı anda gelişebilir. Fiziksel bağımlılık kısa sürede sonlanabilirken ruhsal bağımlılığın sonlanması uzun bir zaman alabilir.

Bağımlılığın Neden Olduğu Sorunlar

Sağlık Sorunları

Kullanılan maddeye göre vücutta geri dönüşümü olmayan birçok hasara neden olmaktadır. Kullanılan her maddenin sağlık üzerindeki etkileri farklılık gösterir ve bununla ilgili bilgi, bağımlılık yapan maddeler ve bunların sağlık üzerine etkileri başlığı altında verilmiştir. Madde kullanımından kaynaklanan kötü beslenme ve buna bağlı rahatsızlıklar, trafik kazalarına bağlı yaralanma ve ölümler gerçekleşir. Bağımlılık yapan maddeler sadece beden sağlığını değil ruhsal sağlığın da bozulmasına neden olur. Depresyon, anksiyete, deliryum gibi psikolojik sorunların yanı sıra bilişsel işlevlerini yerine getirememe, algı bozuklukları, duygu durum ve duygulanımda inişler çıkışlar, konuşmada bozukluklar vb. gelişir.

Sosyal Sorunlar

Madde bağımlılığı okul ve işte başarısızlık, aile ve işle ilgili sorumlulukları yerine getirememe, aile içi ilişkilerin ve yakın çevreyle olan ilişkilerin bozulması, aile içi şiddet, geçimsizlik, boşanma, işten atılma, okulda disiplin cezası alma ya da okuldan atılma, toplumdan ve aileden dışlanma, toplumda damgalanma, yetersizlik ve çaresizlik hissine kapılma, yalnızlık vb. sorunların ortaya çıkmasına neden olur.

Ekonomik Sorunlar

Birey kendi gelirinin ya da ailesinin gelirinin büyük bir kısmını ya da tamamını bağımlılık yapan maddeleri temin etmek için kullanarak hem kendini hem de ailesini ekonomik bir çıkmaza sürükler. Ödeyemeyeceği borçların altına girebilir. Hatta kendi ya da ailesinin mal varlığını satarak ailesinin ciddi anlamda ekonomik açıdan sorunlar yaşamasına, hatta evsiz ve yoksul kalmalarına sebep olur.

Ceza ve Yargı ile İlgili Sorunlar

Birey özellikle yasadışı (esrar, eronin, kokain vb.) maddeleri kullanırken ya da taşırken yakalanınca çeşitli cezalar alabilir. Bu ceza hapis cezası ya da para cezası olabilir. Aynı zamanda kullanılan maddenin etkisi ile suç işleyerek de ceza alınabilir. Bir de bağımlılık yapan maddeleri almak için parası olmayan kişiler bu maddeyi temin etmek için hırsızlık vb. yollarla para bulmaya çalışarak da suç işlemiş olurlar.

Bağımlılık Yapan Maddeler ve Bunların Sağlık Üzerindeki Etkileri

1. Tütün

Dünyada ve ülkemizde en yaygın kullanılan maddelerden biridir. Nikotininin de tek kaynağı olarak bilinir ve tek bir tütün yaprağında %6.17 oranında nikotin vardır. Nikotin ağız ya da deri yolu ile alındığında zehirlenmeye neden olabilir ancak duman yolu ile alınınca zehirlenme olmaz. 60 mg nikotin öldürücü etkiye sahiptir. Normal bir sigara 20 mg nikotin içermesine karşın yakılarak içildiğinde 1-1,5 mg nikotin alınır (Uzbay 2015). Bu miktar sigaranın markasına göre değişiklik gösterir. Nikotin renksiz ve sıvı özelliğinde olup aslında zehirdir. Bu madde sentetik olarak üretilip tarım ilacı olarak kullanılmaktadır (Şimşek 2019, Ögel 2018). Tütünün bileşiminde nikotinden başka, katran ve karbon monotoksit bulunur. Kanser oluşumunda katranının büyük payı olduğu bilinmektedir. Tütün bitkisi yaprakları kurutulup, küçük parçalara ayrıldıktan sonra ince sigara veya kalın puro şeklinde sarılarak ya da bir pipo içine yerleştirilerek kullanılır. Tütünün yanmasıyla, duman, etkin maddenin akciğerden kana hızla geçmesini sağlar ve 9-10 saniye gibi kısa bir sürede etkinliğini gösterir (Uzbay 2015).

Tütün beyinde epinefrin, norepinefrin ve serotonin salınımını artırır. Sinir sisteminin nikotine duyarlılığı 90 dakika ara verdikten sonra artar. Bu nedenle uyandıktan sonra içilmesi etkinliğini artırır (Şimşek 2019, Ögel 2018).

Tütün; iştahı azaltır, kan basıncını yükseltir, damar tıkanıklarına yol açar. Koroner kalp hastalığı, akciğer hastalığı (KOAH), beyin damar hastalıkları ve çevresel damar hastalıklarının tütün kullanımıyla yüksek oranda ilişkisi vardır. Koroner kalp hastalığına bağlı ölümlerin %30'u tütün kaynaklıdır. Günde iki paket sigara içenlerde ölüm oranı içmeyenlere oranla iki kat daha fazladır. Sigara içenlerin %50'si, içmeyenlerin ise sadece %25'i 75 yaşından önce ölmektedir. Sigarayı bırakanların dahi koroner kalp hastalığı geçirme riski hiç içmeyenlere oranla iki kat daha fazla bulunmuştur ancak sigaranın bırakılmasıyla kansere ve diğer sigaradan kaynaklanan hastalıklara yakalanma riskini önemli ölçüde azaltabileceğine yönelik çalışmalar vardır (McKim 2000). Akciğer kanserinin %80-90'ı daha çok tütün kullanan kişilerde görülmektedir. Akciğer kanserinin yanı sıra larenks, özefagus ve pankreas kanserlerinin de tütün ile ilişkisi olduğu bilinmektedir (Şimşek 2019, Ögel 2018). Erken yaşta sigaraya başlamak akciğer fonksiyonlarını azaltırken büyüme ve gelişme üzerinde de önemli bir etkiye sahiptir.

Tütünün bağımlılık yapıcı özelliği nikotinden kaynaklanmaktadır. Nikotin şiddetli bağımlılık yapar. 90-120 dakika nikotin alınmadığında yoksunluk belirtileri ortaya çıkar. Yoksunluk belirtileri; sinirlilik, gerginlik, öfke, uykusuzluk, baş dönmesi, titreme, tansiyonda düşme, kas kasılmalarıdır.

Sigaradan çevreye yayılan dumanın da içilen sigara kadar hatta daha fazla tehlikeli olduğu bilinmektedir. Çünkü;

- Yanan bir sigarının üçte ikisi havaya gitmektedir ve bu nedenle çevreye yayılan sigara dumanı içilen sigaradan 3 kat daha fazla nikotin, %70'den fazla katran ve 2.5 kat daha fazla karbon monoksid içermektedir.
- Çevreye yayılan duman içilen dumandan daha düşük ısıdadır ve dumanın ısısı düştükçe zararlılık oranı artar.
- Bir sigaranın içimi yaklaşık 12 dakika sürer ve bu süre zarfında sigarayı içen kişi yaklaşık 30 sn sigarayı içine çeker. Geri kalan süredeki (11 dk 30 sn) dumanı etraftaki insanlar içine çeker.

Çevreye yayılan dumanları teneffüs eden kişilere pasif içici denmektedir ve pasif içiciler normal bağımlılara göre daha fazla sigara dumanına maruz kalmaktadırlar. Çevreye yayılan sigara dumanının zararlı etkileri;

- Gözde hasar
- Baş ağrısı ve baş dönmesi
- Hapşırma ve öksürük
- Kalp kan basıncında artış
- Nabzın hızlanması ve sigaranın sebep olduğu diğer hastalıkların hepsi görülebilir (Şimşek 2019, Ögel 2018).

Sigarayı düzenli içerken aniden bırakanlarda sıklıkla yoksunluk semptomları görülebilir. Bunlar;

- Kalp hızında azalma, iştahta artışa bağlı kilo alımı, yeterince uyuyama-ma, aşerme düzeyinde sigara içme isteği, şiddetli anksiyete, agresiv davranışlar ve depresyondur (Hughes vd. 1994, Uzbay 2015).
- Bu semptonların yanısıra; sinirlilik, uyuşukluk, şiddetli baş dönmesi, sersemlik, bulantı ve kusma da görülebilir. Aşerme düzeyinde sigara içme isteği ile kilo alma hariç diğer yoksunluk semptomları sigara bıraktıktan sonraki ilk 1-6 ayda hafifleyerek tamamen geçebilir. Sigara bırakma sonrası sigaraya karşı özlem en uzun 9 yıla kadar devam edebilmektedir (Uzbay 2015).

2. Alkol

Tütün bağımlılığından sonra en yaygın bağımlılık türü alkoldür. İçki yapımında etanol ya da etil alkol kullanılmaktadır. Alkol renksiz ve tatsız bir maddedir. Alkollü içeceklerin lezzetleri, kokusu ve renklerindeki farklılıklar, fermentasyon, distilasyon özellikleri ve yaşları ile içerik maddelerinden (metanol, butanol, aldehid, fenol, tanin, kurşun, kobalt, demir vd.) kaynaklanır. Bu içerik maddelerinin zararlı fizyolojik etkileri olabilir ancak bu etkiler alkolün etkisine göre daha azdır.

Düşük dozlarda alkol, sedatiflik, rahatlama, konuşkanlık hissi gibi olumlu uyarıcı etki yapabilir. Ancak yüksek dozlarda tüketildiğinde uyuşukluğa; solunumun yavaşlamasına, sıklaşmasına ya da tamamen durmasına; komaya ve ileri düzeyde ölüme neden olabilir ve ayrıca vücuttaki kan alkol konsantrasyonuna bağlı kalarak her organı olumsuz yönde etkileyebilir.

Bazı rahatsızlıkları ve durumları olan kişilerin kesinlikle alkol içmemesi gerekir. Bu hastalıklar ve durumlar şunlardır;

- Karaciğer fonksiyonu bozuk olan hastalar,
- Peptik ülserli ya da peptik ülser geçiren kişiler,
- İleri derecede böbrek yetmezliği olan hastalar ile idrar yolu enfeksiyonu geçirenler,

- Pankreas hastaları, porfiria, hipertrigliseridemi, serebral kanama öyküsü olanlar,
- Dejeneratif nörolojik durumlarda,
- Gebelikte (düşük, ölü doğum ve bebeğe ciddi dönüşü olmayan zararlar verebilir),
- Daha önce alkol bağımlılığı kazanıp tedavi edilenlerde, epilepsi hastalarında alkollü içki almaları ciddi zararlara sebep olur (Ögel 2018).

Alkolün %80'i ince barsak, %20'si ise ağız, yemek borusu, mide mukozası tarafından emilir (Güleç 2019). Süt, stres, ısı düşüklüğü, aspirin yağlı yiyecekler alkol emilimini azaltır. Sıcak, protein eksikliği, alkolü almadan önce su içilmesi emilimi artırır (Ögel 2018). Alkol içildikten 5-10 dk sonrasında etkisini hemen göstermeye başlar, 30-90 dk içinde ise kanda zirve noktasına gelerek tüm vücut organlarını etkiler. Ayrıca 1 gr alkol vücutta 7 kcal enerji oluşturur. Enerji değeri oldukça yüksektir ve sürekli alkol kullanımı şişmanlığa de sebep olabilir.

Bir bardak biranın içerdiği alkol miktarı, bir tek ya da kadeh rakı, cin ya da viskiye ya da şaraba eşittir. Bunların tümü bir standart içki olarak adlandırılır. Bir standart içkide 8-13 gram alkol vardır. Kadınların alkolden etkilenme düzeyleri erkeklerden fazla olduğu için erkeklerin haftada 14 standart içkiden, kadınların haftada 7 standart içkiden fazla kullanması bireylerin bedensel ve ruhsal açıdan zarar görmesine sebep olur.

Alkolün İçilmeye Başlaması ile Birlikte Başlayan Kısa Süreli Etkileri

Alkolün kısa süreli etkileri alkol alımıyla beraber başlar kandaki alkol düzeyi arttıkça bireyin gösterdiği davranışları ve metabolizmasını ciddi etkiler ve kandaki alkol düzeyi azalınca ve sıfırlanınca bu etkiler yok olur.

1. Davranış üzerine etkileri: Alkol bireylerin hareket ve muhakeme yeteneğini olumsuz etkileyen psikoaktif bir maddedir. Bu sebeple, alkolün kandaki düzeyine bağlı olarak kişide bazı davranış değişiklikleri meydana gelir. Alkolün etkisi gidinceye kadar kişilik tamamen değişebilir ve motor beceriler yok olur. Alkolün davranış üzerindeki bazı etkileri şunlardır;
    - Bireyin kendini kontrol ve özeleştiri yeteneği ile zihinsel yorumlama ve mantık uygulama yeteneğini azaltır.
    - Zihinsel ve beceri gerektiren işler ile atletik performansları düşürür.
    - Trafik kazası yapma riskini artırır.

- Denge ve motor koordinasyonunda önemli olan beyincik fonksiyonlarında bozulmalara sebep olarak dengede bozukluk ve yürürken yalpalamaya sebep olur.
- Baskı altında tutulan içgüdülerin, isteklerin ve eğilimlerin eğleme dönüşmesini kolaylaştırır.
- Ruh halinde değişikliklere sebep olur.

2. Bulantı, kusmaya, isale, mide ekşimesine sebep olur. Midede gastrit salgısını artırarak mide asit düzeyinin artmasına neden olur. Fazla miktarda alkol alındığında ise asit düzeyinde azalma, pilor spazma ve mukus salgısında artma ve kabızlık görülebilir.
3. Solunumu hızlandırır. Yüksek dozları ise solunumu yavaşlatır.
4. Alkol diüretik bir etkiye sahip olduğundan fazla idrara çıkmaya sebep olur.
5. Ciltte kızarma ve terleme olur.
6. Kalp atış hızını artırabilir, fazla miktarı azaltabilir (Uzbay 2015).

Farklı kan alkol seviyesinin bireydeki ve vücuttaki etkileri;

50 mg/dl'den az kan alkol konsantrasyonu; vücut hareketlerinde yavaşlama, konuşkanlık, gevşeme gibi davranışsal değişiklikler ile düşünme yeteneğinde azalma,

50-150 mg/dl kan alkol konsantrasyonu; ruh halinde değişiklikler (mutluluk ya da mutsuzluk, utangaçlık ya da tartışmacı bir hal almak) bozulmuş konsantrasyon ve karar verme yetisi.

151-250 mg/dl kan alkol konsantrasyonu; konuşma bozukluğu, bulantı ve kusma, yürümede bozulma, çift gorme, kalp atış hızında artış, uyuşukluk, kişilik ve davranış değişiklikleri.

300 mg/dl kan alkol konsantrasyonu; uyarılara yanıt vermeyen uykululuk, konuşmada tutarsızlık, hafıza kaybı, kusma ve solunumda yavaşlama.

400 mg/dl'den fazla kan alkol konsantrasyonu; solunum yavaşlar ya da durur, koma ve ölüm gerçekleşir (Güleç 2019).

Alkolün Uzun Süreli ve Yoğun Kullanımının Sağlık Üzerine Etkileri;

Alkole bağlı zararlı etkiler, sadece içme sıklığına ve içilen miktara göre değil, içme davranışındaki değişikliklere ve belli bir zaman içindeki tükettikleri miktara göre de değişebilmektedir. Az miktarda da olsa her gün şarap içen kişilerin de siroz hastalığına yakalanma riskleri vardır. Uzun süreli ve yüksek miktarda alkol alımı bireylerde doku hasarı ve bağımlılık yapmaktadır. Alkolün uzun süreli kullanımına ve miktarına bağlı olarak vücutta bıraktığı kalıcı hasarlar vardır. Bunlar;

- Yutak borusu hastalıklarına, gastrit ve mide ülseri ile pankreas iltihaplanmasına sebep olabilir.
- Demans (bunama), ruhsal bozukluklar, çift görme, beyinde dejenerasyon, polinöropati (bacak, ayak ve ellerde ağrı, uyuşma ve karıncalanma) oluşabilir.
- Sürekli alkol kullanma yetersiz besin alımına sebep olur. Bu da B1, B6 ve B12 vitamini ile folat eksikliğine bağlı olarak; anemi, (kansızlık), beriberi ve pellagra adı verilen hastalıkların oluşmasını tetikler.
- Karaciğerde yağlanma, siroz, hepatit, karaciğer koması olabilir.
- Bağışıklık sisteminin baskılanmasına bağlı olarak tüberkiloz, zatüre ve kanser riski artar.
- Çeşitli kalp hastalıkları, hipertansiyon ve beyin kanaması ortaya çıkabilir (Arıkan 2012, Ögel 2018).

Alkol bağımlılığı gelişen kişilerde alkol almadıkları zamanda alkol yoksunluğu görülür. Alkol yoksunluğu belirtileri kan alkol düzeyinin azalmaya başlamasından itibaren 6-8 saat sonra genellikle 24 saat içinde ortaya çıkar ve iki hafta sürebilir. Alkol yoksunluğu belirtileri şunlardır;

- Terleme, titreme, bulantı, baş ağrısı ve kusmaya,
- Kaygı ve huzursuzluk gibi duygusal sorunlara,
- İşitsel, görsel halisünasyonlara,
- Yoğunlaşma ve dikkat bozukluklarına,
- Epileptik nöbetlere,
- Taşikardiye (çarpıntı),
- Kalp ritminde değişikliklere,
- Tansiyon yükselmesine neden olabilir (Arıkan 2012, Ögel 2018).

Bağımlılık tedavisi yoksunluk belirtilerinin şiddetine göre ayakta ya da bir kliniğe yatırılarak tedavi edilmelidir. Diğer bağımlılıklar gibi alkol bağımlılığının da vücuda verdiği hasarların yanı sıra aile içi huzurun bozulması, aile içi şiddet, aile ve işteki sorumluluklarını yerine getirememe, boşanma, borçlanma, iş ve yakın çevresindeki kişilerle iletişimin bozulması, toplumdan ve aileden dışlanma gibi çeşitli sosyal sorunların da yaşanmasına sebep olur.

3. Esrar

Tüm dünyada sigara ve alkolden sonra en yaygın olarak kullanılan yasa dışı bir maddedir. Esrar; Cannabis Sativa ya da Cannabis İndica isimli hint keneviri bitkisinin kahverengi/yeşil çiçeklerin karışımından, saplar, tohumlar ve yapraklarından oluşmaktadır. İşleniş biçimine göre bazı farklılıklar gösterir ve buna göre Marijuana, Marihuana, Charas, Cuk, Gubar, Ganja, kaynar, paspal olarak adlandırılır (Ögel 2018).

Kenevir keyif verici özelliği ile esrarın yapımında kullanıldığı gibi, tıbbi amaç ve endüstriyel alanda hammadde olarak giysi, halat, kement vb. yapımında da kullanılmaktadır.

Esrarın etken maddesi THC (Delta-9-Tetrahydrocannabinol)'dir. Esrarın etki gücü kenevir bitkisinin üst yapraklarından alt yapraklara, köke ve çekirdeğe doğru azalmaktadır (Sarıkaya 2019).

Esrarın kullanım şekli genellikle; kesilip kurutulduktan sonra;

1. Sigaranın içine sarılıp içilerek
2. Nargileye benzer şekilde kova veya bong olarak adlandırılan buharının çekilerek
3. Sigaraya esrarın özünden elde edilen reçine damlatılarak
4. Tıbbi amaçlı çay şeklinde demlenerek, kek, kurabiye ya da şekerlemelerin içine katılarak da kullanılabilir.

Dünyada ve ülkemizde kenevir bitkisinin ekimi ve kullanımı yasal düzenlemelere bağlıdır. Bizdeki yasal düzenleme 26.09.2016 29842 sayılı resmi gazetede yayınladığı şekliyle şöyledir (Sarıkaya 2019): "yönetmelikte sınırlı bölgede endüstriyel amaçlar için yasal kenevir ekimine izin verilmektedir."

Ülkemizde lise ve üniversite öğrencileri üzerinde 2004 yılında yapılan çalışma sonuçlarında lise ikinci sınıfta yaşam boyunca en az bir kez esrar kullanım yaygınlığı %5.8 olarak bulunurken bu oran üniversite öğrencilerinde %9.2'ye çıkmıştır (Sarıkaya 2019). Avrupa Uyuşturucu ve Uyuşturucu Bağımlılığı İzleme Merkezi'nin 2016 yılı raporuna göre Türkiye'de yetişkinlerin 1/10'inden azının ömür boyu esrar kullanıcısı olduğuna işaret edilmiştir (Anonim 2017).

Esrarın, Kullanım Sonrasındaki Etkileri

Esrar içildikten birkaç dakika içinde etkisi ortaya çıkmaya başlar ve yarım saat içinde etkisi en üst düzeye gelir ve bu etki 2-4 saat içinde sonlanır. Ancak hareket becerilerindeki bozukluk 8-12 saat devam eder.

- Esrar kullanımı kısa süreli neşe ve rahatlamaya,
- Algıda değişikliğe, algıda bozulmaya ve duygusal deneyimlerde abartıya,
- Kullanım sonrası fazla yemek yemeye, müzik dinleme ve film izleme gibi davranışlarda artış görülmesine,
- Sosyal ortamlarda aşırı gülme, aşırı konuşmaya neden olur.

Esrar kullanımının araba kullanma üzerinde de büyük olumsuz etkileri vardır. Bunlar;

- Tepki verme zamanında yavaşlama.
- Çevresel ışık uyarılarını algılamada zayıflık.
- Göz takibinde yavaşlık.
- Yer ve zaman algısında bozulma.
- Koordinasyonda yavaşlama ve bozulma.
- Hız kontrolünde azalma.
- Karar alma yeteneğinde ve dikkatte azalma.
- Kısa süreli hafıza kaybı.
- Alkol ve diğer maddelerle birlikte kullanıldığında olumsuz etkilerde artış olur (Ögel 2018).

Esrarın Uzun Süreli ve Yoğun Kullanımının Sağlık Üzerine Etkileri

- Şiddet ve saldırganlık eğilimi,
- Şiddetli anksiyete, paranoid düşünceler,
- Mental işlevlerde bozulma ve beyin hasarları, beyin fonksiyonlarda bozulma,
- Günlük rutin işlevlerinde ve görevlerini yerine getirememe, uzun süreli plan yapamama ve işe konsantre olamama, konuşma ve yazma becerisinde bozulma görülebilir.
- Üreme üzerine ve gebelikte bebeğe zararlı etkileri vardır.
- Bağışıklık sistemini bozar.
- Astım benzeri belirtiler gösterir (Uzbay 2015).

Genellikle esrarın ikinci kullanımından sonra tolerans gelişmekte ve buna bağlı olarak artan dozlarda alınmaktadır. Haftada birkaç kez ve uzun süre kullananlarda bağımlı olma riski oldukça fazladır. Sık sık ve uzun süre esrar kullanıldıktan sonra esrar kullanmaya çeşitli nedenlerle ara verildiğinde yoksunluk belirtileri ortaya çıkmaktadır. Belirtilerin iki ya da üçünü yaşamış olanların yoksunluk tanısıyla karşı karşıya oldukları söylenebilir.

Esrar Kullanımındaki Yoksunluk Belirtileri

- Aşırı hassaslık ve alınganlık,
- Sinirlilik ve huzursuzluk ve gerginlik,
- Saldırganlık,
- Baş ağrısı,
- İştahsızlık ve buna bağlık kilo kaybı,
- Uykusuzluk,
- Titreme ve ürperme,
- Terleme,
- Ateş,
- Bulantı,
- Mide barsak rahatsızlıkları,
- Yön duygusunda kayıplar,
- Görsel, işitsel ve dokunsal halüsinasyonlar görülebilir (Ögel 2018, Sarıkaya 2019).

4. Sentetik Kannabinoidler

Özellikle son on yılda yaygınlaşan, ülkemizde bonzai ya da jamaika yurt dışında ise spice olarak adlandırılan bağımlılık yapıcı bir maddedir (Bozkurt 2019). Naftoilindollerin, naftoil pirollerin ve kannabisiklohenksanol gibi sentetik maddelerin bitki yapraklarına emdirilmesi ile elde edilen, içine başka birçok uyarıcı kimyasal madde ile halisünasyona sebep olan kimyasal maddenin ilavesi ile oluşan bitkisel sigara karışımlarıdır (Uzbay 2015). Azda olsa ağız yoluyla alındığı bilinmektedir (Bozkurt 2019).

Bonzainin; esrar, eroin, kokain ve alkol gibi bilinen diğer bağımlılık yapan maddelerden farkı bonzainin birden fazla etken madde içermesi ve piyasadaki bonzailerin içinde birbirinden farklı kimyasal maddelerin bulunması ile çok daha hızlı ve şiddetli bağımlılık yapmasıdır. Bir denemede dahi hemen bağımlılık gelişebilir.

Son yıllarda psikiyatri acillerine akut şizofreni tanısı ile gelen ve tedaviye alınan hastaların çoğunda bonzai kullandıkları görülmüştür.

İçildiğindeki ilk etkisi; rahatlama ve gevşemedir. Görsel ve işitsel varsanılar gelişir. Doz aşımı ile şiddetli biçimde panik atak yaşanabilir.

Sentetik Kannabinoidlerin Sağlık Üzerine Etkileri

- Öğrenme ve hafıza üzerinde kalıcı olumsuz etkileri vardır.
- Kalp ve böbrek yetmezliğine sebep olur. Böbrek rahatsızlığı, karın ağrısı ve kusmaya neden olur.
- Bazı kullanıcılarda ölüm vakaları ile ani beyin kanaması ve kalp krizi ile bunlara bağlı ölümlere de rastlanmıştır.
- Algı ve mizaç değişir.
- Yüksek ateş, kalp çarpıntısı, mide bulantısı ve ağız kuruluğu gözlenir.
- Halüsinasyon görülür.
- Baş dönmesi, göz bebeklerinde büyüme, düşük göz kapakları, istem dışı oluşan göz hareketleri ve konuşmada yavaşlama olur.

Düzenli kullanımı sonrası alınmadığında yoksunluk belirtileri görülür.

Yoksunluk Belirtileri

- Aşırı düzeyde madde alım isteği,
- Çarpıntı, terleme, uykusuzluk, baş ağrısı, anksiyete görülür.
- Vücutta ağrı, hipertansiyon, ishal, bulantı ve kusma duygularda çökkünlük olur.

Yoksunluk belirtilerinin çoğu bir hafta içinde gerileyebilir (Bozkurt 2019).

5. Opiyatlar (Eroin, Afyon, Morfin, Kodein, Tebain vb)

Opiyatlar afyon bitkisinden elde edilmektedir. Bağımlılık etkisi nedeni ile dünyada ve ülkemizde yetiştirilmesi yasal düzenlemelerle yapılmaktadır. Ülkemizde afyon bitkisinin üretimi belirli bölgelerde (Afyonkarahisar, Uşak, Denizli, Eskişehir, Kütahya, Isparta, Hatay, Konya ve Burdur) Toprak Mahsulleri Ofisi (TMO) tarafından yapılmaktadır (Kardaş, Yüncü 2019).

Morfin, Eroin, Kodein sigara şeklinde içilerek, ağız yoluyla, buruna çekilerek ve enjeksiyon ile vücuda alınır. Morfin hap gibi yutularak da kullanılır.

Morfin; beyaz şey, maymun, rüya gören, amca, küp, eritici gibi sokak isimleri ile bilinir. Alınan miktar az ise uyarıcı bir etkisi vardır. Miktar arttıkça uyku vererek uyuşturucu etkisi başlar. Kullanıldığında ağrı kesici, rahatlatıcı, sarhoşluk etkisi oluşturan etkileri vardır. Bireyi canlı ve neşeli gösterir. Ancak morfinin etkisinin azalması ile beraber bireyde; yoğun halsizlik, yorgunluk ve uyku hali, kas ağrıları, burun akıntısı, sinirlilik, kaygı, korku görülür.

Opiyatlar tıbbi amaçlı ilaç sanayinde de kullanılmaktadır.

Eroin; morfinden 4-10 kat daha etkilidir. Bu madde saf haldeyken beyazdır. Saf olmayan şekilde imal edilirse hafif sarı, pembe, kum renginde ya da kahverengi toz ya da tanecikli olabilir. Bir kez kullanımı bile bağımlılık yapmaya yeterli olabilir.

Kodein; afyon kozası ve afyonda bulunur. Kodeinin toz ve tablet halinde yapılanları da vardır. Tıbbi amaçla kullanılanları, morfinden kimyasal işlemlerle elde edilir. Beyaz renkte kokusuz ve acımsı tattadır. Ağrı kesici etkisi morfinin 1/10'i kadardır. Genellikle ilaç sanayinde ağrı kesici ve öksürük azaltma etkisi nedeniyle kullanılır. Bazı gribal enfeksiyon ilaçlarının, öksürük ilaçları vb.' de kodein yer almaktadır. Kodeinin bağımlılık yapma oranı oldukça düşüktür ancak eroin ve morfin bağımlıları tarafından eroin ve morfin bulunmadığı taktirde kodeinini tercih ederler. Kodein içeren ilaçlar içlerindeki miktara göre reçete ile satılmaktadır (Ögel 2018).

Bir hafta düzenli olarak opiyat kullanan kişilerde bağımlılık gelişir. Özellikle saf eroin kullanılmışsa ilk dozdan sonra bile bağımlılık gelişebilir. Kısa süre sonrasında ise opiyata karşı tolerans gelişir ve doz artırımı yoluna gidilir. İlk zamanlardaki verdiği uyuşukluk ve keyif zamanla yok olur. Dozu arttırmaz ya da keserse de yoksunluk belirtileri yaşayacağı için hiçbir şekilde keyif almadan kullanmaya devam eder.

Opiyatların, Kullanımın Sonrasındaki Etkileri

Alındıktan kısa bir sonra etki göstermeye başlar ve etkisi 4-5 saat sürdüğünden günde en az 2-3 kez kullanılması gerekebilir.

- Vücutta sıcaklık, kol ve bacaklarda ağrı hissi ile ciltte kırmızılık gelişir.
- İlk başta keyif verici bir durum oluşur ve bu zamanla yerini sakinliğe bırakır.
- Hareketler ve konuşma yavaşlar, dikkat azalır ve bellek bozulur.
- Solunum yavaşlar, göz bebekleri küçülür, kalp yavaş çalışır.
- Karın çevresinde orgazm benzeri kramplar oluşur.
- Maddelere karşı duyarlılık gelişen kişilerde ise mutsuzluk, kusma ve bulantı olabilir.

Opiyatların Uzun Süreli ve Yoğun Kullanımının Sağlık Üzerine Etkileri

- Durgunluk, ilgisiz bakışlar, içine kapanma.
- Depresyon ve intihar girişimleri olabilir.
- Enjeksiyonla bağımlılık yapan opiyatların damar yolundan alınmasından kaynaklı AIDS ve Hepatit virüslerinin bulaşma riski yüksektir.
- Allerjisi olanlarda ciddi reaksiyonlar oluşabilir.
- Beslenme problemleri ve kişisel bakımda yetersizlikler.
- DNA'da hasarlara sebep olduğundan ötürü mesane kanseri gibi kanser türleri görülebilir (Kardaş, Yüncü 2019, Ögel 2018, Dilbaz 2012).

Eroin ve Morfinde Yoksunluk Belirtileri

- 3-5 saat sonra ortaya çıkar. 36-72 saatte pik yapar. Bu sürede maddeyi kullanmak için aşırı istek, sonrasında terleme, esneme, gözlerin yaşarması, burun akıntısı gerçekleşir.
- 48-72 saatten sonra ise huzursuz uyku, göz bebeklerinde büyüme, iştah kaybı, kaz derisi görüntüsü, titreme oluşur.

6. Kokain

Kokain Güney Amerika'da yetişen Erythroxylon Coca bitkisinden yapılır. Kokain, koka yaprakları, koka macunu, kokain hidroklorid, serbest baz ve kreck kokain gibi çeşitli formlarda üretilip kullanılabilir. En fazla 1970-1980 yıllarından itibaren kullanımı yaygınlaşmıştır. Diğer yasa dışı maddelere göre daha pahalı olması nedeni ile daha çok üst sosyo-ekonomik statüdeki kişiler tarafından tercih edilmektedir. Krek formundaki hali daha ucuzdur. Krek kokainin ülkemizdeki sokak ismi 'taş'dır. Kokainin her formunun kullanım şekli farklılık gösterir. Kokainin hidroklorid formunun toz halinde koklanarak ya da pipet aracılığı ile buruna çekilmesi yaygın bir kullanımdır. Enjeksiyon ile deri altına ya da damar yoluyla da vücuda alınır. Yakılarak içilebilmesi için yanma ısısının daha düşük olduğu serbest baz ya da kreck kokain formuna dönüştürülmesi gerekir. Sigara gibi içilerek ve damar içine enjekte etme ile maddenin etkisi kısa süre içinde görülür ancak en tehlikeli kullanım şekilleridir. Bu şekilde kullanım kısa bir süre sonra ciddi bağımlılığa dönüşür (Sönmez 2019).

Kokainin, Kullanımın Sonrasındaki Etkileri

- Keyif ve coşkulu bir neşe verir, kendine güveni artırır.
- Kalp atışında hızlanma ya da yavaşlama görülür.

- Göz bebeklerinde büyüme ve kan basıncında artış ya da düşüş olur.
- Yüksek dozda kullanıldığında ise; kalp atım hızında artış ve bozukluk, tansiyonda yükselme, sinirlilik, saldırganlık, muhakeme yeteneğinde kayıp, ajitasyon, göğüs ağrısı, solum güçlüğü ve koma görülür.

Kokainin Uzun Süreli ve Yoğun Kullanımının Sağlık Üzerine Etkileri

- Burun kanaması,
- Bronş ve akciğerde hasara,
- Migren benzeri ağrılara,
- Tikler gelişmesine,
- Epilepsi nöbetlerine,
- Beyinde tıkanmalara,
- Kalp damarlarında tıkanma ve kalpte ritm bozukluklarına,
- Halisünasyonlara sebep olabilir.

Yoksunluk Belirtileri

Kokain kullanımını izleyen ilk bir saat içinde çöküntü, mutsuzluk, hiçbir şeyden zevk almama, sıkıntı, kaygı, sinirlilik, halsizlik, çok uyuma isteği, korkutucu rüyalar ile belirginleşen depresyon benzeri bir tablo gelişir. Bu durum 18 saat sürer. Ağır kullanımda bu durum bir hafta kadar devam eder. 2-4 gün içinde daha da şiddetlenerek intihar görülebilir.

7. MDMA

Ekstazi (3,4-metilendioksi-metamfetamin) olarak bilinen MDMA Amfetamin türevi kimyasal bir maddedir. Dünyada çok az bir psikiyatrist grubu 1980'lerin başından yasaklandığı 1985 yılına kadar psikoterapide kullanmıştır. Tedavi amacıyla kullanılmasında; hastanın özgüvenini artırarak çevresindekilerle iyi ilişkiler kurmasını sağlaması ve iletişimi artırması gibi nedenler etkili olmuştur. Bu yıllarda sokaklarda da satılarak kontrolsüz kullanımı söz konusu olmuştur. Özellikle enerjiyi artırıp kişiyi daha dışa dönük yapması, duygu durumunda bir coşku sağlaması gibi nedenlerle dans partilerinde özellikle gençler tarafından yaygın kullanılmıştır. MDMA kullanıcılar arasında sokakta eks-tazi, eks gibi isimlerle tanınmaktadır. Kapsül ya da tablet şeklinde olup ağız yoluyla alınır. Nadiren sıvı şeklinde ya da toz halinde buruna çekilerek kullanılanları da vardır.

1985 yılında MDMA'nın tıbbi kullanımının da yasaklanmasından sonra kötüye kullanım potansiyeli taşıdığı için yasa dışı madde olarak kabul edilmiştir.

MDMA alındıktan sonra 20-60 dakika içinde etki gösterir. Bu etki aniden hissedilir ve 60-90 dakika içinde pik yapar.

MDMA'nın Kullanım Sonrasındaki Etkileri

- Birey kendini iyi hisseder.
- Yakınlık, uyarılma ve özgüven duyguları artar.
- Duygusal algı artar.
- Yeni fikirlere açık olur ve iştahta azalma olur.
- Duygusal sıcaklık olup, empati hisseder.
- Duygusal etkileri olan anıları konuşma isteği gelişir.
- Taşikardı, diş gıcırdatma, çenede kilitlenme, yürüme bozukluğu ve bulantı ise istenmeyen etkileridir.

MDMA'nın Uzun Süreli ve Yoğun Kullanımının Sağlık Üzerine Etkileri

- Huzursuzluk, şiddetli depresyon görülür.
- Bellek ve dikkat bozukluğu, konsantrasyon güçlüğü oluşur.
- Ansiyete (kaygı), saldırganlık ortaya çıkar.
- Saldırganlık davranışlar gözlenebilir.
- Uyku bozukluğu ve iştah kaybı olur.
- Bilişsel işlevlerde azalma, takıntılı davranışlar gelişir.
- Karar verme, bilgi işleme, mantıksal düşünce ve basit sorun çözmede bozulma oluşur.
- Panik ataklar gelişebilir.
- Diş gıcırdatmadan ve çenede kilitlenmeden dolayı dişlerde aşınma olur.
- Kas ağrıları görülür.
- Kan basıncında yükselme olur, uzun süreli kullanımlarına bağlı olarak kan basıncında düşme gelişir.
- Nörolojik lezyonlara bağlı kalarak Parkinson oluşabilir.

Yoksunluk Belirtileri; yorgunluk, iştah kaybı, depresyon ve odaklanma güçlüğüdür (Gürol 2019).

8. Amfetamin, Metamfetamin

Anfetaminler tıbbi amaçlı olarak narkolepsi (gündüz vakti uyukluluk ve uyku hali) ile çocuklarda dikkat eksikliği ve hiperaktivite tedavisinde kullanılan sentetik bir maddedir. Genellikle ağız yoluyla tablet şeklinde alınsa da damardan ve burundan çekilerek de alınabilir.

Amfetaminler uyanıklık durumunu artırmak amacı ile de kullanıldığı bilinmektedir. Anfetaminleri içeren ilaçların piyasada kolay bulunması ve ucuz olması nedeni ile doktor kontrolü dışında kullanıp kötüye kullanılması mümkündür.

İlk defa kullanan kişilerde 5 mg'lık tek bir tablet bile bireyin kendini iyi ve mutlu hissetmesi, bireylerle yakın ilişki kurması, dikkat ve performans artışı ve ağrı eşiğinin yükselmesi için bile yeterli gelebilir (Eslek 2019).

Amfetamin, Metamfetamin Kullanım Sonrasındaki Etkileri;

- Keyif, coşku ve neşe verir.
- Birey kendini canlı hisseder, dikkat ve performansı artar.

Amfetamin, Metamfetamin Uzun Süreli ve Yoğun Kullanımının Sağlık Üzerine Etkileri

- Şizofreni benzeri bir tablo gelişebilir.
- Beyin ve damar hastalıkları, hipertansiyona sebep olabilir.
- Bağırsaklar oksijensiz kalabilir.
- Alınan dozun miktarına göre titreme, epilepsi nöbetleri, koma ve ölüme bile neden olabilir (Ögel 2018).

9. Halusinojenler

Bireylerin gerçek algılarında bozulma gerçekleştirerek, gerçek gibi görünen ama gerçek olmayan sesler duymasına ve dokunsal şeyler hissetmesine neden olduğu için Halusinojenler denmiştir. Asit, likit, küpler, sarı güneş ışınları, eski küpler seyahat, incimsi kapılar, cennet mavisi, kraliyet mavisi, düğün zilleri, şef, şahin, şeker toprağı, Japon Budizmi gibi değişik sokak isimleri vardır. Toz halinde ya da sıvı formunun çeşitli maddelere emdirilmiş şekliyle piyasada bulunur. Beyaz, kahve hatta siyah renkleri vardır. Ağızdan yutarak ya da dilin altında emilerek kullanılan formları vardır.

Bu maddelerin etkileri alındıktan sonra bir saat içinde başlar. 2-4 saatte pik yapar, 8-12 saat içinde sonlanır. Halusinojen maddelerin bireyi nasıl etkileyeceği halusinojenin türüne, kullanılan miktara ve o anki ruh haline göre olacağından etkileri güzel şeyleri hayal etme olabileceği gibi kâbusların görülmesine de neden olabilir. Birden fazla duygu hissedilebilir ve bunlar arasında ani geçişler olur. Bireydeki uzaklık, derinlik, zaman, mekan, ses ve renk algılarında karışıklığa sebep olur. Halüsinasyonlar hezeyanlara (sanrı) dönüşür. Kas koordinasyonunda yavaşlama, ağrı algısında azalma olur. Mantıklı düşünemez.

Daha önceden ruhsal bozukluğu olan kişilerde bu maddelerin kullanılmasının oldukça tehlikeli olabileceği ve hatta ölüme neden olabileceği belirtilmiştir. Ölüm de bireyin yaşadığı halüsinasyon etkisi ile trafik kazası ya da bireyin uçmak amacı ile yaptığı tehlikeli aktivasyonlardan kaynaklanmaktadır. Ölüm aynı zamanda bireyin tansiyonundaki ani değişikliklerden ya da vücut ısısının aşırı yükselmesinden kaynaklanabilir (Ögel 2018). Farklı türleri olduğu için hepsinin sağlık üzerindeki zararlı etkileri farklıdır. Sağlık üzerindeki zararlı etikleri kullanılan süreye ve alınan miktara göre değişmektedir.

10. Benzodiazepinler, Diğer Yatıştırıcılar ve Hipnotikler

Bunların hepsi ilaçtır. Bu ilaçların yapıları birbirinden farklı olmasına rağmen etkileri ve kullanımları birbirine benzediği için aynı grup içinde düşünülmektedir. Bu ilaçların ortak özelliği bireyin sakinleşmesini sağlayarak anksiyeteyi azaltır ve uyumayı kolaylaştırır. Yatıştırıcı ve hipnotik özelliklerinden dolayı kötüye kullanımı yaygındır ve ardından bağımlılık kaçınılmazdır (Şahiner 2019).

Benzodiazepinlerin uyuklama ve sersemlik gibi yan etkileri görülmektedir. Bu yan etkilere zamanla tolerans gelişebilir. Bilişsel işlevlerde azalma, motor becerilere etki ederek araba kullanırken sürüş kabiliyetini azaltarak trafik kazalarına sebep olabilir. Önceden öğrenilmiş bilgilerin hatırlanmasında sorun olmazken, yeni bilgileri öğrenme yeteneği üzerinde olumsuz etkilere sahip olabilir.

Bu ilaçlar tedavi amaçlı değil de kötüye kullanımı sonucu bağımlılık gelişen kişilerde ilaç alınmadığında şu yoksunluk belirtileri ile karşılaşılır: kalp çarpıntısı, yüksek tansiyon, ajitasyon, kabus görme, kulak çınlaması, ışıklara duyarlılık, epileptik nöbetler, deliryum (Şahiner 2019).

Yatıştırıcı ve Hipnotiklerin de yan etkileri ve yoksunluk belirtileri ilacın çeşidi, kullanılan miktar ve süresine bağlı olarak farklılık göstermektedir.

11. Uçucu Solventler

Bu grupta yer alan ürünler şunlardır:

- Aeroseller; Soğutucu spreyler, bulaşık deterjanları, saç spreyleri, deodorantlar, antiseptikler, güçlü ağrı kesicileri
- Kuru temizleme sıvıları, leke çıkarıcılar, mobilya partlatıcıları, yağ çözücüler

- Yapıştırıcılar, dolgu maddeleri, lastik silgiler
- Tırnak cilası
- Çakmak gazı
- Yangın söndürücüler
- Hatalı yazı düzeltici solventler
- Doğal gaz
- Gazlı kalem
- Naftalinli ürünler
- Tuvalet koku gidericiler
- Boyalar, boya inceltici ve cilalar
- Petrol ürünleri

Bu ürünleri koklayarak bağımlılık gelişebilir. Özellikle maddenin bir torbanın içine konup başın torbanın içine sokularak koklanması yaygın bir davranıştır.

Uçucu Solventlerin Koklandıktan Sonra Görülen Etkileri

- Öfari (aşırı mutluluk), gevşeme, kas koordinasyonunda ve dengede bozulma, çift görme ve konuşmada bozulma görülür.
- Alkolün etkisinde olduğu gibi bireyde aşırı kendine güvenin yanı sıra kaza riskini ve şiddete eğilimi artırır.
- Duygusal boşluk ve kısa süreli bilinç kaybı yaşanır.
- Kusma, öksürük, ciltte aşırı kızarıklık, sürekli hapşırma, salyada artış ve baş dönmesi görülür. Bu etki 15-30 dk sürer. Ancak sürekli kullanıcılarda bu etki saatlerce devam edebilir. Çok uzun süre kullananlarda tolerans gelişip şiddetli baş ağrısı haricinde bu belirtiler görülmeyebilir.
- Doz arttıkça halüsinasyon (hoşa giden şeyleri görme olabileceği gibi korkunç nesne ya da olaylar da görülebilir) görülür ve bozuk bir ruh hali ortaya çıkar. Bu durum bireyin kendine zarar vermesine sebep olabilir.
- Doz arttıkça konuşma bozukluğu ve uyuşukluk hali artar. Buna epilepsi nöbetleri eşlik edebilir. Hatta kişi direk komaya bile girebilir (Uzbay 2015, Meadows ve Verghese 1996, Herzberg ve Wolkind 1983).

Uçucu Solventlerin Uzun Süreli ve Yoğun Kullanımının Sağlık Üzerine Etkileri

- Organ hasarları ve yetmezlikleri gelişebilir.
- Davranışsal bozukluklar ile demans, **alzheimer**, delirium gibi kognitif bozukluklar gelişebilir.

Bireyler bağımlı olmasalar dahi eğer yaptıkları mesleğe göre bu maddelerle uzun süre etkileşim altında kalırlarsa o kişilerde dahi bu rahatsızlıkların görülme olasılığı çok yüksektir.

12. Yeni Çıkan Uyuşturucu Maddeler ve Diğerleri

Dünyada endişe verici bir uyuşturucu madde bağımlılığı söz konusu iken araştırmalar son yıllarda dünyada yeni psikoaktif ve bağımlılık yapan maddelerin kullanıldığı görülmektedir. Bu yeni çıkan maddelerin isimleri şunlardır (Ergelen 2019):

- Sentetik Kannabinoidler; esrar alternatifi olarak ortaya çıkmıştır.
- Sentetik Katinonlar: Piyasada, 'Banyo Tuzu' ve 'Bitki Besini' olarak adlandırılmıştır.
- Salvia: Salvia divinorum isimli bir ağaçtan elde edilir.
- Kratom: Mitragyna Speciosal Korth ağacından üretilir.
- Krokodil: Kimyasal olarak elde edilir.
- Piperazinler: Sentetik yollarla elde edilir.
- Fentanil: Renk ve kıvam olarak eroine benzeyen sentetik bir maddedir.
- Ketamin: Gençler arasında kulüplerde eğlence amaçlı kullanılan bir maddedir.

Bağımlılık Yapıcı Maddelerle İlgili Hukuki ve Yasal Boyut

"T.C. Anayasası

Madde -58

Gençliğin Korunması; Devlet, gençleri alkol düşkünlüğünden, uyuşturucu maddelerden, suçluluk, kumar ve benzeri kötü alışkanlıklardan ve cehaletten korumak için gerekli tedbirleri alır.

5237 Sayılı Türk Ceza Kanunu

Uyuşturucu Madde İmal ve Ticareti

Madde 188. 1- Uyuşturucu veya uyarıcı maddeleri ruhsatsız veya ruhsata aykırı olarak imal, ithal veya ihraç eden kişi, on yıldan az olmamak üzere hapis ve yirmibin güne kadar adlî para cezası ile cezalandırılır.

2- Uyuşturucu veya uyarıcı madde ihracı fiilinin diğer ülke açısından ithal olarak nitelendirilmesi dolayısıyla bu ülkede yapılan yargılama sonucunda hükmolunan cezanın infaz edilen kısmı, Türkiye'de uyuşturucu veya uyarıcı madde ihracı dolayısıyla yapılacak yargılama sonucunda hükmolunan cezadan mahsup edilir.

3- Uyuşturucu veya uyarıcı maddeleri ruhsatsız veya ruhsata aykırı olarak ülke içinde satan, satışa arz eden, başkalarına veren, nakleden, depolayan, satın alan, kabul eden, bulunduran kişi, beş yıldan onbeş yıla kadar hapis ve yirmibin güne kadar adlî para cezası ile cezalandırılır.

4- Uyuşturucu maddenin eroin, kokain, morfin veya baz morfin olması hâlinde, yukarıdaki fıkralara göre verilecek ceza yarı oranında artırılır.

5- Yukarıdaki fıkralarda gösterilen suçların, suç işlemek için teşkil edilmiş bir örgütün faaliyeti çerçevesinde işlenmesi hâlinde, verilecek ceza yarı oranında artırılır.

6- Üretimi resmi makamların iznine veya satışı yetkili tabip tarafından düzenlenen reçeteye bağlı olan ve uyuşturucu veya uyarıcı madde etkisi doğuran her türlü madde açısından da yukarıdaki fıkralar hükümleri uygulanır.

7- Uyuşturucu veya uyarıcı etki doğurmamakla birlikte, uyuşturucu veya uyarıcı madde üretiminde kullanılan ve ithal veya imali resmî makamların iznine bağlı olan maddeyi ülkeye ithal eden, imal eden, satan, satın alan, nakleden, depolayan veya ihraç eden kişi, dört yıldan az olmamak üzere hapis ve yirmibin güne kadar adlî para cezası ile cezalandırılır.

8- Bu maddede tanımlanan suçların tabip, diş tabibi, eczacı, kimyager, veteriner, sağlık memuru, laborant, ebe, hemşire, diş teknisyeni, hastabakıcı, sağlık hizmeti veren, kimyacılıkla veya ecza ticareti ile iştigal eden kişi tarafından işlenmesi hâlinde, verilecek ceza yarı oranında artırılır.

Tüzel kişiler hakkında güvenlik tedbiri uygulanması

Madde 189. 1- Uyuşturucu veya uyarıcı madde imal ve ticareti suçlarının bir tüzel kişinin faaliyeti çerçevesinde işlenmesi hâlinde, tüzel kişi hakkında bunlara özgü güvenlik tedbirlerine hükmolunur.

Kullanmak İçin Uyuşturucu veya Uyarıcı Madde Satın Almak, Kabul Etmek veya Bulundurmak

Madde -191

1- Kullanmak için uyuşturucu veya uyarıcı madde satın alan, kabul eden veya bulunduran kişi bir yıldan iki yıla kadar hapis cezası ile cezalandırılır.

2- Bu suçtan dolayı açılan davada mahkeme, birinci fıkraya göre hüküm vermeden önce uyuşturucu veya uyarıcı madde kullanan kişi hakkında tedaviye ve denetimli serbestlik tedbirine; kullanmamakla birlikte kullanmak için uyuşturucu veya uyarıcı madde satın alan, kabul eden veya bulunduran kişi hakkında denetimli serbestlik tedbirine karar verebilir.

3- Hakkında tedaviye ve denetimli serbestlik tedbirine karar verilen kişi, belirlenen kurumda uygulanan tedavinin ve denetimli serbestlik tedbirinin gereklerine uygun davranmakla yükümlüdür. Hakkında denetimli serbestlik tedbirine hükmedilen kişiye rehberlik edecek bir uzman görevlendirilir. Bu uzman güvenlik tedbirinin uygulama süresince, kişiyi uyuşturucu veya uyarıcı maddenin kullanılmasının etki ve sonuçları hakkında bilgilendirir, kişiye sorumluluk bilincinin gelişmesine yönelik olarak öğütte bulunur ve yol gösterir. Kişinin gelişimi ve davranışları hakkında üçer aylık sürelerle rapor düzenleyerek hâkime verir.

4- Tedavi süresince devam eden denetimli serbestlik tedbirine, tedavinin sona erdiği tarihten itibaren bir yıl süreyle devam olunur. Denetimli serbestlik tedbirinin uygulanma süresinin uzatılmasına karar verilebilir. Ancak bu durumda süre üç yıldan fazla olamaz.

5- Tedavinin ve denetimli serbestlik tedbirinin gereklerine uygun davranan kişi hakkında açılmış olan davanın düşmesine karar verilebilir. Aksi taktirde davaya devam olunarak hüküm verilir.

6- Uyuşturucu veya uyarıcı madde kullanan kişi hakkında kullanmak için uyuşturucu veya uyarıcı madde satın almak, kabul etmek veya bulundurmaktan dolayı cezaya hükmedildikten sonra da iki ila dördüncü fıkralar hükümlerine göre tedaviye ve denetimli serbestlik tedbirine tabi tutulabilir. Bu durumda hükmolunan cezanın infazı ertelenir. Ancak, bunun için kişi hakkında bu suç nedeniyle önceden tedavi ve denetimli serbestlik tedbirine karar verilmemiş olması gerekir.

7- Kişinin mahkum olduğu ceza, tedavinin ve denetimli serbestlik tedbirinin gereklerine uygun davranması halinde, infaz edilmiş sayılır, aksi takdirde derhal infaz edilir.

Etkin Pişmanlık

Madde -192

1- Uyuşturucu veya uyarıcı madde imal ve ticareti suçlarına iştirak etmiş olan kişi, resmi makamlar tarafından haber alınmadan önce diğer suç ortaklarını ve uyuşturucu veya uyarıcı maddelerin saklandığı veya imal edildiği yerleri merciine haber verirse, verilen bilginin suç ortaklarının yakalanmasını veya uyuşturucu veya uyarıcı maddenin ele geçirilmesini sağlaması halinde, hakkında cezaya hükmolunmaz.

2- Kullanmak için uyuşturucu veya uyarıcı madde satın alan, kabul eden veya bulunduran kişi, resmi makamlar tarafından haber alınmadan önce, bu maddeyi kimden, nerede ve ne zaman temin ettiğini merciine haber vererek suçluların yakalanmalarını veya uyuşturucu veya uyarıcı maddenin ele geçirilmesini kolaylaştırırsa, hakkında cezaya hükmolunmaz.

3- Bu suçlar haber alındıktan sonra gönüllü olarak, suçun meydana çıkmasına ve fail veya diğer suç ortaklarının yakalanmasına hizmet ve yardım eden kişi hakkında verilecek ceza, yardımın niteliğine göre dörtte birden yarısına kadarı indirilir.

4- Uyuşturucu veya uyarıcı madde kullanan kişi hakkında kullanmak için uyuşturucu veya uyarıcı madde satın almak, kabul etmek veya bulundurmaktan dolayı soruşturma başlatılmadan önce resmi makamlara başvurarak tedavi ettirilmesini isterse cezaya hükmolunmaz

Bir kere bile olsa madde kullanımı sağlık ve ekonomik faktörlerin yanı sıra, adli sicil açısından da ilerde önüne geçilemeyecek sorunlar oluşturmaktadır. Sadece devlet daireleri değil artık özel şirketlerin de ilk önceliklerinden biri adli sicil kaydının temiz olmasıdır" (Özhan vd. 2010).

Bağımlılıkla Mücadele ve Bağımlılığı Önleme

Madde bağımlılığının hem bireyin kendisine hem de çevreye ciddi anlamda zararlı etkileri vardır. Bu nedenle:

- Toplumda bağımlılık yapan maddelerin kullanımının engellenmesi,
- Bağımlılığın gelişiminin önlenmesi,
- Bu maddenin yarattığı bireysel ve toplumsal sorunların engellenmesi,
- Toplumda sağlıklı davranışların gelişmesinin sağlanması oldukça önemlidir.

Bağımlılığın gelişimini önlemede;

- İlaçların doktorların önerdiği dozda ve sürede kullanılması,
- Alkollü içeceklerin 18 yaşından sonra ve kullanımından kaynaklı olumsuz sonuçlar gelişmeyecek miktarda içilmesi,
- Yasal olmayan esrar, eroin, kokain vb. maddelerin kullanılmaması,
- Tütünün sigara şeklinde ya da nargile olarak hiçbir durumda içilmemesi,
- Tiner ve Bali gibi uçucu solventlerin kullanım alanları dışında kullanılmaması gerekir.

Madde Kullanımını Önleme ve Mücadelede Uygulaması Gereken Stratejiler

1. Bilgilendirme

Bireyleri madde kullanımı sonucunda oluşacak bireysel, ailevi, toplumsal ve yasal sonuçları hakkında bilgilendirmek gerekir. Çünkü bunları bilmek bireyin madde kullanımına karar vermesinde caydırıcı olabilir. Bu nedenle bilgilendirme yapılırken şu hususlar üzerinde durulmalıdır:

- Madde kullanımı sadece kullanan bireye bir takım sorunlar çıkarmakla kalmaz ailenin ve çevresindekilerinde bu soruna ortak olmasına ve onlara da zarar vermesine neden olabilir. Bu sorunlar ekonomik ve psikolojik olabilir. Madde bulmak için bireyin gelirinin hatta ailenin gelirinin büyük bir kısmının bağımlılık yapan maddelere kullanılması, madde kullanımının bireyin psikososyal durumuna etki ederek aile içi huzurun bozulması, geçimsizlik, şiddete neden olabilir. Bu durumlar aile içini etkilediği gibi yakın çevreyi ve yaşadığımız çevreyi de olumsuz etkiler.
- Özellikle yasa dışı bağımlılık yapan maddelerin kullanılmasından dolayı kullanan kişinin hapiste yatması da söz konusu olmaktadır. Ya da bireyin bağımlılık yapan maddeleri kullanmasından dolayı şiddet ve suç işleme eğilimi artar ve bu yüzden de hapiste yatmaya kadar varacak yasal sorunlar yaşanabilir.
- Ayrıca alkol, sigara ve diğer bağımlılık yapan yasa dışı maddelerin bireyin sağlığı üzerindeki olumsuz etkilerinin neler olacağının bilinmesi yine madde bağımlılığı konusunda caydırıcı etkiye sahip olabilir.
- Bağımlılık yapan maddelerin kullanımının sebep olduğu sağlık sorunları bir süre sonra bireyin işini yapamamasına, başarısız olmasına, toplumdan dışlanmasına, işsiz kalıp parasız kalmasına vb. gibi sorunlar yaratacağının bilinmesi de yine madde bağımlılığı konusunda caydırıcı etkiye sahip olabilir.

2. Eğitim

- İyi bir eğitim alarak bireyin **analitik düşünme beceresi** geliştirilmelidir. Analitik düşünme becerisine sahip olmak bireyin yaşamsal ve sosyal becerileri kazanmasında önemlidir. Analitik düşünme becerisi gelişen bireyler sorgular, araştırır. Bir sorunla karşılaştığında problemin çıkış noktası, sebepleri, doğurduğu sonuçlar, çözüm önerileri, çözüm yolları, sonuçları gibi probleme dair alt başlıkları tek tek değerlendirilerek soruna doğru çözümler bulur.

Kısaca analitik düşünme becerisi: bireyin aklını doğru kullanabilme ve buna bağlı olarak okul, iş, sosyal yaşamında başarılı olabilmesini sağlayan önemli bir beceridir.

Dolayısıyla eğitim sayesinde analitik düşünme becerisi gelişen birey bağımlılık yapan maddeleri kullanmayı kolaylıkla reddeder, arkadaşlarının ve yakın çevresinin etkisinde kalmaz, akıl ve mantığı bireyi doğru kararlar vermesinde yönlendirir.

- Okullarda **yaşam becerileri** eğitimi verilmelidir. İlkokuldan başlayarak, ortaokul ve hatta lise öğrencilerine yönelik olarak verilen yaşam becerileri eğitimi; etkileşime dayalı öğrenme, sosyal beceri geliştirme ve madde kullanımı hakkında önleyici bilgiler vermeyi içermektedir. Bu eğitimle çocuk ve gençlere madde karşıtı normlar geliştirme, problem çözme, amaç belirleme, kaygı ve stresle başa çıkma gibi kendini yönetme becerilerini kazandırmak istenmektedir.

Yaşam becerileri eğitimi, bireyin yaşamını kolaylaştırmasına ve yaşam kalitesini arttırmasına katkı sağlamaktadır. Yaşam becerisi eğitimi özellikle bireyin kişiliği üzerinde yeterlilik, güven, ilişki kurma ve diğerlerine yardım gibi özelliklerini geliştirmesini (Lerner ve ark., 2005) ve aynı zamanda bireyin yaşamında karşılaşacağı bütün zorlukları aşabilecek güce kavuşmasını da amaçlamaktadır (Benson, Scales, Hamilton ve Sesma, 2006).

Yaşam Becerileri Eğitiminin etkililiği incelendiğinde, yaşam becerisi eğitimine katılan öğrencilerin katılmayanlara kıyasla sigara, alkol ve esrar kullanım oranlarının daha düşük seyrettiği, maddelerin etkilerine ilişkin bilgi düzeylerinde, madde kullanmamaya ilişkin tutumlarında artışın yanı sıra madde kullanımına ilişkin istek ve eğilimlerinde azalmanın olduğu görülmektedir (Botvin, Griffin ve Nichols, 2006; Griffin, Botvin ve Nichols, 2004; Spoth, Redmond, Trudeau ve Shin, 2002; Spoth, Randall, Trudeau, Shin ve Redmond, 2008; Spoth, Trudeau ve Shin, 2008). Bu sonuçlar dikkate alındığında okulların, madde kullanımı önlemeye dönük olarak üstlendikleri koruyucu, önleyici ve geliştirici rolleriyle daha öncelikli bir konumda olduğu söylenebilir. Dolayısıyla okullarda öğrencilerin madde ve madde kullanımı ile ilgili risklere karşı güçlendirilmesini sağlamak amacı ile uygulanabilir ve sürdürülebilir yaşam becerileri eğitimi programlarına ihtiyaç duyulmaktadır.

3. Serbest Zaman Etkinlikleri Planlamak

Buradaki amaç bireylerin bağımlılık yapan maddeleri kullanması yerine başka etkinliklere yönlendirmek olmalıdır. Bireylerin çoğu bu maddeleri daha çok eğlenmek ve mutlu olmak amacı ile kullanmaktadır. Bu sebeple bireylere serbest zamanlarını eğlenerek kullanabilecekleri ve spor, sanat, müzik gibi etkinliklere katılabileceği ve ilgi alanına göre çeşitli hobilerle uğraşabileceği mekânlar düzenlenmesi oldukça önemlidir. Bu mekânlar planlanırken kullanacak bireylerin yaşları ve özellikleri düşünülmelidir.

4. Sorunların Tanınarak Danışmanlık Yapılması

Bağımlılık yapan maddeleri kullanan ya da kullanma eğilimi olabilecek bireylerin tespit edilerek bunlara danışmanlık yapılması ve eğitim verilmesi bağımlılık sorununu önemli ölçüde çözebilir. Bağımlılık yapan maddeleri kullanan ya da kullanma eğilimi olabilecek bireylerin tespit edilmesinde tarama çok önemlidir. Özellikle okullarda bu tür taramaların yapılması bağımlılıkla mücadelede önemli bir adım olur.

5. Ebeveynlerin Çocuk Yetiştirmedeki Etkin Rolleri

Anne ve babanın çocuk yetiştirme ve aile içindeki tutumu çocuğun maddeye yönelmesinde önemli bir etkendir. Bu yüzden anne baba, çocuğuna bir sorunla karşılaştığında ne yapacağı konusunda iyi bir model olmalı, anne babanın çocuğu ile arasında güçlü bir bağ olmalı, çocuğuna yeterli zaman ayırarak birlikte nitelikli vakit geçirmeli, çocuğunun yetenekleri ve istekleri doğrultusunda onu çeşitli sanatsal, sportif vb. hobilere ve etkinliklere yönlendirmeli, gereğinden fazla harçlık vermemeli, çocuğu bir hata yaptığında sevecen ve affedici davranarak bir daha o hatayı yapmaması için gerekli önlemleri almalı, çocuğunu iyi tanımalıdır. Ayrıca aile içinde sağlıklı bir iletişimin olmasında anne ve baba arasında sevgi ve saygının olması, şiddet ve geçimsizlik gibi olumsuz davranışların yaşanmaması, aile içi kuralların belirlenip bu kurallara uyulması, anne ve babanın çocukları ile ilgili konularda birlikte karar vermeleri de çocuğu olumlu yönde etkiler.

6. Toplumsal Mücadele

Toplumun bağımlılıkla mücadeleye katılması etkili bir yöntemdir. Sivil toplum örgütleri bu mücadelenin önemli bir halkasını oluşturmaktadır. Bilgilendirme ve duyarlılığı artırmada etkili rol oynayabilirler. Toplumsal mücadele programı oluştururken;

- Toplumsal liderlere ulaşılmalı: politikacılar, idari sorumlular, dernek yöneticileri, basın yayın kuruluşları, sporcular, sanatçılar vb. bu grupta yer alır.
- Mesleki yaşamları nedeni ile bu mücadele yer alabilecek; doktor, hemşire, öğretmen, akademisyen, spor antrenörü, sosyal hizmet uzmanları, psikologlar, beslenme uzmanları, polis, avukat, medya temsilcilerine ulaşılmalı.

- Etkinliklerde birebir çalışacak, planlama yapacak, planı uygulayacak, organizasyon yapacak gönüllülere ulaşılmalı.

6. Çevresel Yaklaşım

Birey toplumla iç içe yaşamaktadır ve çevrede olan her şeyden etkilenmektedir. Bu sebeple madde bağımlılığına yöneltecek reklamlarda yasaklamalar, satışta kontrol ve satışta yaş sınırlaması yapılmaktadır. Yasa dışı bağımlılık yapan maddelerin piyasaya sürülmesini engellemek için polis kontrollerinin yapılması, özellikle okul çevrelerinde bu kontrollerin artırılmasına önem verilmelidir.

Birey, aile ve yakın çevredeki rol modellerinden, medyada popüler olan insanların madde kullanımına karşı olumlu tutum ve davranışlarından, kitle iletişim araçlarındaki madde kullanımına ilişkin olumlu mesajlardan etkilenerek madde kullanmaya başlayabilmektedir (Tye, Warner ve Glantz, 1987; Villani, 2001).

Bağımlılıkta Destek Alınacak Kurum ve Kuruluşlar

Bağımlılık yapan maddeleri kullanan kişilerin ya da yakınlarının tedavi ve yardım için destek alabilecekleri kurum ve kuruluşlar şunlardır:

- Alkol ve Uyuşturucu Madde Bağımlıları Tedavi ve Eğitim Merkezi (AMATEM),
- Yeşilay Danışma Merkezi (YEDAM),
- Hastanelerin psikiyatri klinikleri.

Sağlık sigortası olmadığı için tıbbi tedaviden yararlanamayan bireylerin bağlı oldukları kaymakamlığa başvurarak yardım alabilirler.

Ayrıca YEDAM Danışma Hattı 444 79 75 arayarak uzman psikologlardan destek alınabilir.

Bağımlılık tedavisi; yoksunluk belirtilerinin şiddetine göre ayakta ya da bir kliniğe yatırılarak yapılmaktadır.

Çalışma Soruları

1. Bağımlılık nedir?
2. Bireyler bağımlılık yapan maddeleri hangi amaçlar için kullanır?
3. Bireyleri bağımlılıktan koruyan faktörler nelerdir?
4. Bağımlılıkta tolerans ve yoksunluk nedir?
5. Bağımlılık süreci kaç aşamada gelişir? Açıklayın.

6. Fiziksel ve ruhsal bağımlılık nedir?
7. Bağımlı olma riskini artıran faktörler nelerdir?
8. Bağımlılık yapan maddelerin kullanılmasıyla bireyde gözlenen değişiklikler nelerdir?
9. Bağımlılık yapan maddeler nelerdir?
10. Tütünün insan sağlığı üzerindeki etkileri nelerdir?
11. Alkolün kullanıldıktan sonraki kısa süreli etkileri ile uzun süre kullanımının sağlık üzerindeki etkileri nelerdir?
12. Esrarın kullanıldıktan sonraki kısa süreli etkileri ile uzun süre kullanımının sağlık üzerindeki etkileri nelerdir?
13. Sentetik Kannabinoidlerin sağlık üzerine etkileri nelerdir?
14. Opiyatların kullanıldıktan sonraki etkileri ile uzun süre kullanımının sağlık üzerindeki etkileri nelerdir?
15. Kokainin kullanıldıktan sonraki etkileri ile uzun süre kullanımının sağlık üzerindeki etkileri nelerdir?
16. Amfetamin, Metamfetaminin kullanıldıktan sonraki etkileri ile uzun süre kullanımının sağlık üzerindeki etkileri nelerdir?
17. Uçucu solventlerin kullanıldıktan sonraki etkileri ile uzun süre kullanımının sağlık üzerindeki etkileri nelerdir?
18. Bağımlılık yapan maddelerden hangileri yasadışıdır?
19. Bağımlılık yapan maddelerin hukuki ve yasal boyutu nedir? Bilgi verin.
20. Madde kullanımını önleme ve mücadele ne tür stratejiler uygulanmalıdır?

Kaynaklar

Akgül, A, Kaptı, A. 2010. Türkiye'nin Uyuşturucu İle Mücadele Politikası: Politika Süreç Analizi. Yerelden Küresele Sınıraşan Suçlar, Ankara: Polis Akademisi Yayınları.

Aksoy, A. ve Ögel, K. 2005. Sokakta Yaşayan Çocuklarda Kendine Zarar Verme Davranışı Ve Madde Kullanımı. Anadolu Psikiyatri Dergisi, 6, 163-169.

Anonim 2017. Avrupa Uyuşturucu ve Uyuşturucu Bağımlılığı İzleme Merkezi: Avrupa Uyuşturucu Raporu, Trendler ve Gelişmeler Avrupa Toplulukları Resmi Yayınlar Bürosu, Lüksemburg.

Anonim 2019. https://travelanewpath.com/drug-alcohol-addiction/addiction-cycle/

Arıkan Z. 2012. Alkol Kullanım Bozukluğu, Madde Bağımlılığı Tanı ve Tedavi El Kitabı, T.C. Sağlık Bakanlığı Sağlık Hizmetleri Genel Müdürlüğü Yayınları, Ankara.

Benson P. L., Scales, P. C, Hamilton, S. F., ve Sesma, Jr., A. 2006. Positive Youth Development: Theory, Research, and Applications. in R. M. Lerner (Eds.), Theoretical Models of Human Development, Hoboken, NJ: Wiley.

Botvin, G. J., Griffin, K. W., ve Nichols, T. D., 2006. Preventing Youth Violence And Delinquency Through A Universal School-Based Prevention Approach. Prevention Science, 7: 403–408.

Bozkurt M. 2019. Sentetik Kannabionidler, Bağımlılık; Tanı, Tedavi, Önleme, Yeşilay Yayınları, İstanbul.

Dilbaz N. 2012. Opiat Bağımlılığı, Madde Bağımlılığı Tanı ve Tedavi El Kitabı, T.C. Sağlık Bakanlığı Sağlık Hizmetleri Genel Müdürlüğü Yayınları, Ankara.

Eken, B., Evren, E. C., Saatçioğlu, Ö. ve Çakmak, D. 2003. Alkol Bağımlılarında Kişilik Bozukluğunun Sosyodemografik Özellikler, Depresyon ve Anksiyete ile İlişkisi. Düşünen Adam, 16, 71-79.

Erci, B. (1999). Lise Öğrencilerinde Madde Bağımlılığı Ve Etkileyen Ailesel Faktörler. Atatürk Üniversitesi Hemşirelik Yüksekokulu Dergisi, 2 (1), 83-94.

Erdal, H., Doğan, H. G., Ağcadağ, D. 2013. Üniversite Öğrencilerinin Alkol Kullanma Durumları ve Bunu Etkileyen Faktörlerin Analizi (Gaziosmanpaşa Üniversitesi Örneği). Uluslararası Sosyal ve Ekonomik Bilimler Dergisi, 3 (1), 95-99.

Erdamar, G. ve Kurupınar, A. 2014. Ortaöğretim Öğrencilerinde Görülen Madde Bağımlılığı Alışkanlığı ve Yaygınlığı: Bartın İli Örneği. Sosyal Bilimler Dergisi, 16 (1), 65-84.

Ergelen M. 2019. Yeni Çıkan Uyuşturucu Maddeler ve Diğerleri, Bağımlılık; Tanı, Tedavi, Önleme, Yeşilay Yayınları, İstanbul.

Eslek A. 2019. Amfetamin ve Metamfetamin, Bağımlılık; Tanı, Tedavi, Önleme, Yeşilay Yayınları, İstanbul.

Evren, C. ve Ögel, K. 2003. Alkol/Madde Bağımlılarında Dissosiyatif Belirtiler ve Çocukluk Çağı Travması, Depresyon, Anksiyete ve Alkol/Madde Kullanımı İle İlişkisi. Anadolu Psikiyatri Dergisi, 4, 30-37.

Griffin, K. W., Botvin, G. J., ve Nichols, T. R. 2004. Long-Term Follow-Up Effects of A School-Based Drug Abuse Prevention Program on Adolescent Risky Driving. Prevention Science, 5: 207–212.

Güleç G. 2019. Alkol, Bağımlılık; Tanı, Tedavi, Önleme, Yeşilay Yayınları, İstanbul.

Gümüş, İ., Kurt, M., Günay Ermurat, D., Feyatörbay, E. 2011. Lise Öğrencilerinin Madde Bağımlılığı Konusunda Bilgi, Tutum ve Davranış Düzeylerinin Belirlenmesi (Erzurum örneği). Ekev Akademi Dergisi, 48, 321-334.

Gürol T. G. 2019. MDMA, Bağımlılık; Tanı, Tedavi, Önleme, Yeşilay Yayınları, İstanbul.

Herzberg J.L. ve Wolkind S.N. 1983. Solvent Sniffing in Perspective, Br.J Hosp Med. 29:72-76.

Hughes J.R., Higgins S.T.,Bickel W.K.1994. Nicotine Withdrawal versus other drug withdrawal syndromes; Similarities and differences, Addiction, 89:1461-1470.

Kardaş Ö., Yüncü Z. 2019, Opiyatlar, Bağımlılık; Tanı, Tedavi, Önleme, Yeşilay Yayınları, İstanbul.

Karatay, G., Kubilay, G. 2004. "Sosyoekonomik Düzeyi Farklı İki Lisede Madde Kullanma Durumu ve Etkileyen Faktörlerin Belirlenmesi", Hemşirelikte Araştırma Geliştirme Dergisi, 1(2):57-70

Lerner, R. M., Lerner, J. V., Almerigi, J., Theokas, C., Phelps, E., Gestsdottir, S., ... von Eye, A. 2005. Positive Youth Development, Participation İn Community Youth Development Programs, And Community Contributions Of Fifth Grade Adolescents: Findings From The First Wave Of The 4-H Study Of Positive Youth Development. Journal of Early Adolescence, 25(1): 17–71.

McKim W.A. 2000. Drug and Bahavior, An Introduction to Behavioral Pharmacology, 4.edition, Prentice-Hall Inc, New Jersey.

Meadows R. ve Verghese A. 1996, Medical Complication of Glue Sniffing, South Med J. 89-455-462.

Nebioğlu, M., Yalnız, H., Güven, F. M. ve Geçici, Ö. (2013). Opiyat Bağımlılarında Diğer Maddelerin Kullanımı ve Sosyodemografik Özellikler ile İlişkisi. TAF Preventive Medicine Bulletin, 12(1), 35-42.

NIH (National Institutes of Health) 2014. Drugs, Brains and Behavior; The Science of Addiction, Third Edition, National Institute on Drug Abuse, NIH Pub No. 14-5605.

Ögel, K., Tamar, D., Evren, C. ve Sır, A. 1999. Madde Kullanımı ve Suç. 3P Dergisi, Aralık Ek Sayı.

Ögel K. 2010. Sigara, Alkol ve Madde Kullanım bozuklukları: Tanı, Tedavi ve Önleme. Yeniden Yayınları. İstanbul

Ögel K. 2018. Bağımlılık ve Tedavisi Temel Kitabı, 2. Baskı, IQ Kültür Sanat Yayıncılık, İstanbul.

Ögel K. 2019, Tanı ve Değerlendirme, http://www.ogelk.net/Dosyadepo/tani.pdf

Özhan G., Bay Y., İşgüzar M. Ve Kardeş G. 2010. Madde Bağımlılığı ile Mücadele Öğretmen Eğitimi El Kitabı, Milli Eğitim Bakanlığı Özel Eğitim Rehberlik Danışmanlık Hizmetleri Genel Müdürlüğü, Milli Eğitim Yayınları, Ankara.

Özmen, F. ve Kubanç, Y. 2013. Liselerde madde bağımlılığı-mevcut durum ve önerilere ilişkin okul müdürleri ve öğretmenlerin bakış açıları. Turkish Studies - International Periodical For The Languages, Literature and History of Turkish or Turkic, 8 (3), 357-382.

Regier, D. A., Farmer, M. E., Rae, D. S., Locke, B. Z., Keith, S. J., Judd, L. L. ve Goodwin, F. K. 1990. Comorbidity of Mental Disorders With Alcohol and Other Drug Abuse, Results From The Epidemiologic Catchment Area (ECA) Study, JAMA, 264 (19), 2511-2518.

Sarıkaya Ö.Ö. 2019. Esrar, Bağımlılık; Tanı, Tedavi, Önleme, Yeşilay Yayınları, İstanbul.

Skinstad, A. H. ve Swain, A. 2001. Comorbidity in a Clinical Sample of Substance Abusers. Am J Drug Alcohol Abuse, 27 (1), 45-64.

Şimşek G. M. 2019. Tütün, Bağımlılık; Tanı, Tedavi, Önleme, Yeşilay Yayınları, İstanbul.

Sönmez M. B. 2019, Kokain, Bağımlılık; Tanı, Tedavi, Önleme, Yeşilay Yayınları, İstanbul.

Spoth, R. L., Redmond, C., Trudeau, L., ve Shin, C. 2002. Longitudinal Substance İnitiation Outcomes for A Universal Preventive İntervention Combining Family and School Programs. Psychology of Addictive Behaviors, *16*(2): 129–134.

Spoth, R. L., Randall, G. K., Trudeau, L., Shin, C., ve Redmond, C. 2008. Substance Use Outcomes 5 ½ Years Past Baseline For Partnership-Based, Family-School Preventive İnterventions. Drug and Alcohol Dependence, 96*:* 57–68.

Spoth, R., Trudeau, L., ve Shin, C. 2008. Long-Term Effects of Universal Preventive İnterventions on Prescription Drug Misuse. Addiction, 103(7): 1160–1168.

Şahiner Ş. 2019, Benzodiazepinler, Diğer Yatıştırıcılar ve Hipnotikler, Bağımlılık Tanı,Tedavi, Önleme, Yeşilay Yayınları, İstanbul.

Taşçı, E. Atan, Ş. U., Durmaz, N., Erkuş, H., ve Sevil, U. 2005. Kız Meslek Lisesi Öğrencilerinin Madde Kullanma Durumları. Bağımlılık Dergisi, 6: 122-128.

Tokur H. 2019. Bağımlılık Tanısı ve İlgili Kavramlar, Bağımlılık Tanı,Tedavi, Önleme, Yeşilay Yayınları, İstanbul.

Turhan, E., İnandı, T., Özer, C. ve Akoğlu, S. 2011. "Üniversite Öğrencilerinde Madde Kullanımı, Şiddet ve Bazı Psikolojik Özellikler", *Türkiye Halk Sağlığı Dergisi*, 9(1):33-44

Türkcan, A. (1998). Türkiye'de Madde Kullananların Profili: Hastane Verilerinin İncelenmesi. Düşünen Adam, 11 (3), 56-64.

Tye, J., Warner, K., ve Glantz, S. 1987. Tobacco Advertising And Consumption: Evidence of A Causal Relationship. Journal of Public Health Policy, 8: 492–507.

Ulukoca, N., Gökgöz, Ş. ve Karakoç, A. 2013. Kırklareli Üniversitesi Öğrencileri Arasında Sigara, Alkol ve Madde Kullanım Sıklığı. Fırat Tıp Dergisi, 18(4), 230-234.

Uzbay İ.T. 2015. Madde Bağımlılığı: Tüm Boyutlarıyla Bağımlılık ve Bağımlılık Yapan Maddeler, İstanbul Kitabevi, İstanbul.

Verheul, R., Van Den, B. ve Hartgers, C. 1995 Prevalence of Personality Disorders Among Alcoholics and Drug Addicts: An Overview. Eur Addict Res, 1, 166-177.

Villani, S. (2001). Impact of Media on Children and Adolescents: A 10-Year Review of The Research. Journal of the American Academy of Child & Adolescent Psychiatry, 40: 392–401. http://dx.doi.org/10.1097/00004583-200104000-00007

Yalçın, M., Eşsizoğlu, A., Akkoç, H., Yaşan, A. ve Gürgen, F. 2009. Dicle Üniversitesi Öğrencilerinde Madde Kullanımını Belirleyen Risk Faktörleri, Klinik Psikiyatri, 12, 125-133.

Yaşan, A. ve Gürgen, F. 2004. Güneydoğu Anadolu Bölgesinde Ergenlerde Uçucu Madde Kullanım Özellikleri. Bağımlılık Dergisi, 5 (2), 77-83.

Yüncü, Z., Kabukçu Başay, B., Özbaran, B., Aydın, C. ve Tamar, M. 2008. Madde Kullanım Bozukluğu Olan Ergenlerde HBV: Yaygınlık, Riskler, Aşılama. Anadolu Psikiyatri Dergisi, (4): 208-216.

Zorlu, N., Türk, H., Manavgat, A. İ., Karadaş, B. ve Gülseren, Ş. 2011. Denetimli Serbestlik Uygulaması Kapsamında Başvuran Hastalarda Sosyodemografik, Klinik Özelliklerin ve Alkol Kullanım Bozukluğu Sıklığının Geriye Dönük Değerlendirilmesi. Anadolu Psikiyatri Dergisi, 12: 253-257.

[illegible] A. (1998). [illegible] Madde Kullanımının [illegible] Hastane [illegible] Adam, 11(1): [illegible]

[illegible] K. [illegible] Alcohol [illegible] Consumption [illegible] Public Health Policy [illegible]

[illegible] (2005). Kocaeli [illegible] Üniversitesi [illegible] Bağımlılık [illegible] 2 [illegible]

[illegible] (2015). [illegible] Bağımlılık [illegible] Kurumu [illegible]

[illegible] R., [illegible] (2013). Prevalence of Personality Disorders Among [illegible] Addict Res [illegible]

[illegible] (2011). Impact of [illegible] on Adolescents: [illegible] Review. [illegible] Journal of the [illegible] Academy of [illegible] Adolescent Psychiatry [illegible] http://[illegible]

[illegible] (2009). [illegible] Üniversitesi [illegible] Madde Kullanımı [illegible] Psikiyatri [illegible]

[illegible] Bağımlılık [illegible] (2021).

[illegible] (2016). [illegible] Madde Bağımlılığı [illegible]

[illegible] N., [illegible] T. [illegible] (2017). [illegible] Madde [illegible] Kliniği [illegible] Bağımlılık [illegible] Dergisi, [illegible]

15. BÖLÜM

CİNSEL SAĞLIK

Dr. Öğr. Üyesi Şadan TOKYÜREK
Gazi Üniversitesi

Dünya Sağlık Örgütüne göre "Sağlık bireyin sadece hasta veya sakat olmamasının yanında bedence, akılca ve toplum içinde tam olarak iyi olma halidir". Sağlıklı olmak çok boyutludur ve karmaşık süreçlerle sağlanabilir. Bireylerin sağlıklı olmaları için kendilerini ve çevrelerini tanımaları sağlıklarını koruma ve geliştirme konusunda öz bakım sorumluluğu kazanmaları ve çevresindeki bireylerle dayanışmaları gerekir. Sağlıklı olmayı engelleyen nedenler; yapısal ve çevresel nedenler olarak sınıflandırılabilir:

Yapısal Nedenler: Kalıtsal (Kanın pıhtılaşma bozukluğu gibi), hormonal (iç salgı bezleri bozukluğu tiroid bezinin aşırı büyümesine bağlı guatr hastalığı gibi), metabolik bozukluklar (ürik asit metabolizması bozukluğuna bağlı gut hastalığı gibi).

Çevresel Nedenler: Fiziksel çevre (pis sular,çöpler, lağımlar, hava kirliliği gibi), Kimyasal çevre (boyalar, kimyasal atıklar, zehirli ve kanser yapıcı maddeler), biyolojik çevre (mikroplar ve hastalık yapıcı canlılar bit, pire,sinek gibi), ekonomik ve kültürel çevre (yanlış alışkanlıklar, yetersiz beslenme, sağlıksız barınma koşulları gibi).

Bireyin fiziksel ve mental sağlığının önemli bir bileşeni de cinsel sağlıktır. Cinsel sağlık cinsellikle ilgili fiziksel, duygusal, sosyal ve mental iyilik hali olarak tanımlanmaktadır. Cinsellik, birçok toplumda cinsel gereksinimleri dışa vurma ve tatmin etmek amacıyla yapılan davranışlar olarak tanımlanmaktadır. Yaşamın bütünleyici bir parçası olan ve doğumdan ölüme kadar devam eden cinsellik, insanın denge içinde varlığını ve sosyalizasyonunu sürdürebilmesini, aynı zamanda türünü devam ettirebilmesini sağlayan pozitif bir güç olarak kabul edilir.

Cinsel sağlık bir kişinin cinsel yaşamını bir zorlama olmadan, özgür seçimleri doğrultusunda mutlu ve zarar görmeden sürdürebilmesidir. İstenmeyen gebelik, güç kullanma, şiddet ve ayrımcılık olmaksızın cinselliği yaşama halidir. Cinsellik insanların değerleri, tutumları, davranışları, fiziksel görünüşleri, inanışları, duyguları, kişilikleri ve içinde yaşadıkları toplumlara göre şekillenir. Cinsellik ömür boyu sürer, kültürel ve ahlaki faktörlerden etkilenir. Üremeyi, cinsel zevk almayı ve vermeyi içerir.

Bireylerin cinsel yolla bulaşan enfeksiyonlar, istenmeyen gebelikler, zorlama, fark gözetme, ayrımcılık ve şiddet riskinden bağımsız, güvenli ve doyum verici cinsel deneyimler yaşayabilmesi için cinsellik ve cinsel sağlık konularında yeterli ve doğru bilgiye sahip olması gereklidir. Yanlış bilgilenme cinsel işlev bozukluklarının ortaya çıkmasına, cinsel kimlik gelişiminin olumsuz yönde etkilenmesine ve cinsel yaşam kalitesinin düşmesine neden olabilmektedir.

Dünya Sağlık Örgütü (DSÖ) cinsel sağlığı "cinsel yaşamın bedensel, ruhsal, zihinsel ve sosyal açıdan bir bütün olarak ele alınması yoluyla kişilik, iletişim ve sevginin olumlu yönde zenginleşmesi ve güçlenmesi olarak tanımlamaktadır. Cinsel sağlığın üç öğesi;

- Üreme ve cinsel fonksiyonları etkileyen organik hastalık ve sakatlıkların olmaması,
- Cinsel tepkileri bastıran ve insan ilişkilerini olumsuz etkileyen korku, utanç, suçluluk ve yanlış inançların olmaması ve
- Sosyal ve kişisel etikle uyumlu olarak üreme ve cinsel davranışlardan hoşnut olma ve kontrol edebilme kapasitesine sahip olmaktır.

Görüldüğü gibi cinsel sağlık, tüm yaş gruplarındaki bireylerin kişisel sağlığının önemli ve pozitif bir boyutudur. Bugün, cinselliğin bireylerin sağlığı, iyiliği ve yaşam kalitesi açısından önemli olduğu kabul edilmektedir. Bu nedenle cinsel sağlık, sağlığı koruma ve geliştirme programlarının içinde özel olarak ele alınmaktadır.

CİNSELLİKLE İLGİLİ KAVRAMLAR

Cinsiyet (sex): Bizi kadın veya erkek yapan anatomik, fiziksel, genetik, biyolojik özellikler.

Toplumsal Cinsiyet (gender): Kadın ve erkeğin topluma göre tanımlanması. Gelenek ve göreneklerle şekillenir. Zaman içinde değişebilir.

Cinsel Yönelim: Kişinin düşünce, duygu ve davranışsal olarak cinsel çekim duyduğu cinsiyete göre belirlenir. Heteroseksüellik karşı cinse, homoseksüellik aynı cinse, biseksüellik ise her iki cinse birden cinsel ilgi duymakdır. Cinsel yönelimin çevresel etkenlerle şekillendiği yaklaşımı kabul edilir.

Cinsel Kimlik (sexual identity): Kişinin ait olduğu cinsi bilme hissi "Ben erkeğim, ben kadınım" duygusu. Cinsel kimlik erken çocuklukta belirlenir.

TOPLUMLARDA CİNSELLİK VE CİNSEL EĞİTİM

Cinsellik ve cinsellikle ilgili sorunlar insanlık tarihinin başlangıcından bu yana vardır. Cinsel davranışlar sadece dürtülerle şekillenmez. Öğrenme ile gelişir ve pekişir. Bireyin cinsellikle ilgili davranışlarının yönlendirilmesinde içinde bulunduğu kültürün cinselliğe bakış açısı etkilidir. Cinselliğe bakış açılarına göre kültürler genellikle dört grupta toplanır;

1. Grup (bastırılmış grup): Cinsellik sadece neslin çoğalması için gereklidir. Evlilik dışı veya evlilik öncesi cinsel ilişki kesinlikle yasaktır.

2. Grup (cinselliği kısıtlayan grup): Ergenlik çağına girdikten sonra kızların ve oğlanların arkadaşlıkları hoş karşılanmaz. Evlilik öncesi ilişki yasak olarak görülmesine rağmen cinslerden biri için (erkekler için) hoş görülebilir. Bu kültürlerde cinsel ilişki ile ilgili tutumlar çelişkilidir.

3. Grup (cinselliğe izin veren grup): Cinsellik insan yaşamının doğal ve kaçınılmaz bir parçası olarak kabul edilir. Evlilik öncesi ilişki hoş karşılanmasa da eğer göz önünde değilse, birey cinsel ilişkinin getireceği sorumlulukları bilerek ve üstlenerek davranıyorsa izin verilir normal karşılanır.

4. Grup (cinselliği destekleyen grup): Cinsellik mutluluğun bir parçası olarak düşünülür. Toplumsal ve biyolojik olgunluk için erken cinsel deneyim önemli ve gerekli olarak kabul edilir. Güney Asyada bazı toplumlarda cinselliği öğrenme ve deneyim kazanma amacıyla özel buluşma alanlarında ergenler için törenler düzenlenir.

Türkiye'de toplumun cinselliğe bakış açısına göre aileler ilk üç grupta yer alır. Farklı yörelerde bakış açıları farklılık göstermektedir. Genellikle evli ve üreme çağında olan bireylerin cinsel yönden aktif olmaları normal kabul edilir. Oysa cinsellik üreme amacı dışında da yaşantının önemli bir parçasıdır. Bu nedenle gençlerin sağlıklı cinsel davranışlar geliştirebilmeleri için bilgi almaya, öğrenmeye ihtiyaçları vardır. Cinsel eğitimin amacı bireylere bilgi ve beceri kazandırmak, cinsellikle ilgili olumlu tutumlar geliştirmelerine yardımcı olmak ve cinsel sağlıklarını korumalarını sağlamaktır.

Çocuklar ve gençler cinsel eğitimi öncelikle anne-babalarından sonra okullardan alırlar. Dini kurumlar, medya, arkadaşlar vb. de cinsellik konusunda bilgilendirmede etkili olurlar. Cinsel eğitimin amacı; sadece bireyi üreme fizyolojisi anatomisi hakkında bilgilendirmek değil aynı zamanda insan ilişkilerini, sevgi-yakınlık-vücut imajı konularını, toplumsal cinsiyet rollerini öğretmek olmalıdır.

Cinsel sağlık bilgileri eğitimi şu nedenlerden dolayı çok önemlidir.

- Yaş, cinsiyet, cinsel yönelim, ekonomik konum, milliyet ve din farkı olmaksızın cinsellik insan yaşamının her döneminde çok önemli bir değerdir.
- Erkeklerin ve kadınların, iyiyi ve kötüyü, güzeli ve çirkini, doğruyu ve yanlışı ayırt edebilme yeteneğine sahip olmaları, yaşamları ile ilgili seçeneklerinde bilinçli olmayı, yaşamlarını başkalarına zarar vermeden sürdürmeyi öğrenmeleri gerekir.
- Bireylerin, sorumlu cinsel davranışlar kazanabilmeleri için cinsel bilgilere gereksinimleri vardır.
- Toplumların cinsellik konusunda kapalı olması, çifte standartlara sahip olması, cinsellikle ilgili yanlış bilgilere sahip olması çocukların ve gençlerin aklını karıştırabilir. Doğru bilgilerin uygun yollarla açıklayıcı bir biçimde öğretilmesi zararlı etkilerin önlenmesi bakımından önemlidir.
- Pornografi insanları yanlış cinsel davranışlara yönelten cinselliğin çarpıtılmış bir görüntüsü ve bir cinsel istismar biçimidir. İnsanların pornografinin zararlı etkilerinden korunabilmeleri ve cinselliğin gerçek değerini anlayabilmeleri için eğitime ihtiyacı vardır.
- Gençler ve yetişkinler cinsel bilgi yokluğundan, cinsellikle ilgili yanlış bilgi ve inançlardan dolayı sıkıntılı anlar yaşayabilirler. Doğru bilgi veren kaynaklara ulaşabilmeleri için gerekli yardımların sağlanması önemlidir.
- Çocukluk çağlarından başlayarak gençlik ve yetişkinlik dönemini de kapsayacak şekilde her dönemde cinsellik konusunda doğru bilgilendirilme önemlidir. Özellikle ergenlik döneminde kız ve erkek çocukların bedenlerindeki değişiklikleri, kız-erkek ilişkilerini anlamaları, yeni hissetmeye başladıkları cinsel dürtülerle nasıl başa çıkabilecekleri konularında doğru bilgilenmeye ve yetişkinlerin rehberliğine ihtiyaçları vardır.
- Çocukların cinsel istismar konusunda bilgilenmeleri ve korunmayı öğrenmeleri önemlidir.
- Kendi cinsel kimliklerinden hoşnut, bedenlerinin ve duygularının bilincinde olan gençlerin kendilerine güvenleri, saygıları ve yeterlilikleri iyi gelişir.

CİNSELLİKLE İLGİLİ DEĞERLER

Değerler insan davranışlarına rehberlik eden ilkelerdir. Çoğu insanın değer yargıları içinde bulunduğu kültürden, dinsel inançlardan, toplumun sosyal ve ekonomik yapısından etkilenir. İnsanlar güvenli, sağlıklı ve mutlu bir cinsel yaşam sağlayacak değerleri oluşturabilirler. Doğruyu ve yanlışı, güzeli ve çirkini ayırt etme yetenekleri vardır. Cinsellikle ilgili önemli bulunan değerler şunlardır;

- **Cinsellik yaşamın doğal ve sağlıklı bir parçasıdır:** İnsanları diğer canlılardan ayıran önemli özellik cinselliğin sadece üreme için değil haz almaya yönelik bir davranış olarak sergilenmesidir ve bu insan doğasının bir parçasıdır.
- **Cinsellik tüm insanlara özgüdür:** Her insanın cinsel organı, cinsel duyguları, cinsel dürtüleri ve cinsel davranışları vardır. Cinsellik her bireyin yaşamında vardır.
- **Çocuklar cinsiyeti gözetilmeden sevilmeli ve özenle bakılmalıdır:** Çocuklar kendi bakımlarını üstleninceye kadar bakıma ve korunmaya muhtaçtırlar. Çocukların bakım sorumluluğu anne-babaya, bunların yokluğunda ise devlete aittir. Kız ve erkek çocuklar eşit haklara sahiptir ve eşit davranılmalıdır. Cinsiyet temelli bir ayrımcılık uygulanmamalıdır.
- **Cinselliğin bedensel, etik, psikolojik ve toplumsal boyutları vardır.**
- **Her insan özneldir ve değerlidir:** Her insan değerlidir mutlu olma ve acıdan uzak durma hakkı vardır.
- **Bireyler çeşitli yollarla cinselliklerini ifade ederler:** Cinsellik çok çeşitli biçimlerde ifade edilebilir. Her insanın bu ifade ediş biçimlerinden bırısini seçme hakkı vardır. Her insan cinsellikle ilgili kendisini mutlu edecek seçimleri yapmalı ancak bu seçimlerin başkalarına zarar vermemesine özen göstermelidir.
- **Bütün cinsel kararların etkileri ve sonuçları vardır:** Cinsel yakınlık iki kişi arasındaki özel bir ilişkidir. Bu ilişkiye karar verirken bunun etkilerini ve sonuçlarını gözden geçirmek ve ona göre karar vermek gerekir. Örneğin: evlilik öncesi cinsel ilişki istenmeyen gebelikle sonuçlanabilir.
- **Bütün bireylerin sorumlu cinsel seçimler yapma hakkı ve sorumluluğu vardır:** Bireylerin cinsel seçimlerini yapma hakkı vardır ancak davranışları sadece kendilerini değil başkalarını da etkileyeceği için eylemlerinin sorumluluğunu üstlenebilmelidirler.

- **Cinsel yaşam zorlama ve istismardan uzak olmalıdır:** Bazen cinsellik, güçlü olanın zayıf olanı ezme aracı haline gelebilir. Erkeğin kadına, zenginin yoksula, işverenin çalışanına cinsel isteklerini zorla kabul ettirdiği bir sömürü ve baskı aracı haline gelebilir. Sağlıklı bir cinsellik için toplum ve bireyler buna izin vermemelidir.
- **Ebeveynler çocuklarının cinsel konulardaki ilk eğiticileridir:** Çocuklar cinsellikle ilgili ilk eğitimlerini ebeveynlerinden alırlar. Doğru bilgilendirilmeleri önemlidir. Anne-babaların bu konuda çocuklarına açık ve onaylayıcı bir yaklaşımla, özgür ve samimi bir tartışma ortamında yardımcı olmaları gerekir.
- **Toplumda cinsellikle ilgili var olan farklı değer ve inançlara saygı duyulmalıdır.**
- **Cinsel aktivitenin ertelenmesi, istenmeyen gebelik ve cinsel yolla bulaşan hastalıkların önlenmesinde önemli bir yöntemdir.**
- **Cinsel yaşamı olan genç insanların sağlık bakım hizmetleri hakkında bilgiye ihtiyaçları vardır.**

CİNSEL KİMLİK GELİŞİMİ

Cinsel kimlik bireyin kendi bedenini ve benliğini erkek ya da kız olarak algılayışı ve kabullenişidir. Biyolojik olarak döllenmeden itibaren, hangi cinsiyete ait bir bireyin oluşacağı bellidir. Yumurtada tek tip X cinsiyet kromozomu vardır. Döllenmede sperm cinsiyet kromozomu olarak X kromozomu taşıyorsa, yumurtadan gelen X kromozomu ile birlikte XX, yani bir dişi; Y kromozomu taşıyorsa XY, yani bir erkek birey oluşacaktır. İnsanın ilk oluşum anında biyolojik cinsiyetinin belirlenmesiyle başlayan cinsel gelişim ve olgunlaşma tüm yaşamı boyunca devam eder.

Cinsel gelişmenin bedensel, toplumsal, duygusal ve zihinsel yönleri vardır. Bedensel boyut; üreme organlarının büyüme ve gelişmesi, bedenin belirli bölgelerinde (koltuk altı, üreme organları çevresi gibi) kıllanma, erkeklerde ses kalınlaşması, kızlarda göğüslerin erkeklerde cinsel organların büyümesi vb. bedensel değişiklikler. Toplumsal boyut kız ve erkek çocukların, kadın ve erkek olarak toplum içinde nasıl davranacakları, hangi rolleri benimseyecekleri ile ilgilidir. Toplumun kültürü ve beklentileri her iki cinsin rollerini belirler. Duygusal boyut kişinin kendi bedenini hissetmesi, cinsel kişiliğine uygun duyguları, kadın-erkek arasındaki çekiciliğe ilişkin duyguları hissetmesi ile ilgilidir. .Zihinsel boyut ise cinsel gelişim sürecine ilişkin bilgilerin kazanılması, cinsel rollerin öğrenilmesi ile ilgilidir.

Cinsel kimlik toplumsal cinsiyet rolünün kazanılması ve benimsenmesi ile ilgilidir. İnsan doğuşta kendi cinsine ait donanımlarla dünyaya gelir (cinsel organlar, iç salgı bezleri, hormonlar vb.). Bu alt yapıya uygun özelliklerin çevre tarafından desteklenmesiyle kız veya erkek kimliğini kazanır. Cinsel rol, cinsel kimlik ile ilişkili ve kısmen ondan türemiş olan davranıştır. Cinsel kimlik ile cinsel rolün birbirine uyumlu olması sağlıklı cinsellik için standart bir sonuçtur.

Bireyin kız veya erkek kimliğini kazanması için çevresindekiler tarafından pek çok şey yapılır. Cinsel kimliğin benimsetilmesi için; çocuk daha doğmadan önce cinsiyetine göre kız ve erkeklere yakıştırılan isimlerden biri seçilir, hazırlanacak giysilerin renk ve modeli cinsiyetine göre seçilir, kız ve erkeklere farklı oyuncaklar alınır, kızların saçı uzatılır erkeklerin saçı kesilir. Farklı oyuncaklar alınır (kızlara bebek, erkeklere araba vb.). Her iki cinsten farklı beklentilere uygun davranışları benimsetmek " Kızlar uslu olur, erkekler cesur olur gibi". Ancak bu tür beklentiler bazen kısıtlayıcı olabilmekte ve cinsel ayrımcılığa da neden olabilmektedir.

Cinsel kimliğin kazanılmasında bir diğer önemli etken özdeşim kurmadır. Çocuk erkek veya kız davranışlarını anne ve babasına benzemek için benimser. Çocuk anne ve babasının birçok özelliğini taklit eder. Kız çocuğu babasına kendisini sevdirmek için annesine benzemeye çalışır. Erkek çocuğu annesine kendisini sevdirmek için babasına benzemeye çalışır. Bu davranışlar cinsel kimliğin oluşumunda önemli bir etkendir.

Cinsel kimliğin oluşumunda cinsel yönelim önemlidir. Toplum tarafından kabul gören cinsel yönelim şekli bireylerin karşı cinse yönelmesidir (heteroseksüel). Ancak toplumda kendi cinsine ilgi duyan (homoseksüel, eşcinsel) ya da her iki cinse ilgi duyan (biseksüel) bireyler de vardır. Bu bireylere tepkiler çeşitli toplumlarda farklılık gösterir. Bazı toplumlarda homoseksüellik, biseksüellik günah, ayıp ve suçla ilişkilendirilerek, cinsel yönelimlerinin dışında, diğer insanlardan bir farkı olmayan bu bireylere ayrımcılık ve baskı uygulamak yanlıştır.

ÜREME SAĞLIĞI

Canlıların yaşamlarının sürekliliğini sağlamada en önemli özellikleri üreme yeteneklerinin bulunmasıdır. Bu özellikleri sayesinde yeryüzünde varlıklarını sürdürebilmektedirler. Diğer memelilerde olduğu gibi insan üremesi içinde bir yumurtanın (dişi hücrenin) bir spermle (erkek hücre ile) döllenmesi gerekmektedir. Döllenme doğal ortamda sağlanamadığı takdirde; günümüzde gelişen teknoloji ile bu iki hücrenin birleşmesi beden dışında laboratuar ortamında da sağlanabilmektedir.

Sağlıklı bir cinsel yaşam, cinsel ilişkiyi sadece üreme amacıyla değil zevk almak içinde yerine getirilen bir eylem olmasını gerektirir. Cinsel ilişki isteği ve cinsel ilişki sırasında zevk alma farklı bireylerde farklılık gösterir. Duygusal yakınlık, bağlılık ve aşk cinsel ilişki eyleminin yapısını etkiler. Duyguların yanı sıra ayrıca toplumsal değerler de cinsel ilişkinin yapısını etkileyen önemli etkendir.

Cinsel tepki zamanla öğrenilir. Sağlıklı bir cinsel ilişkinin aşamaları şöyle açıklanabilir:

Uyarılma: Birey cinsel olarak uyarılmayı ve diğer bireyi cinsel olarak uyarmayı öğrenir. Özellikle ergenlik dönemindeki birey dış görünümü, kılık kıyafeti ve duygularıyla karşı cinsi etkilemeye çalışır. Ergen büyüdükçe bu olumlu duygular cinsel istek ve uyarılmaya dönüşür.

Duygulanma: İlişkinin başlangıcında dokunma (el ele tutuşma, sarılma), görme (sevgi duyulan kişiye bakma, göz göze gelme), konuşma (sevgi sözcükleri), koku alma (karşı cinsin kullandığı parfüm vb. özel koku) gibi değişik duygular cinsel uyarılmayı sağlar ve zenginleştirir.

Çözülme: Orgazm, gevşeme ve rahatlama aşamasıdır.

Yansıtma: Cinsel ilişki sonrası birey bunun kendisi için olumlu bir deneyim olduğunu hissediyorsa bu ona olumlu bir bildirim olarak dönecek ve daha sonraki isteğini etkileyecektir. İlk cinsel ilişkide travma yaşayan, özellikle cinsel taciz ve tecavüze uğrayan bireylerin daha sonra olumlu cinsel ilişki yaşayabilmeleri çok zaman alabilir. Özellikle çocukluk ve ergenlik döneminde yaşanan olumsuz cinsel deneyimler cinsel istek kaybı, vajinismus ya da ağrılı cinsel ilişki, orgazm bozuklukları, cinsel kimlik karmaşası, kendine güvensizlik, cinsel fobi gibi sorunlara neden olabilir.

Birey yaşadığı süre içerisinde değişik zamanlarda, değişen sıklıkla cinsel ilişkiye girebilir. Sağlık durumu uygunsa bir kişide cinsel etkinlik ömür boyu sürebilir. Karşı cinse ilgi duymama, cinsel yönden uyarılmama vb. sorunlar; yanlış bilgilenme, farklı beklentiler içinde olma veya hormonal dengesizlikler gibi bedensel nedenlerle ortaya çıkabilir.

GEBELİK, DOĞUM VE DOĞUM SIRASINDA KARŞILAŞILAN SORUNLAR

Gebelik dişi yumurta hücresinin erkek spermi ile birleşmesi sonucu başlayan ve 40 hafta süren doğal bir süreçtir. Dişi yumurta hücresi yumurtalıktan ayrıldıktan sonra milyonlarca sayıdaki spermden bir tanesi ile birleşerek (döllenerek) yeni bir hücre oluşumu başlar. Döllenmiş yumurta rahim içine yerleşerek çoğalmaya başlar ve embriyo (bölünerek sayısı artan hücreler) oluşumunu sağlar.

Adet döneminde yumurtalıklardan birden fazla yumurta salınır ve bu yumurtalar farklı spermlerle döllenirse çoklu gebelikler oluşur (ikiz, üçüz vb.). Bu bebeklerin cinsiyetleri farklı olabilir ve birbirlerine benzemeyebilirler. Eğer döllenme oluştuktan sonra bir yumurta bölünerek birden fazla embriyo oluşturursa tek yumurta bebekleri oluşur. Bu bebeklerin cinsiyetleri dahil her özellikleri birbirine benzer. Bebek rahimde oluşan bir damar yumağı (plasenta-eş) ile anne kanından beslenir.

Gebelik süresince annenin sağlığına dikkat etmesi bebeğinin ve kendisinin sağlığının korunması açısından önemlidir. Bu dönemde annenin ağırlığı normal olarak en fazla 15 kg artabilir. Sağlık kontrollerinden geçmesi gerekir. Annenin doğuma ve bebek büyütmeye hazırlanması, bebeğin gelişiminin izlenmesi, annede ve bebekte görülebilecek sorunların erken tanısı ve tedavisi amacıyla belli aralıklarla sağlık kontrollerinin yapılması gerekir. Gebelik süresince;

- Dengeli ve protein ağırlıklı beslenmelidir.
- Gündelik işlerini yapmalı, ancak ağır işlerden kaçınmalıdır.
- Çok aşırı yorulmamalı, uykusuz kalmamalı her gün normal uykusunu almalıdır.
- Doğuma yardımcı olması için egzersizler yapmalıdır.
- Doktora danışmadan ilaç almamalıdır.
- Düzenli sağlık kontrolü yaptırmalıdır.
- Sağlık kontrolleri doğuma kadar devam etmeli, gebelik süresince en az 4-5 kez kontrole gidilmelidir.
- Doğum bir sağlık kuruluşunda yapılmalıdır.

Normal bir doğum genellikle "doğum sancısı" olarak bilinen rahim kasılmalarıyla başlar. Bebeğin rahim boynundan geçerek ilerlemesi ortalama 12 saat, vajinayı geçerek başının çıkması ise 20-60 dakika sürer. Göbek bağının kesilmesiyle bebek anneden ayrılır. Plasentanın rahimden ayrılmasıyla doğum tamamlanır. Yeni doğan bebeğin ortalama ağırlığı normal olarak 3250 gr kadardır.

Doğum sırasında karşılaşılan sorunlar;

Erken doğum: Normal gebelik süresi 40 haftadır. Eğer gebelik 38 hafta dolmadan sonlanırsa erken doğum, 22 hafta dolmadan sonlanırsa düşük adı verilen bebeğin ve annenin sağlığını tehdit eden durum oluşur. Bu sorunun nedeni gebelik zehirlenmesi, enfeksiyon hastalıkları, çoğul gebelik, plasentanın erken ayrılması gibi nedenler olabilir.

Ters Geliş: Doğum sırasında bebeğin ayaklarının ya da kalçasının önde olduğu durumdur.

Bu ters geliş doğum sırasında bebeğin hayatını tehlikeye sokar.

Sezeryan Doğum: Doğumun vajinal yoldan yaptırılmasının tehlikeli olduğu durumlarda bebeğin anne karnından ameliyat kesisiyle doğurtulmasıdır. Sezeryan doğum çoğunlukla şu durumlarda uygulanır;

- Bebek çok iri ise,
- Doğum kanalı dar ise,
- Doğum yoluna bebek yatay durumda girdiyse,
- Doğum sancıları yetersiz ise,
- Plasenta rahim çıkışına yerleşmiş ise.

Ölü Doğum: Bebeğin canlı olarak doğmamasıdır. Bebek çeşitli nedenlerden dolayı anne karnında ölebilir. Bebeği ölü olarak doğmasının nedenleri;

- Annenin yeterince beslenememesi,
- Sağlık sorunlarının olması,
- Frengi vb. enfeksiyon hastalıklarına yakalanması,
- Göbek kordonunun bebeğin boynuna dolanması olabilir.

Özürlü Bebekler: Bebekler bazen dünyaya özürlü olarak gelirler. Bunun nedeni çoğu zaman genetik bir bozukluk, anne veya babanın üreme hücrelerinin radyasyon etkisinde kalmış olması, gebelik sırasında kullanılan ilaçlar olabilir. Eğer gebelik sırasında gerekli sağlık kontrolleri ve testler yapılmamışsa bebeğin özürlü olduğu doğumda ortaya çıkar.

GEBE OLAMAMA VE KISIRLIK

Kısırlık çiftlerin doğal yolla bebek sahibi olamama durumudur. Doğum kontrolü olmaksızın, bir yıl içinde çiftlerin düzenli ilişkiye girdikleri halde gebeliğin gerçekleşmemesi durumudur. Çocuğu olmayan çiftler çoğunlukla toplumun baskısıyla karşı karşıya kalırlar. Çevresindekiler çocuğu olmayan kişinin suçluluk ve eksiklik duygusuna kapılmasına neden olabilirler. Kısırlık erkekten veya kadından kaynaklanabilir. Ancak bilgisizliğin egemen olduğu yörelerde genellikle bu konuda kadın kusurlu olarak görülür. Kısırlığın nedenleri;

- Meni kalitesi: spermlerin sayıca az olması, yeterli olgunlukta olmaması veya yapısal bozukluklarının olması,
- Kabakulak hastalığı geçiren erkeklerde testislerin zarar görmüş olması ve sperm üretiminin azalmış olması,
- Sıcak ortamlarda bulunma nedeniyle sperm üretiminin azalması,
- Radyasyona maruz kalan erkeklerde ve kadınlarda sperm ve yumurta gelişiminin etkilenmesi,
- Duygusal stres,
- Üreme organlarında enfeksiyon, rahim hastalıkları,
- Üreme organlarında doğuştan olan yapı bozuklukları.

Yetişkin bir çift çocuk istiyorsa ve düzenli olarak cinsel ilişkiyi en az iki yıldan beri sürdürdükleri halde ve kadın normal her ay adet gördüğü halde çocukları olmuyorsa erkek ve kadının her ikisinin birlikte sağlık kontrolünden geçmeleri gerekir. Erkeğe bağlı nedenlerin incelenmesi daha kolaydır. Önce erkeğin değerlendirilmesi gerekir. Tıbbi tedavi sonucu çocuk sahibi olunabilir. Ancak eşler kısırlık sorununu ilişkilerinin diğer alanlarına yansıtmamalı bu durumu kabul etmeli ve diğer imkanları denemelidirler. Yapay döllenme ve tüp bebek gibi yöntemlerle çocuk sahibi olabilme olasılıkları vardır. Ancak tüm olanaklara rağmen çocuk sahibi olamıyorlarsa evlat edinebilirler veya sevgilerini birbirlerine yöneltip mutlu bir yaşam sürdürebilirler.

Yapay Döllenme

Kısırlık tedavisinde uygulanan yöntemlerden biri Yapay döllenmedir. Yapay döllenmeyi sağlamak için erkekten alınan spermler kadının rahim girişine özel yöntemlerle yerleştirilir ve bu şekilde döllenme gerçekleştirilir. Eğer erkeğin spermleri döllenme için uygun değilse çift kabul ettiği takdirde başka bir vericiden de alınabilir. Ancak bu uygulama ülkemizde yasal değildir.

Tüp Bebek

Yumurta (dişi hücre) ile sperm (erkek hücre) vücut dışında laboratuar ortamında birleştirilir, döllenmesi sağlanır. Bir süre laboratuar ortamında tutulduktan ve hücre bölünmeye başladıktan sonra anne rahmine yerleştirilir ve bu şekilde çiftlerin çocuk sahibi olması sağlanır.

DOĞUM ÖNCESİ BAKIM

Anne ve bebek sağlığının korunması ve geliştirilmesi bakımından doğum öncesi ve sonrası bakım temel koruyucu hizmetler olması nedeniyle önemlidir. Doğum öncesinde anne ve bebeğin (fetüsün) gebelik süresince düzenli aralıklarla muayene edilmesi ve fetüsün gelişiminin izlenmesi gerekir. Gebelik süresince annenin sağlıklı olması ve bebeğin sağlıklı olarak doğması temel amaçtır. Bu süreçte;

- Annede gebelikten önce var olan hastalıklar saptanır.
- Gebelik sırasında ortaya çıkabilecek hastalıkların erken tanısı v e tedavisi yapılır.
- Fetüsün (bebeğin) gelişimi izlenir.
- Anne tetanosa karşı bağışıklanır (aşılanır).
- Doğumun nasıl ve kimin tarafından yaptırılacağına karar verilir.
- Anneye beslenme, gebelik hijyeni, doğum, doğum sonrası bakım, bebek bakımı, ve doğum sonrasında kullanabileceği aile planlaması yöntemleri hakkında eğitim verilir.

Doğum öncesinde gebeliğin izlenmesi için sağlık kontrollerine gebeliğin ilk üç ayı içinde başlanmalı ve önce 4 haftada bir sonra 2-3 haftada bir olmak üzere doğuma kadar en az 4 kez kontrole gidilmelidir. Gebelik riskli ise daha sık aralıklarla ve daha çok sayıda kontrole gidilmelidir. Sağlık kontrollerinde gebeliğin ve doğumun riskli olup olmadığını tespit etmek amacıyla;

- Annenin yaşı (18 yaş altı veya 35 yaş üstü gebelik olup olmadığı),
- Daha önce operasyon geçirip geçirmediği,
- Akraba evliliği olup olmadığı,
- Ailede tüberküloz, diyabet, hipertansiyon vb. hastalıkların varlığı,
- Annede sağlığa zararlı alışkanlıkların (sigara, alkol vb.) olup olmadığı,
- Annenin önceki gebeliklerinin sayısının ve düşük, ölü doğum, erken doğumların olup olmadığının tespit edilmesi gerekir.

Bütün bu durumların tespit edilip gerekli önlemlerin alınması ve gerekirse tedavilerinin yapılması annenin ve bebeğin sağlığı açısından önemlidir.

Gebelik süresi normalde 9 ay 10 gündür. Doğum tarihi annenin son adetinin ilk gününe 7 gün eklenip üç ay geri gidilerek hesaplanır. Örneğin: son adet 9. Ayın 15 inde başlamış ise (15+7=22 gün, 9-3=6 ay bulunur). Gelecek yılın 6. Ayının 22. Günü doğum tarihi olarak hesaplanır. Ancak çeşitli nedenlerle belirlenen tarihten 3 hafta önce veya 2 hafta sonra doğum yapma olasılığı da vardır.

Gebelik süresince anne normal olarak 11-16 kg alabilir. Eğer gebelik öncesinde çok zayıf ise 13-18 kg alabilir. Obez ise (çok şişman ise) en çok 7 kg alması iyidir. Aşırı kilo alma yüksek tansiyon, diyabet, iri fetüs nedeniyle güç doğum ve doğum travmalarına neden olabilir. Gebelikte kilo almama da tehlikelidir. Yetersiz kilo alımı yeni doğan bebekte hastalık ve ölüm riskinin artmasına, çocukta zeka geriliğine neden olabilir.

Gebelikte Görülebilen Sağlık Sorunları

Bulantı kusma: Gebeliğin 2-12 haftalarında gözlenir. Bu dönemde rahatsız edici kokulardan uzak durmak, yağlı ve aşırı baharatlı yiyeceklerden gazlı içeceklerden kaçınmak, çay ve kahve tüketimini azaltmak, içinde bulunulan ortamı sık, sık havalandırmak gerekir.

Sık idrara çıkma: Gebeliğin ilk 4 ayında uterusun mesaneye baskı yapması nedeniyle gözlenir. 4 üncü aydan sonra azalır.

Baş dönmesi ve bayılma hissi: Gebelik döneminde hormonlara bağlı değişikliklerden dolayı tansiyonun ve kan şekerinin düşmesi nedeniyle zaman, zaman bayılma hissi görülebilir. Sık aralıklarla az, az beslenerek, yorucu işlerden uzak durarak ve dinlenerek bu durum giderilebilir.

Varis: Gebelik süresince büyüyen uterusun bacaklardaki damarlara baskı yapması nedeniyle varisler görülebilir. Bu dönemde;

- Uzun süre ayakta kalmamaya dikkat edilmeli,
- Uzun süre oturma pozisyonunda kalmamaya çalışılmalı,
- Varis çorapları kullanılmalı,
- Bacakları yükselterek dinlenilmeli
- Lastikleri sıkı çoraplar ve topuklu ayakkabılar giyilmemelidir.

Hemoroit: Makat bölgesindeki damarların genişlemesi ve dışarıya doğru sarkmasıdır. Ağrı yanma ve kanama ile kendini belli eder. Hemoroit özellikle kabızlık şikayeti olan gebelerde sık görülür. Kabız olmamaya dikkat etmeli, baharatlı yiyeceklerden kaçınmalı, kanama olursa doktora başvurmalıdır.

Bacak krampları: Daha çok gebeliğin son aylarında görülür. B u dönemde yetersiz kalsiyum alımı veya kalsiyum/fosfor oranındaki dengesizlik, ayağın uzun süre aynı pozisyonda kalması ve yorgunluk nedeniyle görülebilir. Kramp oluştuğunda;

- Sırt üstü yatar pozisyonda ayakları öne doğru hareket ettirmek,
- Diyette kalsiyum alımını arttırmak,

- Süt tüketimini günde 2 bardak ile sınırlandırmak,
- Yüksek olmayan geniş topuklu ayakkabı giymek,
- Ayakları uzatıp 30 cm yükselterek dinlenmek,
- Her gün sıcak duş almak yararlıdır.

Ciltte değişiklikler: Gebeliğin ilk aylarından itibaren ciltte çatlaklar (özellikle karın bölgesinde) ve lekeler (özellikle yüzde) oluşabilir. Çatlak olan bölgelere bebe yağı vb. yağlar, nemlendirici kremler sürülmelidir. Leke oluşmasını önlemek için yüzde koruyuculuğu yüksek güneş kremleri kullanılmalı, çatlakların oluşumunu önlemek için hızlı kilo almaktan kaçınmalıdır.

DOĞUM SONRASI BAKIM

Doğum sonrası dönem lohusalık dönemi olarak adlandırılır ve 6-8 hafta (42 gün) sürer. Gebelik döneminde anne bedeninde oluşan değişiklikler gebelikten önceki haline döner. Bu dönemde anne ve bebeğin hastalıklardan korunması ve bakımlarına özen gösterilmesi önemlidir. Bu dönemde annedeki değişiklikler şunlardır;

- Rahim (Uterus) küçülür eski durumuna döner. Bebeği emzirmek bu süreci hızlandırır.
- Lohusalık kanaması 20-25 gün sürer. Lohuşalık dönemi bittikten sonra bazı kadınlarda adet kanamaları başlayabilir. Bazılarında ise emzirme süresince kanama görülmez.
- Lohusalık döneminde açlık ve susuzluk hissi fazla olabilir. Vücuttan sıvı kaybı fazladır. Bol sıvı alınmalıdır.
- İdrar miktarında artış söz konusudur. Sık aralıklarla mesane boşaltılmalıdır.
- Terleme fazladır. Pamuklu iç çamaşırı giyilmeli ve sık sık değiştirilmelidir.
- Emzirme nedeni ile annenin besin gereksinimi artar. Ana ve ara öğünlerde mutlaka beslenmeli, hamur işi, şekerli, fazla tuzlu besinler çok fazla alınmamalıdır.
- Lohusalık döneminde anne duygusal yönden hassastır. Mutsuzluk ve kaygı görülebilir. Bebek bakımında kendisini yetersiz hissetmesi ile ilgili olabilir. Gerekli duygusal destek sağlanmalıdır.

Lohusalık döneminde yapılması gerekenler;

- Hijyen açısından eller sık yıkanmalı, dikişler varsa ilaçlı su ile pansuman yapılmalı, hijyenik pedler kullanılmalı ve sık, sık değiştirilmelidir.
- Sezeryanla yapılan doğumdan sonra dikişlerin kontrolü ve pansumanı dikkatli yapılmalı dikişlerde şişlik, kızarıklık ve akıntı olursa sağlık kuruluşuna başvurulmalıdır.
- Normal doğum sonrası loğusa her gün ılık duş almalıdır. Sezeryanla yapılan doğumlardan sonra yara yerleri bantlanarak dikkatli bir şekilde duş alınabilir.
- Lohusalık döneminde her gün belirli aralıklarla idrara çıkmak ve dışkılamak önemlidir. Bunun için posalı yiyecekler yenmeli bol sıvı almalı ve yürüyüş yapılarak barsak hareketleri sağlanmalıdır.
- Her tür besinden yeterince alınmalı ve sulu gıdalara ağırlık verilmelidir.
- Sigara, alkol kullanılmamalı, fazla çay ve kahve tüketiminden kaçınmalı, acılı, ekşili, baharatlı gaz yapıcı besinleri fazla tüketmekten kaçınmalıdır. Emzirme ile bebeğe geçerek bebeğin rahatsız olmasına neden olabilir.
- Dinlenme ve uykuya dikkat edilmeli, ağır işlerden kaçınmalıdır. Mümkünse gündüz en az 2 saat uyumalıdır.

DOĞURGANLIĞIN DÜZENLENMESİ (AİLE PLANLAMASI)

Doğurganlığın düzenlenmesi ya da aile planlaması kadın ve erkeklerin istedikleri zaman çocuk sahibi olmaları demektir. Doğurganlığın düzenlenmesinin iki amacı vardır;

1. Çocuk istemeyen ailelerin gebelikten kaçınmasına yardımcı olmak
2. Çok sayıda ve sık doğumun anne ve çocuk sağlığı üzerindeki olumsuz etkilerini ortadan kaldırmak.

Aileler istediği zaman ve istediği sayıda çocuk sahibi olma hakkına sahiptirler. Doğurganlığın düzenlenmesi ile aile bu temel hakkını kullanma imkanına kavuşur. Anne ve çocuk sağlığı ile ilgili araştırmalar;

- İki doğum arasındaki sürenin iki yıldan az olmaması gerektiği,
- Annenin 35 yaşından büyük, 18 yaşından küçük olması durumunda gebeliğin riskli olduğu,
- Dört doğumdan fazlasının riskli olduğu sonucunu ortaya çıkarmıştır.

Çocuğun sağlığı açısından kaçıncı çocuk olarak dünyaya geldiği, kardeşi ile arasındaki yaş farkı, kendisini doğururken annesinin kaç yaşında olduğu önemlidir. Çok genç kadınlar gebelik için gerekli biyolojik olgunluğa erişemedikleri, bebeğe uygun bakım verebilmek için gerekli bilgi-beceriye sahip olmadıkları ve duygusal olgunluğa erişemedikleri için bebeklerinde sağlık sorunlarına sık rastlanmaktadır.

Anne sağlığı açısından çok ileri yaşlarda doğum yapan annelerin bebeklerinin ölü veya özürlü doğması olasılığı vardır. Sık gebelik ve uzun süre emzirme kadınlarda besin yetersizliğine yol açar. Bunun sonucunda hastalıklara yakalanma riski artar. İleri yaşlarda gebelik ve sık doğum yapma kanama, yüksek tansiyon gibi sağlık sorunlarına neden olabilir hatta bazen ölümle sonuçlanır. Ailelerin kendi koşullarına göre bakabilecekleri ve eğitebilecekleri sayıda ve zamanda çocuk sahibi olmaları kendilerinin ve toplumun yararı açısından önemlidir. Aile planlaması hızlı nüfus artışının yol açtığı çevre kirlenmesi, göç, plansız kentleşme ve konut yetersizliği sorunlarını azaltır.

Çok genç yaştaki kadınların ilk gebeliklerini ertelemeleri, ileri yaşlardaki kadınların gebelikten korunmaları, çok sayıdaki gebeliklerin getireceği risklerden kaçınmaları için doğurganlıklarını düzenlemeye ihtiyaçları vardır.

Türkiye'de Sağlık Bakanlığı'na bağlı hastanelerin kadın-doğum kliniklerinde, doğum evlerinde, ana-çocuk sağlığı merkezlerinde, özel sağlık kuruluşlarında, doğurganlığın düzenlenmesi (aile Planlaması) hizmetleri verilmektedir.

Doğurganlıklarını düzenlemeye karar veren çiftlerin kullanacakları yöntemin etkilerini, nasıl kullanılacağını, kullanım sırasında karşılaşabilecekleri sorunları bilmeleri gerekir. Doğurganlığın düzenlenmesinde (aile planlamasında) kullanılan yöntemlere geçmeden önce kadın ve erkek üreme organlarının hangileri olduğunu ve işlevlerini bilmekte yarar vardır.

Kadın Üreme organları

Hazne (vajen): Vücudun iç genital (üremeye ait) organlarına geçit görevi olan bir kanaldır. Cinsel ilişki bu kanal aracılığıyla olur.

Rahim (uterus): Gebelik süresince bebeğin içinde büyüyüp geliştiği organdır. Döl yatağı olarak da adlandırılır. İç yüzeyi gebeliğin yerleşmesi ve bebeğin gelişmesine uygun bir tabaka ile kaplıdır. Bu tabaka kadının doğurgan olduğu yıllarda her ay yenilenir. Eski dokular adet kanamasıyla dışarı atılır.

Tüpler (fallop tüpleri): Rahmin iki yanında yumurtalıklara kadar uzanan ince kanallardır. Yumurta hücresinin rahime geçişini sağlarlar. Yumurtanın spermle döllenmesi bu kanallarda olur.

Yumurtalıklar: Rahmin sağında ve solunda badem büyüklüğünde iki adet organdır. Kadınlık hormonlarını ve üreme hücresi olan yumurtayı üretirler. Normalde kadının 30 yıllık üreme yaşamında ortalama 400 yumurta üretebilir.

Erkek Üreme Organları

Penis: Vajina içine meni'nin (içinde spermlerin olduğu sıvının) boşaltılmasını ve idrarın dışarıya atılmasını sağlayan organdır. Cinsel bir uyarı durumunda dokusundaki kan damarları genişler hacmi büyür ve sertleşir.

Erbezi torbası: İçinde iki adet erbezi (testis) bulunan torba biçiminde bir organdır.

Erbezleri (testisler): Erkek üreme hücreleri olan spermleri ve erkeklik hormonunu üreten, iki adet oval ve yumuşak organlardır.

Sperm: Erkek üreme hücresidir. Spermlerin içlerinde taşıdıkları X ve Y kromozomları çocuğun cinsiyetini belirler. Milyonlarca sperm meni yada semen adı verilen bir sıvı içerisinde cinsel uyarılma sonucu penis aracılığıyla dışarı atılır.

Prostat: Bedenin içinde idrar kesesinin altında bulunan bir organdır. Spermin içinde yüzdüğü sıvı (meni) burada oluşur.

Gebelikten Korunma Yöntemleri – Aile Planlaması

1. Etkili / modern aile planlaması yöntemleri
2. Etkisi sınırlı / geleneksel aile planlaması yöntemleri olarak iki grupta incelenebilir.

Etkili aile planlaması yöntemlerinde gebelikten korunmada başarı oranı daha yüksektir.

Doğum kontrol hapları: Sentetik östrojen ve progesteron içeren haplardır. Sadece progesteron hormonu içerenleri de vardır. Her gün kullanılırlar. Yumurta salınımını ve spermlerin rahim içine geçişini engelleyerek aynı zamanda rahim içi dokuyu inceltip embriyonun (döllenmiş yumurtanın) yerleşmesini engelleyerek gebeliği önlerler. Doğum kontrol haplarının özellikler;

- Düzenli kullanıldığında etkinliği yüksektir (% 100 e yakın).
- Kullanımı kolaydır.

- Cinsel ilişkiyi kesintiye uğratmaz.
- Yöntem bırakıldığında doğurganlık hemen geri döner.
- Yumurtalık ve rahim kanseri riskini azaltır.
- Her gün alım aksarsa gebeliği önleme başarısı azalır.
- Kullanıma başlandığında ilk üç ayda bulantı, kusma, hafif kanamalar görülebilir.

Enjeksiyon yolu ile kullanılan hormonlar: Östrojen ve progesteron hormonlarını içeren ve her ay kullanılan enjeksiyonlar ile sadece progesteron içeren üç ayda bir kullanılan enjeksiyonlardır. Yumurta hücresinin oluşumunu engelleyerek, rahim ağzında bulunan salgıları koyulaştırıp sperm geçişini zorlaştırarak gebeliği önlerler. Enjeksiyonların özellikleri;

- Etkinliği yüksektir (%99).
- Cinsel ilişkiye etkisi yoktur.
- Adet kanaması öncesi ağrı ve gerginliği azaltır.
- Adet kanaması miktarını azaltır. Bu özelliği nedeniyle de kansızlığı önleyebilir.
- Sadece progestoron içeren enjeksiyonların kullanımı bırakıldığında tekrar doğurganlığa dönüş gecikebilir (ortalama 10 ay).

Bu yöntem kullanılmadan önce kişiye uygun olup olmadığı konusunda sağlık kuruluşuna danışmalı, muayene olmalı, tansiyon, kilo ölçümü vb. yapılmalı, kullanımı sırasında belli aralıklarla sağlık kontrolü yaptırılmalıdır.

Rahim içi araç (spiral): Küçük esnek plastikten yapılmış ve üzerine bakır tel sarılmış rahim içine yerleştirilebilen araçlardır. Progesteron hormonu içeren tipleri de vardır. Rahim içi araçlar spermin yumurtaya ulaşmasını engelleyerek döllenmeyi önler. Hormonlu tipleri ayrıca rahim ağzı salgısını kalınlaştırarak spermin rahim içine geçişini engeller. Bakırlı spiraller 10-12 yıla kadar, hormonlu olanlar 1-5 yıla kadar etkili olabilir ve korunma sağlar. Rahim içi araçların özellikleri;

- Etkinliği yüksektir (%99).
- Cinsel ilişkiyi etkilemez.
- Araç çıkarıldığında doğurganlığa hemen dönülebilir.
- Bazı kadınlarda araç takıldıktan sonraki birkaç ay içinde rahimde hafif bir ağrı görülebilir ve adet kanamasında bir miktar artış olabilir. İlk üç aydan sonra bu sıkıntılar geçer.

- Kullanıcı bu yöntemi kendi kendine uygulayamaz ve bırakamaz. Sağlık kuruluşuna başvurmak gerekir. Etkili olduğu süre içinde sık sağlık kontrolü gerektirmez.
- Rahim içi araç kullanacak kişinin önce sağlık kontrolünden geçmesi, araç kullanımı açısından sakıncalı bir durumunun olup olmadığını bilmesi ve ona göre kullanması gerekir.

Hormonlu rahim içi araç kullanımı şu kişiler için sakıncalıdır;

- Gebe olanlar.
- Rahim, rahim ağzı, yumurtalık ve meme kanseri öyküsü olanlar.
- Vajinal kanaması olanlar.
- Düşük veya doğum sonrası enfeksiyonu olanlar.
- Cinsel yolla bulaşan hastalığı olanlar.
- Uyuşturucu kullanan ve kortizon tedavisi görenler.
- Adet döneminde kanaması fazla olanlar.
- Herhangi bir nedenle kan pıhtılaşmasını azaltıcı ilaç kullananlar.

Prezervatif (Kaput - Kondom): Erkek kondomu cinsel ilişki sırasında penise takılan bir çeşit kauçuktan yapılmış esnek kılıftır. Spermlerin vajinaya girmesini engeller. Kadın kondomu ince poliüretandan yapılmış esnek ince kılıftır. Hazne içini ve rahim ağzını kapatarak, ilişki sırasında spermin vajinaya geçişini ve rahim içine girmesini engeller. Prezervatifin (kondomun) özellikleri;

- Doğru kullanıldığında etkinliği yüksektir (%97).
- Sağlık riski ve yan etkisi yoktur.
- Hemen etkilidir.
- Kolay bulunur pahalı değildir.
- Cinsel yolla bulaşan hastalıklara karşı koruma sağlayan tek yöntemdir. Bu nedenle gebelikten korunmak için başka bir yöntem kullananlar aynı zamanda hastalıklardan korunmak için prezervatif kullanmalıdırlar.
- Rahim ucu kanserin önlenmesine yardımcı olur.
- Cinsel ilişkiyi kesintiye uğratabilir.
- Her cinsel ilişkide yeni bir prezervatif (kondom) kullanmak gerekir.
- Son kullanım tarihine dikkat edilmelidir.

- Erkeklerde kondom cinsel ilişkinin başından sonuna kadar takılı kalmalı, ilişkiden sonra hemen çıkartılmalıdır.
- Kadın kondomu doğru kullanılırsa iyi bir koruyucu olabilir.
- İlişki sırasında prezervatifin kayıp çıkmamasına, yırtılmamasına özen göstermek ilişkiden sonra çıkartılan prezervatifin imha edilmesine dikkat etmek gerekir.

Cerrahi yöntemler (erkekte vazektomi-kadında tüp ligasyonu): Gebelikten korunmada ameliyatla (operasyonla) yapılan kesin koruyan kalıcı yöntemlerdir. Bu yöntemlerde gebeliğe dönüş olmadığından ailesi yeterli büyüklüğe ulaşmış olan ve artık kesin olarak çocuk yapmamaya karar vermiş olan ailelerdeki kadın veya erkeğe uygulanır.

Vazektomi (sperm kanallarının bağlanması): Erkekte sperm kanallarını kapatan cerrahi bir uygulamadır. Kanallar kansız cerrahi bir işlemle kesilip uçları bağlanır. Vazektomi olan erkeğin menisi normal olarak akar ama içinde sperm bulunmaz. Vazektominin özellikleri:

- Hastaneye yatmayı ve genel anestezi almayı gerektirmez.
- Sağlığı ve cinsel gücü etkilemez.
- Cinsel ilişkiyi kesintiye uğratmaz.
- Kanalların iyi bağlanmaması sonucu korunmasızlık nadiren görülebilir.
- Vazektomi uygulanmış bir erkeğin kanalları cerrahi bir işlemle tekrar açılabilir. Ancak bu uygulama her zaman olumlu sonuç vermeyebilir.

Tüp ligasyonu (tüplerin bağlanması): Kadında yumurtanın rahime geçişini engellemek için fallop tüplerinin iki yönlü olarak kapatılmasıdır. Bu uygulama ile yumurtanın spermle karşılaşması engellenmiş olur. Tüp ligasyonunun özellikleri:

- Operasyon genel anesteziye gerek duyulmadan uygulanabilir.
- Yan etkisi yoktur. Kadının sağlığını ve cinsel gücünü etkilemez.
- Gebelikten kesin korur, kalıcı yöntemdir.
- Bazen bağlanan kanallar birleşerek tekrar işlev görmeye başlayabilir. Ancak bu nadiren görülebilen bir durumdur.
- Bağlanmış tüpler bir operasyonla tekrar açılabilir. Ancak bu uygulama her zaman olumlu sonuç vermeyebilir.

Etkisi sınırlı olan, geleneksel aile planlaması yöntemlerinden en çok bilinen ve kullanılanlar; cinsel perhiz, periyodik korunma (takvim yöntemi) ve geri çekme yöntemleridir.

Cinsel perhiz: Gebelikten korunmak amacıyla bilinçli olarak penis ve vajina birleşmesini içeren cinsel ilişkinin bir süre ertelenmesi veya tümüyle ilişkiden vazgeçilmesidir.

Periyodik korunma (takvim yöntemi): Bir kadının aylık üreme döngüsünde gebe kalma olasılığının yüksek olduğu günlerde cinsel ilişkide bulunulmaması şeklindeki korunma yöntemidir. Örneğin 28 günde bir adet gören kadının tam ortadaki 14 üncü günün üç gün öncesi ve üç gün sonrası, yani 11-17 inci günler arası gebe kalma olasılığının yüksek olduğu günlerdir. Bu günlerde cinsel ilişkide bulunulmaması gerekir. Bu yöntem düzensiz adet görenlerde başarısızlıkla sonuçlanabilir. Çok güvenli bir yöntem değildir.

Geri çekme: Gebeliği önlemede bilinen en eski yöntemdir. Cinsel ilişki sırasında erkeğin meni gelmeden önce penisi hazneden geri çekmesi yöntemidir. Güvenli bir yöntem değildir. Cinsel ilişki sırasında oto kontrol her zaman mümkün olmayabilir. Geleneksel yöntemlerin ortak özellikleri;

- Bir araç ya da hormonlu düzenleyiciye gerek kalmadan uygulanabilirler.
- Kullanım öncesi sağlık kontrolü gerektirmezler.
- Kadın ve erkeğe ortak sorumluluklar yükler ve paylaşımı gerektirirler.
- Belli zamanlarda cinsel ilişkiye ara vermek zor gelebilir.
- Yöntemlerin doğru kullanılabilmesi özenli bir eğitim gerektirir.
- Yanlış ve özensiz uygulamalarda gebeliği önleme oranı çok düşüktür (%20).

CİNSEL YOLLA BULAŞAN ENFEKSİYONLAR (CYBE)

Cinsel yolla bulaşan enfeksiyonlar kısaca CYBE olarak adlandırılmaktadır. Dünya sağlık örgütünün tespitlerine göre her yıl ortalama bir milyar insan tedavi edilebilen veya edilemeyen CYBE ile karşı karşıya kalmaktadır. İnsanın üreme yeteneğini sonlandırabilen, sakatlıklara ve ölüme yol açabilen bu hastalıklara 15 – 49 yaş grubundaki kişiler daha çok yakalanmaktadır. Cinsel yönden en etkin dönemde olan ve aynı zamanda çalışan nüfusu oluşturan bu grubun CYBE e yakalanması birey ve aile yaşamını, toplumun sosyal ve ekonomik kalkınmasını olumsuz yönde etkilemektedir.

Toplumlarda ilk evlilik yaşı yükselmiş, ilk cinsel ilişkide bulunma yaşı ise düşmüştür. Genç yaşlarda cinsel sağlıklarını korumaya yönelik bilgi ve becerilerin yetersiz olması nedeniyle CYBE e yakalanma riski de artmıştır. Cinsel ilişkiye geç başlama, güvenli cinsel ilişki davranışı gösterme CYBE'nin önlenmesi açısından önemlidir.

CYBE cinsel ilişki sırasında mikroplarla bulaşan, cinsel organlarda belirti gösteren veya belirti göstermeden seyreden bir grup hastalıktır. Genel özellikleri;

- CYBE etkeni mikroorganizmalar virüs, bakteri ve mantarlardır.
- CYBE etkeni taşıyan kişi ile cinsel ilişki sırasında vücut salgıları yolu ile bulaşırlar.
- Bazı CYBE etkenleri kan yolu ile de bulaşır. Örneğin HIV ve Hepatit B kan nakli ile bulaşır. Bu hastalıkların etkenini taşıyan anneden bebeğine doğumdan önce plasentadan, doğumdan sonra emzirme yolu ile bulaşabilir.
- Hastalık etkenlerinin en yoğun olarak bulunduğu yerler penis, vajina ve anüs gibi cinsel organlar ve bu organlardan salgılanan sıvılardır.
- CYBE etkenlerinden bazıları vücuda girdikten sonra cinsel organlarda akıntı, yara, yumru, ağrılı şişlik, kızarıklık ve deri değişiklikleri oluştururlar.
- Bazı CYBE etkenleri de kan dolaşımına karışarak karaciğeri ve vücudun bağışıklık sistemini etkiler ve hastalıklara neden olurlar.
- İğne ve kesici aletlerin sterilize edilmeden birden fazla kişide kullanılması da CYBE'nin bulaşmasına neden olabilir.
- CYBE'nin bazıları tedavi edilebilir. Bazılarının ise henüz kesin tedavisi yoktur (AIDS/HIV-Hepatit B).
- Hepatit B'den aşı ile korunabilinir.
- Gebe kadınlarda CYBE erken doğum, düşük, ölü doğum ve bebekte ciddi enfeksiyonlara neden olabilir.
- CYBE tedavi edilmezse kısırlığa ve rahim ucu kanserlerine neden olabilir. Bağışıklık sisteminde yetersizliğe yol açan AIDS/HIV ise ölüme neden olabilir.

Cinsel Yolla Bulaşan Enfeksiyonların Etkeni, Bulaşma Yolları, Etkileri ve Tedavisi

AIDS/HIV Enfeksiyonu: Vücudun bağışıklık sistemini zayıflatan HIV virüsü ile oluşur.

Bulaşma yolları;

- Korunmasız cinsel ilişki sırasında eşlerden birinin HIV virüsü taşıması.
- HIV virüsü ile enfekte olmuş kan ve kan ürünlerinin nakledilmesi (transfüzyonu).
- Dövme yaptırma, kulak deldirme, sünnet, piercing (vücudun çeşitli yerlerine takı takmak için deriyi deldirmek) v.b uygulamalarda HIV virüsü ile enfekte olmuş aletlerin kullanılması.
- HIV virüsü taşıyan bir kişide kullanılan iğne ve tıbbi aletlerin sterilize edilmeden başka bir kişide kullanılması.

Etkileri;

- Bağışıklık sistemini zayıflatır.
- Zatürre, verem, beyin ve barsak enfeksiyonları, çeşitli kanserlere neden olur.
- Ölümle sonuçlanır.

Tedavi ile tamamen iyileşme mümkün değildir. Yaşam süresini uzatmak amacı ile tedavi yapılır.

Hepatit B: Etkeni Hepatit B virüsüdür. Bulaşma yolları;

- Hepatit B virüsü taşıyan kişi ile cinsel ilişkiye girme ve yakın deri temasıyla,
- Hepatit B virüsü bulaşmış kan ürünü nakliyle,
- Sterilize edilmemiş cerrahi aletlerin kullanılmasıyla,
- Hepatit B virüsü taşıyan anneden bebeğe geçmesiyle bulaşır.

Hepatit B bulaşan bazı kişilerde devamlı olarak kalır ve bu kişiler taşıyıcıdır. Taşıyıcı olan kişilerin bazılarında yıllar sonra siroz veya karaciğer kanseri görülebilir. Özel bir tedavisi yoktur. Hasta istirahat ettirilir 3 – 6 ay aralıklarla düzenli olarak izlenmesi gerekir. Aşı yaptırarak korunmak mümkündür.

Frengi (sifiliz): Etkeni treponema isimli bakteri cinsinden bir mikroptur. Belirtileri 3 aşamada ortaya çıkar. Birinci aşama mikrop bulaştıktan 1-2 hafta sonra görülür. Bulaştığı yerde (cinsel organda, ağızda veya makatta) sert, ağrısız bir yara görülür ve geçer. 1-6 ay sonra ikinci aşamadaki belirtiler ortaya çıkar. Bunlar; göğüste, sırtta, kollarda ve bacaklarda kırmızı lekeler şeklindedir. Ayrıca koltuk altlarında ve kasıklarda bezeler oluşur. Ateş, boğaz ağrısı ve genel halsizlik vardır. Son aşamadaki belirtiler 3 yıl sonra ortaya çıkar. Bunlar; iç organları ve deride yaralar, eklem iltihabı, kalp, damar, omurilik ve beyindeki tahribatlardır. Frengi sakatlık veya ölümle sonuçlanır. Bulaşma yolları;

- Frengi (sifiliz) mikrobu taşıyan kişi ile korunmasız cinsel ilişkiye girme ile,
- Frengi mikrobu taşıyan anneden plesenta aracılığıyla bebeğe geçmesiyle,
- Nadiren frengili bir kişinin kanının başka kişinin açık yarası ile temasıyla bulaşır.

Hastalığın tedavisinde antibiyotik kullanılır. Devamlı tedavi ve kontrol gerekir. Ancak ileri dönemde hasar görmüş olan dokuların tedavisinde başarı sağlanamayabilir. Bulaşma tespit edildiğinde eşler birlikte tedavi olmalıdır.

Bel soğukluğu (Gonore): Etkeni vücudun ıslak ve sıcak bölgelerinde yaşayan bir bakteridir. CYBE arasında en sık görülen hastalıktır. Bel soğukluğu hastalığı olan erkekle ilişkiye giren kadınların %60-90 ında bu enfeksiyon gelişir. Gonore etkenini taşıyan bir kadından erkeğe geçiş oranı ise daha düşüktür %20-40. Gonore etkeni kadınlarda rahim ağzına ve vajina girişine yerleşir. Bulaşma yolları;

- Gonore etkeni taşıyan kişi ile cinsel ilişki sonucu bulaşır.
- Gonore etkeni taşıyan hamile kadından doğum sırasında bebeğe bulaşır.

Bel soğukluğu (gonore) erkeklerde penisten koyu krem rengi akıntı gelmesi ve idrar yaparken yanma şeklinde ortaya çıkar. Kadınlarda ise hazneden (vajinadan) akıntı, idrar yaparken yanma karın ağrısı ve anormal adet kanamaları şeklinde ortaya çıkar.

Bu belirtiler geçtikten sonra, hastalık etkeni vücutta kalır. Daha sonra tedavi edilmezse çeşitli sağlık sorunlarına neden olur. Neden olduğu sorunlar;

- Erkekte sperm taşıma kanallarına ve testislere zarar vererek kısırlık yapabilir.
- Kadında yumurtalık kanallarında (fallop tüplerinde) ve karın içinde iltihaplanma yaparak kısırlığa neden olabilir.
- Dış gebeliğe neden olabilir.
- Kalbi ve eklemleri etkiler.

- Belsoğukluğu etkenini taşıyan annenin doğum yapması sırasında doğum kanalından bebeğin gözüne bulaşarak iltihaplanmaya ve körlüğe neden olabilir.

Bel soğukluğu ilaçla tedavi edilebilir. Korunmak için tek eşli olmak, eşlerin birlikte tedavi olması ve her ilişkide kondom (prezervatif) kullanmak gerekir.

Uçuk (Herpes): Etkeni bir tip uçuk virüsüdür. Uçuk virüsü taşıyan bir erkekten kadına bulaşma olasılığı, kadından erkeğe bulaşma olasılığına göre daha yüksektir. B u nedenle kadınlarda daha çok görülmektedir. Bulaşma yolları;

- Herpes (uçuk) etkenini taşıyan bir kişi ile vajinal, oral veya anal ilişki sonucu bulaşır.
- Nadiren cilt teması ile bulaşabilir.

Herpes virüsü ile enfekte olmuş bir kimsede genital bölgede veya anüs çevresinde ağrılı kabarcıklar, 2-4 haftada iyileşen ağrılı yaralara dönüşebilir ve ateş, başağrısı görülebilir.

Etkileri;

- Genital uçuk nedeniyle oluşan yaralar günlük yaşamı etkileyebilir.
- Yaralardan çıkan sıvılara elle dokunulduğunda vücudun farklı yerlerine bulaşabilir. Özellikle gözlerde ciddi sorunlara neden olabilir.
- Diğer CYBE in, özellikle HIV enfeksiyonunun bulaşma riskini arttırabilir.
- Hamile olan kadında ve eşinde genital uçuk bulunuyorsa bebeği etkileyerek prematüre doğmasına ve ölmesine neden olabilir.

Tedavisi antiviral ilaçla (asiklovir) yapılır. Temizlik önemlidir. Her yıl simir incelemesi ile izlenmelidir. Eşlerin birlikte tedavi olması önemlidir. Genital uçuğun bulaşmasından korunmak için;

- Tek eşli ilişki yaşamak,
- Kondom kullanmak,
- Genital uçuk tespit edildiğinde ilişkiye girmekten kaçınmak gerekir.

Klamidya: Etkeni bir çeşit bakteridir. Erkek ve kadınlarda idrar kanalına ve kadınlarda rahim ağzına yerleşir. Cinsel ilişkiyle bulaşır. Kadın ve erkeklerde idrar yolundan akıntı idrar yaparken yanma ve karnın alt bölgesinde ağrıya neden olur. Tedavi edilmezse erkekte sperm kanallarının kadında yumurtalık kanallarının iltihaplanmasına ve kısırlığa neden olur. Kadında dış gebeliğe neden olabilir. Enfekte olmuş hamile kadının doğumu sırasında bebeğe bulaşarak bebeğin gözlerinde ve akciğerlerinde hastalık yapar. Mikroba etkili olan antibiyotiklerle tedavi edilir. Eşler birlikte tedavi olmalıdır.

Trikomonas: Etkeni bir tür parazittir. Genellikle cinsel ilişkiyle bulaşır. Kadınlarda sarı-yeşil kokulu vajinal akıntı ve kaşıntıya neden olur. İdrarda yanma acıma yapabilir. Erkeklerde belirti vermeyebilir ya da idrar yaparken yanma ve acımaya yol açabilir. Gebe kadınlarda erken doğuma sebep olabilir. Eşlerin birlikte kullanacağı antibiyotiklerle tedavi edilir.

Cinsel yolla Bulaşan Enfeksiyonların (CYBE) Bulaşmasına Neden Olan Faktörler

CYBE'nin geçişinde birinci sorumlu yol cinsel ilişkidir. Ancak geçiş riskini arttıran başka riskli davranışlarda vardır (kan nakli vb.). Riskli davranışları bulunan kişiler özellikle kondom (prezervatif) kullanmadan vajinal, oral veya anal ilişkiye girerler ve CYBE'ye yakalanma olasılıkları yüksektir. CYBE'nin geçişini kolaylaştıran riskli davranışlar;

- Birden fazla cinsel eşe sahip olmak,
- Cinsel eşin birden fazla cinsel eşinin olması,
- Son bir yıl içinde geçirilmiş CYBE öyküsü,
- Bilinmeyen seks işçileri ile ilişkide bulunmak,
- CYBE belirtisi olanlarla ilişkiyi sürdürmek,
- Maddi menfaat ya da ilaç (uyuşturucu) karşılığında cinsel ilişkiye girmek,
- Piercing (vücuda küpe taktırmak), dövme yaptırmak,
- Kan ve kan ürünleri naklini güvenli yerlerde yaptırmamak, CYBE etkeni içeren kan ürünlerini nakletmek,
- Cinsel ilişki öncesinde ve ilişki sırasında aşırı alkollü olmak veya uyuşturucu almak.

Riskli davranış açısından özel önem verilmesi ve kontrol altında tutulması gereken gruplar;

- Cinsel bakımdan aktif olan gençler,
- Birden fazla eşi olan erkek ve kadınlar,
- Seks işçileri ve müşterileri,

- İşleri nedeniyle eşlerinden uzun süre ayrı kalmak zorunda olan ve başkası ile ilişkiye giren kişiler,
- Sokak çocukları,
- Madde bağımlıları (uyuşturucu kullananlar),
- Mahkumlar (uzun süre hapiste kalanlar).

CYBE ve HIV/AIDS gibi hastalıkların etkenleri (mikropları) dokunmayla, öksürük ve aksırıkla, bardaktan, yiyecek ve içecekten, yüzme havuzundan, havludan, tuvaletlerden, evcil hayvanlardan, sinek ve böcekten, hamamlardan, duşlardan bulaşmaz. Sadece kasık biti ve uyuz doğrudan ve özel eşyalardan bedene geçebilir. Özellikle toplumlarda HIV/AIDS in bulaşması konusundaki yanlış bilgiler nedeniyle bu hastalara, yakınlarına ve onlara sağlık hizmeti verenlere karşı ayrımcılık uygulanmakta ve dışlanmaktadırlar. Oysa tedavileri devam ettiği sürece ve korunmasız ilişkiye girmedikleri sürece AIDS li bireyler başkaları için bir tehlike oluşturmazlar. Uzun yıllar yaşamlarını ve çalışmalarını verimli bir şekilde sürdürebilirler.

Çalışma Soruları

1. Sağlığı ve cinsel sağlığı tanımlayınız.
2. Cinsel sağlığın önemini açıklayınız.
3. Cinselliğe bakış açılarına göre kültürler kaç grupta toplanır. Her grubun özellikleri nelerdir.
4. Cinsel sağlık eğitimini önemli kılan nedenleri belirtiniz.
5. Cinsellikle ilgili değerlerden " cinsel yaşam zorlama ve sömürüden uzak olmalıdır" ne demektir açıklayınız.
6. Cinsel kimlik gelişimini etkileyen faktörleri açıklayınız.
7. Gebelik ve doğum sırasında hangi sorunlarla karşılaşılabilir.
8. Gebe olamama ve kısırlığın nedenleri nelerdir.
9. Gebelik süresi nasıl hesaplanır.
10. Lohusalık döneminde annenin dikkat etmesi gereken hususlar nelerdir.
11. Gebelikten korunmada etkili / modern yöntemler hangileridir.
12. Prezervatif - kondomun özelliklerini belirtiniz.
13. Cinsel yolla bulaşan enfeksiyonlar hangileridir.
14. HIV / AIDS in bulaşma yolları, etkileri nelerdir, tedavisi nasıldır.

Kaynaklar

Bulut, A ve ark. (2003). **Öğretmen ve Öğretmen Adayları İçin Cinsel Sağlık Eğitimi.** İnsan Kaynağını Geliştirme Vakfı Yayını. Uygun Matbaası, İstanbul.

Çalışandemir, F; Bencik, S; Artan, İ. (2008). " Çocukların Cinsel Eğitimi: Geçmişten Günümüze bir Bakış" **Eğitim ve Bilim Dergisi.** Cilt 33, sayı 150, s: 16-27.

Demir, D. (2006). **Selçuk Üniversitesi Öğrencilerinin Cinsel Yolla Bulaşan Hastalıklar (CYBH) Konusundaki Bilgi Düzeylerinin Belirlenmesi.** S.Ü Sağlık Bilimleri Enstitüsü Yüksek Lisans Tezi.

Gölbaşı, Z. (2003). "Gençlik ve Toplum İçin Bir Adım: Cinsel Sağlık Eğitimi" **Aile ve Toplum Dergisi.** Cilt 2, sayı 6.

H.Ü Tıp Fakültesi Halk Sağlığı Anabilim Dalı. (2015). **Aile Planlaması.** Toplum İçinde Bilgilendirme Sunumları.

İstanbul İl Sağlık Müdürlüğü. **Lohusalık ve Yenidoğan Bakım Rehberi.** S.1-19. www.istanbulsağlık.gov.tr.>per>belge>lohusalık_rehberi.

İstanbul Tıp Fakültesi Kadın ve Çocuk Sağlığı Eğitim ve Araştırma Birimi. **Cinsel Yolla Bulaşan Enfeksiyonlar.**

MEB. (2016). **Sağlık Hizmetleri Doğum Öncesi Bakım.** Modül. s.4-34. www.megep.meb.gov.tr

MEB. (2014). **Çocuk Gelişimi ve Eğitimi Aile Planlaması.** Modül. s.1-40. Megep.www.megep.meb.gov.tr

Set, T; Dağdeviren, N; Aktürk, Z. (2006). "Ergenlerde Cinsellik" **Genel Tıp Dergisi.** Cilt:16, sayı: 3, s:137-141.

Tuğut, H; Gölbaşı, Z. (2010). "Cinsel Yaşam Kalitesi Ölçeği – Kadın Türkçe Versiyonunun Geçerlik ve Güvenirlik Çalışması" **Cumhuriyet Tıp Dergisi.** Sayı:32 S: 172-180.

16. BÖLÜM

TRAFİK, AFET VE İLKYARDIM

Uzm. Nağme ŞİRVAN BORAN
Gazi Üniversitesi

Trafik Tanımı ve Trafik Eğitiminin Önemi

İnsanların, hayvanların ve araçların ulaşım yolları üzerindeki hâl ve hareketlerine "trafik" denir. Günümüzde insanlar, zamanlarının önemli kısmını trafikte geçirmektedir. Trafikle ilgili kurallar vardır. Bu kurallara uymak bütün vatandaşların görevidir. Kurallara uymayanların karşılaşacağı birtakım yaptırımlar bulunmaktadır. Trafiğin düzenli bir şekilde işlemesi bu kurallara uyulmasıyla mümkündür. Çünkü trafik günlük yaşamın bir parçasıdır. Trafikte ister sürücü ister yolcu veya yaya olsun herkesin sorumluluğu bulunmaktadır. İnsanlar doğuştan gelen birtakım haklara sahiptir ve ulaşım hakkı bu haklardan biridir. Trafik düzeninin devamlılığı, trafikte bireylerin haklarının güvencede olması için trafik kurallarına uymak zorunludur. Özellikle sürücülerin yaşam hakkı en temel haktır ve bütün hakların kullanılması yaşama hakkına bağlıdır. Bu nedenle, insanların trafikte kendilerinin ve başkalarının yaşama haklarını tehlikeye atacak davranışlardan kaçınmaları gerekmektedir.

Trafikte sergilenen olumsuz davranışlardan kaynaklanan trafik kazalarının can ve mal kayıplarının dışında psikolojik ve sosyolojik etkileri de mevcuttur. Bu kişilerin bozuk psikolojileri ailelerini ve toplumu da olumsuz etkilemektedir. Trafik kazaları sonucu meydana gelen maddi hasarlar, tedavi sürecinde yapılan sosyal güvenlik harcamaları ülke ekonomisine olumsuz etki etmektedir. Sürücü ve yayalar; daha iyi, güvenli ve anlaşılabilir bir trafik ortamı oluşturabilmek için empati kurabilmeli, duygusuna hâkim olmalı, olumlu beden dili ve konuşma üslubuna sahip olmalıdır. Son yıllarda yaşanan hızlı gelişim ve değişim ile beraber ülkemizde ve dünyada araç sayılarında ve sürücü sayılarında artış görülmektedir. Bu artış trafik sorununun ortaya çıkmasına neden olmaktadır. Günümüzde Türkiye 'de trafik terörü büyük boyutlara ulaşmıştır. İnsan hayatını büyük tehlike altına sokan trafik sorununun bir an önce çözüme ulaştırılması gerekmektedir. Trafik güvenliği konusunda bilinçli, sorumluluk sahibi bireylerin yetişmesi ancak erken yaşlarda başlaması gereken trafik eğitimiyle mümkündür.

Yasal koşulların belirlediği trafik ölçütlerini kişinin yaşamında doğal davranışlar hâline dönüştürebilmek, kişilerin can ve mal güvenliğini sağlamak amacıyla yapılması gereken çalışmaların tümüne "trafik eğitimi" denir. Yapılan çalışmalar insan etmeninin, kazalara etkisinin ülkemizde %99 iken, Avrupa ülkelerinde %50 olduğunu ortaya koymaktadır. Bu açıdan gerek sürücü, gerekse yaya ve yolcu olarak insan merkezli bu sorunun çözülmesinde eğitimin önemi daha da artmaktadır. Bilinçli, nitelikli, sorumluluk sahibi, dürüst, trafik kültürü oluşmuş sürücü, yaya ve yolcuların yetiştirilmesi önemli ölçüde eğitimle mümkündür.

Güvenli Yolculukta Alınması Gereken Önlemler

Trafik ortamında insanlar; sürücü, yaya ya da yolcu olarak bulunur. Trafikte güvenle yolculuk yapmak için trafik ortamında bulunan tüm bireylere birtakım sorumluluklar düşmektedir. Kara yolunda bir otomobil içinde veya toplu taşıma araçlarında yolculuğun güven içinde devam etmesi, öncelikle sürücünün sorumluluğundadır. Ancak araçtaki yolcuların ve araç dışında bulunan yayaların da bazı yükümlülükleri vardır. Bunlar sürücülerin işini kolaylaştırır ve trafikteki güvenliği arttırır. Yayalar yaya kaldırımlarını kullanmalı taşıt yolunda yürümemelidir. Kaldırımlarda grup hâlinde yürürken düzenli ve sağ taraftan yürünmelidir. Grup kalabalık ise ikişerli sıra yapılmalıdır. Çocukları ile yolda yürüyen anne ve babalar çocuklarının ellerinden tutmalı ve çocuklarını taşıt trafiği olan tarafta değil diğer tarafta yürütmelidir. Aydınlatmanın az olduğu karanlık yollarda yayalar, araç sürücüleri tarafından fark edilmek için ışıklı bir cihaz taşımalı, açık renk giysiler giymelidir. Karşıdan karşıya geçişlerde yayalar; trafik işaretlerinin, trafik polislerinin, okul ve yaya geçitlerinin, alt ve üst geçitlerin bulunduğu yerleri kullanmalıdır. Önce sola sonra sağa ve tekrar sola bakılarak karşıya geçilmelidir. Sürücülerde trafiğin güvenliği için yol boyunca trafik ışık, levha, işaret ve trafikteki hız sınırlarına dikkat etmeli gereklidir. Trafikte sürücünün cep telefonu kullanması tehlikeli ve yasaktır. Araç sürücülerinin kış lastiği takmaları, lastik basınçlarını kontrol etmeleri, dondurmaz su (antifriz) kullanmaları, araçlarında devamlı halat, takoz, kar zinciri vb. malzemeleri bulundurmaları gerekmektedir. Sürücüler, coğrafi koşulların engebeli, iniş ve çıkışların fazla olduğu güzergâhlarda araç güvenlik donanımlarının (ABS, ASR, EBD vb.) aktif durumda olmasına dikkat etmelidir. Sürücülerin araç kullanırken bulundukları iklim göz önüne alarak araçlarını kullanmaları; yağmurlu ve karlı havalarda ani fren, ani kalkış gibi manevralardan kaçınmaları, bulundukları coğrafi koşulların ve iklim koşullarının şartlarına göre araç bakımlarını yapmaları hem kendi güvenlikleri hem de trafik güvenliği için oldukça önemlidir. Özel araçlarda, şehirler arası otobüsler ile şehir içi otobüs ve minibüslerde emniyet kemerinin bulundurulması ve kullanılması zorunludur.

Trafik Kazalarının Nedenleri

Karayolu üzerinde hareket hâlinde olan bir veya birden fazla aracın karıştığı ölüm, yaralanma ve maddi zararla sonuçlanmış olaylara "trafik kazası" denir. Türkiye'de meydana gelen trafik kazaları ve bunların beraberinde getirdiği maddi ve manevi zararlar, ülke sorunlarının başında gelmektedir.

İstatistiklere göre kazaya sebep olan kusurlar arasında sürücü hataları, ilk sırada yer almaktadır. Sürücülerin yaptığı kural ihlallerine aşırı hız, geçiş kurallarına uymama (hatalı sollama), yakın takip, uykusuz ve dikkatsiz araç kullanma, alkollüyken araç kullanma, kavşaklarda geçiş önceliğine uymama, kırmızı ışık ihlali vb. örnekler verilebilir.

Yayalar, davranışları ile yol güvenliği açısından önemli bir etkiye sahiptir. Yayaların kusurlu olduğu kazalarda karşıdan karşıya geçme sırasında yapılan dikkatsizlik ve tedbirsizlik göze çarpan başlıca unsurdur. Yine yayaların sebep olduğu kazalar üzerinde yapılan araştırmalarda trafik bilgisindeki yetersizlik, eğitimsizlik ve bilinç eksikliği gibi durumlarla karşılaşılmaktadır. Kazalarda az da olsa taşıttaki yolcularında etkisi de olabilmektedir.

Trafik kazasına karışan taşıtta yolcu olarak bulunanların gösterdikleri başlıca hatalı davranışlar hareket hâlindeki bir taşıttan ve de sürücünün haberi olmadan inip taşıta binme, açık kasa içinde kuralsız yolculuk yapma, yük üzerinde yolculuk yapma vb. sayılabilir.

Taşıt kusurlarından kaynaklanan kazalar; genelde mekanik arızalar nedeniyle oluşmaktadır. Ülkemizde ikinci el olarak adlandırdığımız araçların kullanımı oldukça yaygındır. Mekanik arıza sebebiyle oluşabilecek üzücü olaylarla karşılaşmamak için periyodik araç muayeneleri, daha iyi teknik donanımlarla ve profesyonelce yapılmalıdır. Taşıt kusurlarından kaynaklanan kazalar; genellikle rot çıkması, fren ve lastik patlaması, aks kırılması gibi sebeplerden meydana gelmektedir.

Yolun geometrik durumu, özellikleri, kaplama niteliği, yüzeyindeki bozukluk veya donanımındaki bir eksiklik trafik kazalarına neden olabilmektedir. Bu nedenle yolların iyileştirilmesi, yol şeritlerinin arttırılması, yol çizgilerinin belirgin olması, yoldaki işaretlerin okunabilir nitelikte olması trafik kazalarının azalmasında önemli bir etkendir.

Çevre koşullarının kazalara etkisi, öncelikli olarak iklim bakımından değerlendirilebilir. İklim koşullarının iyi olduğu yaz aylarında insanların tatil beldelerine yönelmeleri nedeniyle trafik yoğunluğunun artması sonucu kazalarda artış görülmektedir. Kış aylarında ise, trafik kazaları havaların soğuk olması, sis, buzlanma gibi sebeplerden dolayı meydana gelmektedir. Bu nedenle yaz aylarında trafik denetimleri maksimum düzeye çıkarılmalı, kış aylarında ise sürücülerin hava koşullarını dikkate alarak kış lastiği, zincir vb. önlemleri almaları trafik kazalarında önemli ölçüde azalma sağlayacaktır. Ülkemiz, yolcu ve yük taşımacılığında hemen hemen bütün ağırlığı kara yollarına vermiştir. Bunun sonucu olarak karayolu trafik yoğunluğunun artmasıyla kaza sayıları da çoğalmıştır. Bu yoğunluğun önüne geçilmesi için insanlar farklı ulaşım türlerine teşvik edilmeli, karayolu trafiğinin yükü azaltılmalıdır. Trafik eğitimi insanlara hayatın her devresinde verilmeli, sürücü kursları daha iyi denetlenmelidir. Kaza sonrası yapılan ilk ve acil sağlık müdahalesi konusunda mevcut eksikler giderilmelidir. Sürücülerin eğitimleri konusunda gerekenler yapılmalı ve denetimler arttırılmalıdır. Sonuç olarak trafik kazaları tamamen ortadan kaldırılamaz ancak kazaları en az seviyeye indirmek için çaba gösterilmelidir.

Trafik Kazalarında Kurtarma ve Müdahale

Bir kişiyi veya malı tehlikeden uzaklaştırma işlemine kurtarma denir. Kazazedenin sağlık durumunu koruyarak, ileri tıbbi destek ve iyileştirme sağlanarak sağlık merkezine ambulansla ulaştırılması işlemlerinin tamamına ise gelişmiş kurtarma denir.

Gelişmiş Kurtarmada Temel Kurallar

- Kaza bölgesine gidilirken alınan ilk bilgiler ve haberleşme merkezinden alınacak ek bilgiler değerlendirilerek stratejiler belirlenmeli,
- Kaza hakkındaki ilk bilgiler değerlendirilerek olay yerine yeterli sayıda kurtarma, sağlık ve güvenlik ekibi çıkarılmalı,
- Olay yerine giden ekiplere en uygun ulaşım yolları bildirilmeli,
- Olay yerinin güvenli hale getirilmesi sağlanmalı,
- Kazazedelere derhal ilk yardım yapılmalı,
- Kazazedenin çıkarılmasına engel olan tüm unsurlar ortadan kaldırılmalı.
- Kazazedeye, boyun bölgesinde omurga hasarı olduğu kabul edilerek, boyunluk takılmalı,

- Çalışma alanında güvenlik şeridi ile çevrilen bölgeye, kurtarma ekibi ve sağlık görevlileri dışında hiç kimse sokulmamalı,
- Yaşama ihtimalinin azaldığı durumlarda kazazedeye derhal çıkarma seçeneği uygulanmalı,
- Ezilme sendromundan şüphelenildiği ve yaşamsal risk faktörlerinin arttığı durumlarda uzman sağlık personeli tarafından ileri yaşam desteği uygulanmalı,
- Araçtan fırlama, motosiklet kazası veya yayaya çarpma vakalarında kazazede, ilk yardım ve uygun taşıma yapılarak en yakın sağlık kuruluşuna gönderilmelidir.

Trafik Kazalarına Müdahale, ekiplerin merkezden ayrıldığı andan itibaren kaza yerindeki tüm çalışmaları da kapsayan şu ana başlıklar altında toplanabilir.

Bilgilendirme (İstihbarat- Bilgi toplama): Olay yerine hareket eden ekip, komuta merkezi ile yaptığı haberleşmede bilgi toplamalı, olay yerine en kısa sürede ulaşabilmek için en uygun ulaşım yolunu kullanmalıdır. Kaza yolda oldu ise; kazanın yönü (İstanbul istikameti, Konya istikameti, Çankaya kuzey yan yol gibi), kazanın yeri (Akköprü üzeri, Gazi Hastanesi önü) hakkında verilecek bilgiler ekiplerin olay yerine daha hızlı ve kolay bir şekilde ulaşmasını sağlamalı, kazaya uğrayan araçlar ve kazanın oluş şekli hakkında toplanacak bilgiler (otobüs, minibüs ve otomobil çarpışması, kamyona arkadan çarpma, denize araç uçması, elektrik direğine araç çarpması, zincirleme kaza gibi) ekibin olay yerine ulaşacağı ana kadar geçen zamanda uygun strateji belirlemesini sağlamalı, elde edilecek bilgiler doğrultusunda olay yerine uygun sayıda kurtarma ekibi ve sağlık ekibi çıkarılması sağlanarak, zaman kaybının da önüne geçilmelidir.

Olay Yeri Güvenlik Çalışmaları: Olay yerindeki güvenlik çalışmalarının eksiksiz olarak yapılmasının başlıca amacı, gelişmiş kurtarmanın tanımına uygun bir operasyon yapmanın yanında, kurtarma personelinin sağlık ve emniyet personelinin, basın, meraklılar ve çevreden geçenler gibi diğer kişilerin, araç ve malzemelerin güvenliğinin sağlanmasıdır.

Çalışma Alanının Güvenliği: Çalışma alanı, kazaya karışan araç veya araçların bulunduğu ve kurtarma ekibinin çalışma yapacağı alandır. Sıcak bölge, ılık bölge ve soğuk bölge olarak ayrılır.

Sıcak Bölge: Kazanın gerçekleştiği yerin merkezi ve aynı zamanda kazaya uğrayan araçların enkaz döküntülerinin saçıldığı bölgedir. Araçların beş metre kadar etrafında olduğu varsayılan bir dairedir. Bu alana sadece kurtarma ve ilk yardım ekipleri girebilir. Her türlü döküntü (cam parçaları, araç parçaları gibi) bu alandan çıkartılmalıdır.

Ilık Bölge: Kurtarma ekibinin kişisel ve ekipman güvenliğinin sağlanarak emniyetli bir şekilde çalışma yapabilecekleri emniyet şeridi ile çevrilmiş alandır. Kurtarıcı araç bu bölge ile sıcak bölgenin arasında yer alabilir.

Soğuk Bölge: Olay yeri güvenliğinin geniş bir açıdan sağlanabildiği bir bölgedir. Bu bölge, olay yerinin fiziki şartları, kazanın oluş şekli, kazaya uğrayan araç sayısı ve olayın meydana geldiği karayolunun fiziki durumuna bağlı olarak geniş bir alan da olabilir. Çalışma alanı derhal güvenlik şeridiyle çevrilmeli, çalışma alanına meraklıların girmesine izin verilmemeli, bu alanda çalışmaları güçleştirecek kaza ve enkaz döküntüleri bölgeden uzaklaştırılmalıdır.

Kazazedenin Güvenliği: Kazanın oluş şekline göre bir değerlendirme yapılarak kazazedeye müdahale edilmelidir. Kazazedelerde çok ciddi yaralanmalar hatta can kaybı olasılığı hayli yüksektir. Bu nedenle olay yerinde ilk yardıma önem verilmeli ve yaralılara sağlık ekipleri tarafından ileri yaşam destekleri uygulanmalıdır. Araçta sıkışanlar varsa araçtan çıkarma seçenekleri değerlendirilip, kazazedelere İlkyardım yapılmalı, bacak ve kol desteklerinin takılmasından önce omurganın korunması için gerekli önlemler alınmalı ve bu önlemler mümkün olduğunca yerinde yapılmalıdır. Boyunluk ve bel ateli takılarak sedye ile taşınmalı ve ambulansla en yakın sağlık kurulusuna ulaştırılmalıdır

Kazaya Uğrayan Araçların Güvenliği: Yol kısmen veya tamamen trafiğe kapatılmalı gerektiğinde uygun mesafede uyarı ve ikaz için personel kullanılmalı, kaza yerinde tehlike oluşturuyorsa elektrik kestirilmelidir. Kaza yerinde çarpmanın etkisiyle oluşan yapısal bozukluklar, araç içerisinde çalışmaların emniyetli bir şekilde yapılmasına engel olur. Aracın daha güvenli hale gelmesi için yapılacak başlıca çalışma "sabitleme" çalışmalarıdır. Kazaya uğrayan araç derhal sabitlenmeli, mümkünse akü devreden çıkarılmalı, kontak kapatılmalı ve anahtar çıkarılmalı, yangın riskine karşı yakıt sızıntısı olup olmadığı kontrol edilmeli, sızıntı varsa koruyucu önlemler alınmalı, kazaya uğrayan araçlarda yanıcı, parlayıcı, patlayıcı madde olup olmadığı araştırılmalı, bu maddeler ortamdan uzaklaştırılmalı, tehlikeli kimyasallara karşı tedbirler alınmalı, olay yerinde yangın söndürme aracı ve yangın söndürücüler bulundurulmalı, uyarı ikaz levhaları görüş açısının yetersiz olduğu yerlerde diğer sürücülerin görebileceği uygun yerlere konulmalıdır. Aksi takdirde, diğer sürücülerin ikinci kazalara sebep olacağı ve olayın boyutlarının büyüyeceği unutulmamalıdır.

Kurtarma Personelinin Güvenliği: Kurtarma ekibinde yer alan personel, olay yerinde çalışmalara başlamadan önce kişisel koruyucu ekipmanlarını ve kullanacağı malzemeleri üzerinde bulundurmalıdır. Bunun yanı sıra olay yerinin özelliğine ve olayın türüne bağlı olarak birtakım koruyucu önlemler almalıdır. Örneğin; Denize araç düşmesi olayında çalışma yapacak bir ekip can yelekleri ve kurtarma kemerlerini, ortamda kimyasal maddelerin bulunduğu bir kazada ise uygun seviyede koruyucu elbise, başlık çizme, eldiven gözlük vb. kullanılmalıdır.

İlk yardım ve Triaj (Kazazedelerin Gruplara Ayrılması ve Sınıflandırılması) Kazada birden fazla yaralı varsa kazazedeler sınıflandırılarak en ağır durumdakinden başlanarak müdahale edilmelidir. Kaza yerine ilk ulaşan tıbbi kurtarma personeli, kazazedeye hemen temel travma yaşam desteği uygulamalıdır.

'Temel travma yaşam desteği' yapılırken uyulması gereken kurallar;

Personel, kendisi, kazazede ve etraftakiler için tehlike oluşturabilecek unsurların bulunup bulunmadığını kontrol etmeli. (Örneğin: yangın, kimyasal maddeler vb.)

- Kazazedenin durumunu anlayabilmek için onunla konuşmaya çalışmalı,
- İlk belirlemelerden sonra gerekli yardım çağrılmalı, (Polis, ambulans vb)
- Boyun bölgesinde omurganın ilk sabitleştirilmesi yapılmalı.
- Kazazedenin nefes alıp almadığı, alıyorsa nefesin yeterli olup olmadığı kontrol edilmeli, varsa kazazedeye oksijen maskesi takılmalı.
- Kazazedenin nabzı kontrol edilmeli ve ciddi bir dış kanama varsa hemen kontrol altına alınmalı,
- Herhangi bir sakatlanma durumunun olup olmadığı kontrol edilerek kazazedenin durumu tespit edilmeye çalışılmalı.
- Hypothermia (aşırı düşük, yüksek ısı durumu gözden geçirilmeli)
- Kazazede araçtan çıkarılmalı, ikinci bir defa daha incelenmedir.

Kazazedeyi hayatta tutmak için sağlanması gereken hususlar;

- Solunum ve oksijen sağlanması
- Dolaşım ile oksijen sağlanması
- Beyne oksijen gitmesinin sağlanması

Kazazedeye ulaşır ulaşmaz kontrol edilmesi gerekenler;

Hava yolu-Boyun / Omurga; Boyunda omurga hasarından şüpheleniyorsa; çene kaldırılır. Hava yolu temizlenir, kanama durdurulur (tampon kullanarak) hava yolu, elle ağız veya burun tarafında açık tutulur.

Nefes-Dolaşım: Nefes oran, ritim ve şiddet bakımından kontrol edilmelidir Nabız dakikada 40'ın, kan basıncı da 90'ın altındaysa doğrudan baskı yaparak veya bandajla kanama durdurulmalıdır. Kazazedeye oksijen verilmeli, kazazedenin hava almasına yardımcı olunmalıdır. Vücut belli bir süre oksijensiz kalırsa doku zedelenmesi kalıcı veya öldürücü olabilir. Kazadaki yaralanma sebebi belirlenmelidir. Aksi kanıtlanıncaya kadar her kazazedenin boyun omurgası yaralı olduğu varsayılarak hareket edilmelidir. Omurgada hiçbir hasar olmadığı yalnızca hastanede onaylanabilir Kazazedenin başı elle (baş doğal bir doğrultuya getirilir) veya boyunluk kullanarak sabitlenmeli, kazazedenin başı ve boynu asla zorlanmamalıdır.

Aşırı soğuk (hypothermia) herhangi bir süre sıkışık kalmış bir kazazedenin ölümüne yol açabilir. Kazazedenin rüzgâr ve soğuktan korunması hayati açıdan çok önemlidir. Travmanın ilk saati kazazede açısından hayati önem taşır. Bu zaman dilimine "altın saat" de denir. Aktif travma yaşam desteği mümkün olan en kısa süre içinde, doğru olarak uygulanabilirse, hastanın yaşama şansı artar.

Travma (Şok): Vücudun tümüne uygun miktarda oksijen sağlanamadığında, hasta şok halinde kabul edilir. Bu duruma yol açan etkenler aşağıdakilerden biriyse o zaman travma şoktan bahsedilir. Kan kaybı, göğüste hasar, etkisiz solunum, nefes yolu tıkanıklığı, yetersiz kalp fonksiyonu yaralı veya delinmiş kalp şoka girme nedenlerindendir. Şok belirtileri;

- Rahatsızlık ve anksiyete görülür (diğer belirtilerden önce başlayabilir),
- Hasta normalden çok daha fazla susar (vücutta, kan dolaşımına bağlı sıvı dengeleri bozulmaya başlar),
- Nabız zayıflar (nabız sadece boyunda hissedilebilir) (carotid nabız),
- Cilt soğuk ve yapışkan hale gelir,
- Aşırı terleme olabilir (iç kanamaya bağlı olarak),
- Yüz solgunlaşır (ölüme yakın daha ileri durumlarda yüz morarır) mavileşir),
- Nefes düzensizliği baş gösterir (nefes, değişken, çok yavaş, sık veya güçlükle devam eder.)
- Gözlerin feri söner (Işığa geç tepki veren genişlemiş göz bebekleri ölüm durumunun yakın olduğunun habercisidir)
- Hasta bulantı hisseder veya kusar (Vücut yaşam savaşı verirken işe yaramayan sistemleri devreden çıkarır),

Kan basıncı yavaş ama düzenli bir biçimde düşer (kontrolsüz kanamanın belirtisi olup ölümle sonuçlanabilir). Nabız 100'ün üstünde, Kan basıncı 100'ün altında ise kazazede şoktadır.

Trafik kazalarındaki kurtarma çalışmalarının başarısı, kazazedeler başta olmak üzere kaza yerinin ve kazaya uğrayan araçların bulunduğu durumun çok iyi bir şekilde değerlendirilmesine bağlıdır. Operasyonu yöneten amirin operasyonun tüm aşamalarını çok iyi bir şekilde gözleyerek kontrolü asla elinden bırakmaması gerekir. Operasyon amiri, yapılan her işi dikkatlice takip etmeli ve olumsuzlukların ortaya çıkmasına izin vermemelidir. Özellikle kazazedenin araç içindeki pozisyonu ile kazazedeyi sıkıştıran yapısal elemanlar çok iyi bir şekilde analiz edilmelidir. Yapılacak analiz çalışması ile birlikte kazazedenin nereden ve nasıl çıkarılacağının kararı verilerek operasyon gerçekleştirilmelidir. Operasyonun her aşamasında kazazedenin sağlık durumundaki değişmeler dikkatlice takip edilmeli ve gerekirse tıbbi destek sağlanmalıdır.

Afet

Afet, toplumun tümü veya belirli bir kesimi için kayıplar oluşturan, normal yaşamın durmasına veya kesintiye uğramasına neden olan, doğal veya insan kaynaklı olayları ifade eden bir kavramdır. Türkiye jeolojik yapısı nedeniyle afetlerle sık sık karşılaşan bir ülke konumundadır. Bu nedenle bu tür felaketlere karşı hazırlıklı olmak gerekmektedir. Afetler ölüme, yaralanma veya hastalığa, mal, altyapı ya da çevrede hasara neden olur ve toplumun gündelik yaşamını bozar. Tüm afetlerin ortak özellikleri şunlardır:

- Genellikle ani ve beklenmedik bir zamanda ortaya çıkar ve büyük yıkımlar yapar.
- İnsanları ve diğer canlıları etkiler.
- Doğrudan zarar verebilir
- Her afetin bir tetikleyicisi vardır.
- Toplumun onunla baş edebilme kapasitesini aşar
- Sosyal süreçler önemli bir rol oynar.
- Doğa veya teknoloji ile ilgili bir olay olmasından daha çok toplum ile ilişkilidir.

Afetler doğal afetler, doğal olmayan (yapay) afetler ve karmaşık afetler olmak üzere üçe ayrılır.

Doğal afetler: Toplumun normal yaşam düzenini bozan ve onun uyum sağlama kapasitesini aşarak dış yardıma gereksinim duyuran ekolojik olaylardır. Doğal afetlerin oluşumları doğa olaylarına dayanır. Bunlar kendi aralarında jeolojik ve meteorolojik olmak üzere iki grupta incelenir:

Jeolojik kökenli afetler: Doğrudan doğruya kaynağını yer kabuğu ya da yerin derinliklerinden alan doğal afetlerdir. Örneğin, deprem, heyelan, erozyon, yanardağ patlamaları (Volkanlar), çamur seli, kaya düşmesi.

Meteorolojik kökenli afetler: Atmosferdeki doğa olayları sonucu meydana gelirler. Bunlar, atmosfer olaylarının (sıcaklık, yağış, basınç ve rüzgâr) insan için yararlı olduğu sınırı aşmasıyla meydana gelir. Meteorolojik afetlerin oluşumunu hazırlayan temel etkenler atmosfer kökenli olmasına rağmen, bazılarında afetin oluştuğu yerin özellikleri de etkili olmaktadır. Sel, kuraklık, kütle hareketleri, çığ, fırtına, kasırga, hortum, tipi, dolu, aşırı soğuklar, fırtına, orman yangını, küresel iklim değişiklikleri yıldırım düşmesi, sera etkisi, don, sis ve aşırı yağmur buna örnek olarak verilebilir.

Doğal olmayan (yapay) afetler: Oluşumları insan kaynaklı afetlerdir. İnsan eylemleri ve ihmalleri sonunda gelişen afetler bu başlık altında değerlendirilir. İstemli ve istemsiz olarak iki grupta incelenebilir. İstemli doğal olmayan afetlerin en çok bilinenleri; nükleer savaş, konvansiyonel savaş, kitlesel nüfus hareketleri ve büyük sabotajlardır. İstemsiz (kaza ve ihmale bağlı) doğal olmayan afetlerden ise en çok bilinenler; nükleer kaza, toksik emisyon, baraj çökmesi, maden ve diğer büyük iş kazaları ve ulaşım kazaları, bulaşıcı enfeksiyon hastalıkları, aids, kolera, sıtma ve benzeridir. Bir de oluşumu insana bağlı, çoğunlukla dikkatsizlik ve tedbirsizlik nedeniyle meydana gelen ve afet boyutu kazanan teknolojik olaylar vardır. Bunlar: asit yağışları, ateşli silahlar ile taciz, silahlanma, ayaklanma, işgal, rehin alma, sabotaj, boykot, grev vb. toplumsal olaylar, baraj yıkılmaları, bina, yol, tünel inşaatı ve madencilik faaliyetleri ile maden çökmeleri, biyolojik saldırı, bomba tehdidi, cephane, maden, bina boru hattı, tesis patlamaları, çöplerin toplanamaması, duman, elektrik, su ve gaz kesintileri, dikkatsizlik sonucu endüstriyel kazalar, ev ve bina yangınları, gaz ve kimyasal kaçaklar, geniş kapsamlı bilgisayar sistemleri veya iletişim sistemlerinin çökmesi veya devre dışı kalması, sibernetik saldırılar, gıda zehirlenmesi, göçmen istilası, hava kirliliği, hayvan ve bitkilerde salgın hastalıklar; savaşlar, hava, su ve çevre kirlenmesi, iş kazaları, işgal; pilotajdan kaynaklanan kara, deniz, hava ve demiryolu kazaları, ekonomik kriz, kıtlık ve açlık, küresel iklim değişimi, ormansızlaşma, erozyon, kimyasal, biyolojik, radyasyon ve nükleer kazalar ile birlikte serpintiler, salgın hastalıklar, şüpheli paket ve mektuplar, terör ve benzerleri afet olarak değerlendirilebilir. Sonuçları açısından, hiçbir afet türü yalnızca doğal bir olaya bağlı değildir. Örneği; bir deprem ya da sel olayında afetin tetikleyicisi yer sarsıntısı ya da su taşkını olmakla birlikte çevrede yarattığı yıkım dolayısı ile de insanlarda yaptığı etkinin düzeyi toplumların yapısı (ekonomik kültürel) ve bu yapımının belirlediği tavır ve davranışlarla; yani insan eylemleriyle çok yakından ilgilidir.

Karmaşık Afetler: Hem insan hem doğa kaynaklı afetlerdir. Örneğin, orman yangınları, deprem sonrası oluşan yangınlar. Yangınlar, yukarıda sıralanan üç guruba da girmektedir. Bazı afetler de beraberinde ikincil afet denilen afetleri de getirmektedir. Örneğin, deprem; tsunami, heyelan, salgın hastalıklara ve yangınlara neden olması ile bu konuda çarpıcı bir örnek oluşturmaktadır..

Afet türleri; tehlike başlığı adı altında da değerlendirilip, sürecine ve niteliğine göre de gruplandırılabilir;

- Aniden ortaya çıkan tehlikeler (jeolojik ve meteorolojik tehlikeler): depremler, tsunamiler, seller, volkanik patlamalar,
- Yavaş ortaya çıkan tehlikeler (çevresel tehlikeler): kuraklık, açlık, çevresel bozulma, çölleşme vb.
- Endüstriyel/teknolojik tehlikeler: Sistem çökmeleri, kazalar, radyasyon vb.

Dünya genelinde afet türü olarak yaklaşık 52 çeşit afet bulunduğu kabul edilmektedir. Bunun 21'inin Türkiye'de gerçekleştiği varsayılabilir. Doğal afetlerin çeşitleri ve önem sıraları ülkeden ülkeye değişmektedir. Ülkemizde en sık görülen meteorolojik karakterli doğal afetler dolu, sel, taşkın, don, orman yangınları, kuraklık, şiddetli yağış, şiddetli rüzgâr, yıldırım, çığ, kar ve fırtınalardır. Dünya Meteoroloji Örgütü'ne (WMO) göre yalnızca 1980'li yıllarda dünyada 700,000 kişi meteorolojik afetlerden dolayı yaşamını yitirmiştir. Genel anlamda Ülkemizdeki afetlerin oranlarına bakıldığında %61'le deprem başta gelmekte, bunu %15 ile heyelan ve %14 ile de sel izlemektedir. Son on yıllık geçmiş verilere bakıldığında ilk iki sırayı deprem ve selin aldığı görülmektedir.

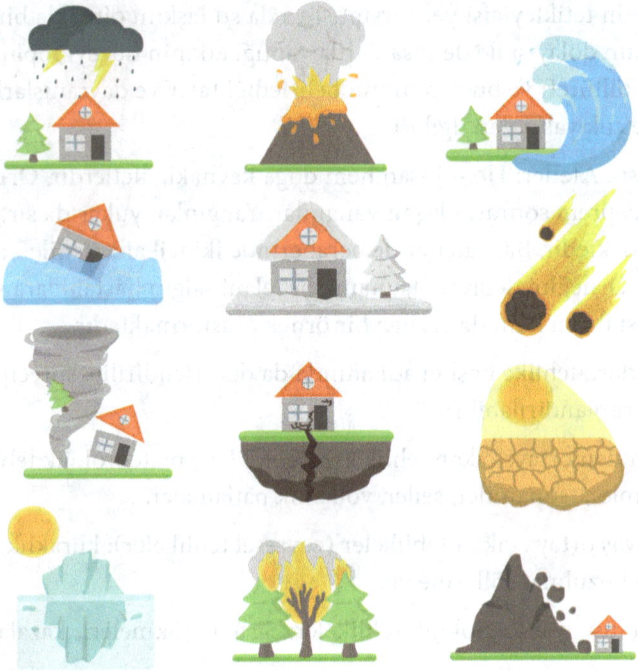

Afetlerde Sağlık Hizmetleri

Her çeşit afetin kendine özgü bir süreci ve dönemleri vardır. Ancak genel olarak afetlerin beş dönemin olduğu kabul edilir ve sağlık sektörünün vereceği hizmetler bu dönemlere göre planlanır.

Sessiz dönem: Afetlerin görülmediği ya da aynı türden iki afet arasındaki döneme o afetin sessiz dönemi adı verilir. Bu dönemin uzunluğu afet türü ve bölgeye göre değişir. Örneğin; sel, çığ ve fırtınalar belli mevsimlerde tekrarlar. Arada kalan dönemler bu afetler için sessiz dönemdir. Sessiz dönemde sağlık hizmetleri şöyle sıralanır.

Örgütlenme: Örgütlenmesini ve diğer kurum ve kuruluşlarla eşgüdümü, bu dönemde, sağlayamayan kurumlar afet sırasında etkili olamaz

Planlama: Afetlerde ulusal sağlık planı; gereksinimlerin belirlenmesi, tahmin edilmesi kaynakların saptanması ve bu kaynaklarla gereksinimleri karşı karşıya getiren iş planlarının yapılması işlemlerinden oluşur

Alarm sistem ve yöntemi kurmak: Alarm sisteminin kurulmasıdır. Bir afet anında, sağlık sektörünün nasıl haberleşeceği, kriz yönetiminin nerede nasıl toplanacağı, haber verilmesi gereken kurum ve kuruluşlarla nasıl iletişim kurulacağının daha önceden planlanması ve belirlenmesi işlemlerinden oluşur.

Toplumu hazır ve bilinçli kılma, (Eğitim), Afetlere karşı sektörde çalışanların diğer sektörlerin ve toplumun bilinçli ve hazır hale getirilmesi, afet planlarında görev verilen kadroların sürekli eğitilerek olaya hazırlıklı olmaları sağlanmalıdır. Riskli bölgelerde oturanlara afetlerde ilk yardım, hijyen kuralları, enkazdan insan kurtarma vb. konularda eğitim verilmeli, broşürler dağıtılmalıdır.

Alt yapının dayanıklı hale getirilmesi, Sağlık kurum ve kuruluşlarının binalarının yapısı ve dayanıklığı afet açısından gözden geçirilerek uygun olmayanların değiştirilmesi risk altındaki bölgelerde yerleşme yoğunluğu ve düzenli alt yapı tesisleri, acil aydınlatma sistemleri, hastane, itfaiye gibi önemli yapıların, yedek su ve enerji kaynaklarının afete hazır biçimde planlanması aşamalarını kapsar. Planlama yalnız afet öncesi ve sırasında neler yapılacağını değil, afetten sonra yapılacak çalışmaları da içermelidir.

Yasal düzenlemeler Sağlık sektörünün yasal düzenlemeleri, afete uyum, reaksiyon verme ve afetle baş etme konularına ilişkin yasal alt yapılar bu dönemde oluşturulmalıdır.

Alarm dönemi: Afetin sektör ve birimler tarafından haber alınması ve, planlarda görevlendirilmiş olan kişilerin toplanıp, sonuçların değerlendirilerek önceden hazırlanmış olan, planlardan hangisinin uygulanacağının belirlendiği dönemdir. Alarma geçilir ve eylemler yürürlüğe konur. Afet tür ve yerine göre, iki saat ile üç beş gün sürer. Günümüzdeki teknoloji ile deprem hariç diğer tüm doğal afetler haber alınabilmektedir. Bu nedenle de, depremde önceden haber almak anlamında gerçek bir alarm dönemi yoktur.

İzolasyon dönemi: Afetin başladığı andan toplumun afet şokunu üzerinden attığı ana denk geçen zamana bu ad verilir. Yerel düzeyde yaşanan bir dönemdir. Kendileri de afetzede olan ve olayın şokunu yaşayan yerel yönetici ve kurumlar hemen organize olup hizmet veremezler. Bölgede, her ne kadar hazırlıklı olunursa olunsun, afetin başlaması ve sürmesi ile birlikte bir panik, şok yaşanır. Bu bölgenin kaynakları yok sayılır ve ilk günlerdeki hizmetlerin tamamen dışarıdan verileceği öngörülür. Amaç, kaos süresini olabildiğince kısaltılması ve yerel güçlerin bir an evvel hizmete geçmesidir. Afet türüne göre üç saat ile üç gün kadar sürer. Afeti yaşayan kişi sırayla şu işleri yapmalıdır:

- Tehlikeden kaçınma, kendi güvenliğini sağlama,
- Aile bireylerinin yerlerinden haberdar olma,
- Aile bireylerini kurtarma, sağlık merkezine ulaştırma,
- Yakınlarını ve komşularını kurtarma, sağlık merkezine ulaştırma,
- Afetin büyüklüğünü değerlendirme ve bilgi toplama,

- Temel gereksinim (su, besin, barınma) kaynaklarından haberdar olma,
- Görevli olduğu organizasyona katılma her hangi bir görevi yok ise, ilgili birimlere başvurarak organize çalışmalara katılmak.

Dış yardım dönemi: Afet bölgesine dış yardımın başlaması ile başlayan ve bu yardımın kesilmesine denk süren dönemdir. Üç gün ile üç ay kadar sürer. Dış yardımlara karşın, yerel birimler olabildiğince erken devreye girebilmelidir. Dış yardımların çok iyi sınıflandırılıp organize edilmesi gereklidir.

Rehabilitasyon dönemi: Afet bölgesindeki yıkımların yerine yenilerinin yapılarak, bölgenin afetten önceki durumuna getirilmesine afetin rehabilitasyonu denir. Bu işlerin yapılması için geçen zamana ise rehabilitasyon dönemi denmektedir. Süresini; afetin büyüklüğü ve ülkenin sosyo-ekonomik düzeyi belirler. Yıllarca sürebilir. Toplumun rehabilite edilmesi ve çevrenin yeniden inşa edilerek yaşamın afet öncesi düzeye çıkarılması çalışmaları bu başlık altında toplanır.

Ülkemizde Afet Mevzuatı

Ülkemiz afet yönetim organizasyonu, 1999 yıkıcı depremlerinden sonra eksikliklerini değerlendirerek, yeni ve ciddi bir yapılanma sürecine girmiştir. Acil ve afet durum hazırlığı 2009 yılında 5902 sayılı "Afet ve Acil Durum Yasası" kapsamında ele alınarak, Başbakanlık Acil ve afet Durum Başkanlığı kurulmuş Afet İşleri Genel Müdürlüğü Sivil Savunma Genel Müdürlüğü ve Bayındırlık İşleri Genel Müdürlüğü ile birleştirilerek tek çatı altında toplanmıştır. İllerde ise mülki amir yetkisi ve emrinde kurulan AFAD müdürlükleri kurulmuştur. Başkanlığın faaliyete geçtiğine dair Afet ve Acil Durum Yüksek Kurulu kararıyla birlikte, Türkiye Acil Durum Yönetimi Genel Müdürlüğü, Afet İşleri Genel Müdürlüğü ve Sivil Savunma Genel Müdürlüğü kaldırılmıştır.

Acil yardım sistemi üç unsurdan oluşur: Emniyet güçleri (polis, jandarma), arama kurtarma ekipleri (itfaiye, sivil savunma) ve acil sağlık hizmetleri (acil servis, il ambulans servisi). Emniyet güçleri, toplumsal düzeni sağlayan kuralların uygulanmasını, kişi haklarının korunmasını ve asayişi temin ederken; arama ve kurtarma ekipleri, yaralıların, kaza veya afet yerinden daha fazla zarara maruz kalmadan çıkarılması ve kurtarılması çalışmalarını yürütür. Kurtarma, hasta veya yaralıyı bir felaketten, bulunduğu tehlikeli ortamdan veya zor durumdan uzaklaştırmaktır. Kurtarmanın bir yönü de çıkartmadır. Çıkartma, insanların, bağlandıkları veya kısıtlandıkları ortamdan çıkmasını sağlamaktır. Çıkarma işlemi, bir arabanın kapısını açarak hastaya çıkış imkânı sağlamak ya da çok sayıda ekibin çalışmasını gerektiren karmaşık bir kurtarma olayı arasında değişebilmektedir.

İl sağlık müdürlükleri acil ve afetlerde sağlık hizmetleri şube müdürlüklerine bağlı olarak, acil ve olağandışı durumlarda görev yapmak üzere UMKE oluşturulmuştur. UMKE personeli olağandışı durumlarda UMKE acil müdahale timi adı altında ilinde veya bölgesindeki olaylara müdahale eder. Olağandışı olayın boyutuna bağlı olarak gerektiğinde sağlık birimlerinde çalışan diğer UMKE personeli bu timde birlikte görevlendirilir. UMKE personeli timlere ayrılarak görev yapar. Bir UMKE timi, en az biri hekim olmak üzere 5 sağlık personelinden oluşur. İllerin afet risk durumuna göre UMKE timleri; dağda kurtarma timi, suda kurtarma timi, hava kurtarma veya nakil timi olarak yapılandırılır ve bu yönde eğitim almaları sağlanır. UMKE 'nin görevleri;

- Afet veya olağandışı durumlarda aldıkları özel eğitim ve donanımla, kazazedelere olay yerinde, en kısa sürede imkân ve kabiliyetlerini kullanarak uygun yöntemlerle medikal müdahale etmek ve kurtarmak,
- Kurtarılan kazazedeleri, en kısa sürede ileri acil tedavi ünitelerine naklini sağlamak üzere ambulanslara, uygun nakil araçlarına ve görevlilerine teslim etmek,
- Afetler ve olağandışı durumlarda diğer sağlık ekiplerinin sunduğu tıbbi yardımların yeterli olmadığı durumlarda ve alanlarda, ekibin kendi donanım, personel ve eğitim imkânları dâhilinde ihtiyaç duyulan sağlık hizmetlerine destek vermek,
- Olay yerinde sağlık hizmetlerinin yönetimini yapmak, triaj, tıbbi müdahale, nakil hazırlıkları, haberleşme ve kayıt yapmak,
- Afet birimi ve diğer yerler ile gerekli iletişimi ve bilgi akışını sağlamak,
- Faaliyetleri kapsamında ilgili kurum, kuruluş ve kişilerle işbirliği yapmak,
- Gerekli hâllerde, yurtdışında meydana gelen afet ve olağandışı durumlarda sağlık hizmetlerinde görev almaktır.

UMKE'nin faaliyetlerini yürütmek üzere UMKE sorumlusu görevlendirilir. UMKE personeli; çeşitli birimlerde çalışan ve kendi görev tanımları kapsamındaki asli işlerini yapan istekli sağlık personeli arasından seçilir. Bu personel belirlenen eğitim ve faaliyet programına göre yıl içerisinde çeşitli zamanlarda eğitim ve tatbikatlara katılır, gerektiğinde olağandışı olaylara müdahale eder.

Afetlerde Genel Sağlık İlkeleri

Doğal afetlerden sonraki kurtarma, ilk yardım, acil tedavi, beslenme, barınak sağlama, geçici yerleşim yerlerinin alt yapı sorunlarını çözümlenmesi, yeterli ve temiz su sağlanması gibi çalışmalar etkin ve örgütlü bir çalışmayı gerektirir. Kimi zaman devletin tüm kurumlarının işbirliği ile çalışması zorunlu hale gelirken, kimi zaman da uluslararası yardımlar gerekebilir. Afetler önemli halk sağlığı sorunlarına yol açabilir. Uzun süreli çevresel tepkiler hastalık oranını, zamansız ölümleri artırırken, gelecekte de yaşam kalitesini düşürücü etkiler yapmaktadır. Kısa süreli hastalık ve ölümlerde artış yaralanmalar, ruhsal zorlanmalar, salgınlar ve var olan hastalıkların görülme sıklığında da artışlar görülür. Fırtına, patlama, yangın, kıtlık ve salgınlarda yaralanma ve zedelenmeler ölümlerden daha yüksek orandadır. Deprem, toprak kayması, yanardağ püskürmesi, ve su baskınlarında ise ölümler, yaralanmalardan daha fazla görülmektedir. Ciddi salgınların kendileri de bir afet olmalarına rağmen, kimi zaman diğer afetlerden sonra tifo ve kolera gibi gıda ve su kaynaklı hastalıklar veba ve sıtma gibi vektörlerce yayılan hastalıklar, hepatit A gibi insandan insana bulaşan hastalıklarda artış görülmektedir. Ayrıca kızamık ve nezle gibi solunum yolu ile yayılan hastalıklarda da artış görülür. Diğer sağlık sorunlarında olduğu gibi afetlerde de birincil ve ikincil koruma uygulamaları özellikle önem taşımaktadır. Afetlerin sonuçları ölüm yaralanma, sakat kalma ve hastalanma gibi doğrudan sağlıkla ilgili olaylardır. Bu nedenle de afet plan ve yönetiminde üzerinde en çok durulan sektör sağlık sektörüdür. Oysa, bütün afet yönetimi düşünüldüğünde, afetlerde sağlık sektörünün sorumluluğu ve payı çok küçük bir yer tutar. Afetlerde esas önemli olan diğer sektörlerin sorumluluk ve paylarıdır. Özellikle, konut, haberleşme, ulaştırma, sanayi gibi alt yapı ile doğrudan ilgili sektörler ile ordu, polis, AFAD ve Kızılay gibi hizmet kuruluşlarının öncelikli ve önemli bir yeri vardır. Konuya, acil sağlık işlemleri açısından bakıldığında, olay anından başlayarak, üç ile beş gün içinde sağlık sektörünün işlevleri sona erer ve olağan sağlık hizmetleri dönemine geçilir. Ancak, tüm faktörlerin bir bileşkesi olarak ortaya çıkan afet ortamında, bir ya da birkaç canın kurtarılması, manen ve moral açıdan çok büyük önem taşır.

Ölümlerin Azaltılması: Afetlerdeki ölümlerin büyük çoğunluğu, olay sırasında ve ilk bir kaç saat içinde oluşur. Afetlerden sonra meydana gelen ölümler incelendiğinde, başlıca ölüme nedenleri şöyle sınıflandırılabilir:

Olaya bağlı ve olay anındaki ölümler: Yıkıntı altında kalma, suda boğulma, zehirlenme, yanma ve benzeri nedenlerle olay anında ve hemen oluşan ölümler bu başlık altında değerlendirilir. Bunların sayısı ve şekli doğrudan afeti hazırlayan olayın büyüklüğü ve yıkım derecesine bağlıdır. Olay anında, ne sağlık sektörünün ne de diğerlerinin, bu ölümlere herhangi bir müdahale şansı yoktur.

Gecikmiş kurtarmaya bağlı ölümler: Olaydan hemen sonra yaşamını yitirmeyen; ancak enkaz altında, yangın bölgesinde suda kalma gibi olayın etkileri altında kalması devam eden kişilerin yaşamını sürdürebilmeleri buralardan kurtarılmasına bağlıdır. Kurtarma süresi uzadıkça, bu kişilerin hayatta kalma şansları azalır. Enkaz altından veya diğer tehlikeli ortamlardan afetzede kurtarma işi, özel eğitim almış ekiplerin işidir. Bu ekiplerin, hazırlanması, eğitilmesi, gerekli araç ve gereçle donatılması işlerinin sessiz dönemde yapılması gerekir. Bir olay olduğunda, hangi ekibin nerede çalışacağı ve oraya malzemeleri ile birlikte (bu malzemelere kurtarma araç gerecinin yanında, barınma ve yeme içme gibi malzemeleri de dahildir) nasıl gideceği gibi müdahale planlarının hazır olması gerekir.

Kurtarma ölümleri: Kurtarmanın usulüne uygun yapılmaması sonucu meydana gelen ölümlerdir. Bu ölümleri azaltmak için, kurtarma ekipleri iyi eğitilmeli ve bu ekiplere, enkaz altından yaralı kurtarma konusunda eğitim almış sağlık personeli ve hatta doktor dahil edilmelidir. Yeterli sayıda sağlık personeli eğitilerek, bunların kurtarma ekipleri ile eşgüdümünün sağlanması gerekir.

Önlenemez ölümler: Afete neden olan olaydan sonra, tehlikeli ortamdan zamanında ve usulüne uygun olarak kurtarılmasına ve hızlı bir şekilde ulusal merkezlere ulaştırılmasına karşın, günümüz tıbbının çare bulamadığı ya da olanakların yetersizliği nedeniyle, bazı ölümler önlenemez. Bu gibi durumlarda sağlık sektörünün vereceği hizmetlerin psikolojik destekten başka bir yararı yoktur.

Hizmetlerin kesintiye uğramasına bağlı ölümler: Olay sırasında hastanede olan ve yoğun bakım gören hastalardan bazısı, elektriklerin kesilmesi, oksijen borularının patlaması ve personelin paniklemesi gibi nedenlerle kaybedilir. Bu tür ölümler, daha çok, sağlık hizmet birimlerinin fizik yapısı ile ilgili olup, hizmet binalarının güvenli olmaması, elektriklerin kesilmesi halinde otomatik jeneratör sisteminin devreye girmemesi, oksijen, su gibi maddelerin yedekli olmaması gibi nedenlere bağlıdır. Bu ölümlerin azaltılması sessiz dönemde gerekli yapıların ve düzeneklerin kurulması ile olanaklıdır. Sağlık yönetimlerinin sorumluluk alanına girer.

Yaralıların bakımı ve triaj: Afetlerde, sağlık sektörünün esas görevi yaralananlara tıbbi bakım hizmeti vermektir. Afetin mevcut sağlık birim ve hizmetlerini tamamen ya da kısmen devre dışı bırakması halinde yaralı toplanma istasyonları ile olay yerinde yaşam desteği ve müdahale gerektiren bu hizmetlerin verileceği merkezlerin kurulması ve bu yerlerin halka duyurulması gerekir. Ayrıca, bu birimler arasında yaralı taşıyacak ambulanslara da ihtiyaç vardır. Sağlık personeli kendi ve ailesinin güvenliğini sağladıktan sonra, çalıştığı birime giderek, bir değerlendirme yapmalı, birimin çalışıp çalışamayacağını, varsa hasarı bir üst kriz masası ve merkezine bildirmelidir. Sağlık birimi hasarlı ise, geçici yaralı ve hasta kabul yerini organize ederek, yaralı kabul edecek duruma getirmelidir. Birimde yeterli personel var ise, olay yerine bir İlkyardım ve triaj ekibi gönderilmelidir.

Triaj (ayırım): Yaralıların, verilecek hizmete göre sınıflandırılması esasına dayanır. İlk kabul yerlerinde, kazazedeler; ölmüş, ümitsiz, acil yardım gerekli, takibi gerekli ve yardımsız iyileşir kategorilerine ayrılır. Özellikle de büyük afetlerde bunun yapılması bir zorunluluktur. Aksi takdirde, personel zamanı ve malzeme kurtarılamayacak veya yardıma gerek olmadan iyileşecek yaralılara harcanır. Yardımla iyileşeceklere ise gerekli hizmet verilemez ve kayıplar artar. Her kazazede, ayırımı yapıldıktan sonra, hangi sınıfa girdiğine ilişkin kartlarla kimliklenir. Gerekenlerin tahliyesi sağlanır.

Birinci sınıf / kırmızı kart: Acil, müdahale gerektiren yaralı grubudur. Gerekli bakım ve özen gösterilemez ise kayıplar artar. Bu durumların başlıcaları; kardio vaskuler yetmezlik solunum yolu yetmezliği, bir litrenin üstünde kan kaybı olanlar (hemorajik şok), şuur kayıplı kafa travmaları, iç kanama ve karaciğer, ciddi boyun ve yüz yaralanmaları, kırıklar, ağır ya da solunum yolunu da tutmuş yanıklar olarak sayılabilir.

İkinci sınıf / yeşil kart: Acil müdahale gerektirmeyen; ancak yatırılmayı, dikkatle izlenmeyi ve bakımı gerektiren yaralılar bu sınıfta değerlendirilir. Yaygın doku yıkımı yapmış yanıklar (%30 ve daha fazla 2. derece, %10 ve daha fazla 3. derecede yanıklar), yüz, el ve ayak gibi kritik bölge yanık ve yaralanmaları, bu bölgelerin kırıkları, şuur açık kafa travmaları, açık eklem ve kemik yaralanmaları, kapalı kırık ve çıkıklar, damar yaralanmaları ve bir litrenin altında kanamalar bu grupta değerlendirilir.

Üçüncü sınıf / sarı kart: Kitle halinde yaralı gelmesi halinde, görülüp sınıflandırması ve kimliklenmesi yapıldıktan sonra herhangi işlem gerektirmeyen gruptur. Kitle halinde yaralı gelmemesi durumunda, bu gruba da olağan ilgi gösterilebilir. Bunlar, kendi içinde, iki kategoriye ayrılır; yatırmayı ve bakımı gerektirmeyen kendi kendine iyileşecekler birinci gurubu oluşturur. Küçük yumuşak doku travmaları ve %15'den az ikinci derece yanıklar, %2'den az üçüncü derece yanıklar bu guruba girer. İkinci grup ölümü önlenemeyecek beyni harap olmuş kafa travmaları ve % 40'dan fazla üçüncü derece yanıkları olan yaralılardır.

Dördüncü sınıf / siyah kart: Sağlık personeline ulaştığında ölmüş olanlar bu gruba girer. Kimlikleri belirlendikten sonra cenaze işleri ile ilgilenecek ekibe bırakılır.

Triaj İlkyardım istasyonlarında başlar ve hastanelerde de devam eder. Bu noktalarda temel yaşam desteği verildikten sonra, uzman ya da bir üst kuruluş müdahalesi gerekenler, fazla zaman kaybedilmeden sevk edilir ve ilgili kuruma ulaştırılır. Sağlık hizmetlerinde, dışarıdan hatta uluslararası yardım gönderilmesi genel bir alışkanlıktır. Bu yardımların önemli bir yararı yoktur. Çünkü; afetlerde ilk 8 - 10 saat geçtikten sonra yaralı akışı durmaktadır. Toplumda olağan görülen sağlık sorunları başlamaktadır. Dışarıdan gelen sağlık ekipleri bir yarar getiremediği gibi yerleştirilmesi ve barındırılması anlamında yerel yönetimlere ek işler ve sıkıntılar da yaratmaktadır. Bu nedenle, afetlerde sağlık personeli ya da seyyar hastane gibi dışarıdan gönderilecek yardımların aceleye getirilmeden düşünülmesi ve planlanması gerekir.

Triaj Renk Kodlaması

Öncelik Kategori	Açıklama	Örnek
1. Acil	Hastanın hayatını ya da uzvunu kurtarmak için acil müdahale gerektiren yaralanma	Ciddi kanama, tansiyon pnömotoraks, hava yolu problemi, ciddi yanık, şok
2. Geciktirilebilir	Hayati tehlike yaratmayan ama tedavi gerektiren yaralanmalar.	Majör (femur vb.) ya da multipi kemik kırıkları ve yumuşak doku yaralanmaları, yanıklar.
3. Bekleyebilir	Minör yaralanma. Bu hastalar mobildir. Diğer kazazedelere yardım edebilir.	Minör kırık, yumuşak doku yaralanmaları olanlar.
4. Ölmüş/Ölecek	Ölmüş ya da tıbbi müdahaleyle kurtarılamayacak derecede ağır yaralılar	Ciddi kafa travması, hemikorporektomi, vd.

Seyyar hastane gönderilmesi durumunda, hastane afet merkezine değil, yakındaki bir yerleşim yerindeki yerleşik birimin yanına gönderilmeli ve gerekli yaralıların buraya tahliyesi yoluna gidilmelidir. Bunların hepsinden de önemlisi kardeş yerleşim yerlerinin planlanmasıdır.

Organizasyon: Tüm konularda olduğu gibi sağlık konusunda da plansız organize olmamış insan gücü yardımlarının hiçbir faydası yoktur. Afetin yerleşik sağlık birimlerini etkilemediği ve kapasitesinin yeterli olduğu durumlarda ayrı bir organizasyona ve dışarıdan yardım göndermeye gerek yoktur. Ancak, yerleşik birimlerin yetersiz kaldığı ya da yıkıma uğradığı durumlarda, dış yardımın devreye sokulması gerekir Afet bölgesinin, hangi konularda acil yardıma gereksinimleri olduğu öğrenmeli ve karşı tarafa kendi olanakları konusunda bilgi vermelidir. Bu nedenle sağlık konusunda organizasyon çok önemlidir.

Afete Bağlı İkincil Hastalıkların ve Ölümlerin Önlenmesi: Acil sağlık hizmetleri afetten sonraki birkaç gün için gereklidir. Sağlık sektörünün ağırlıklı görevi, bu günlerden sonra başlamaktadır. Çünkü; acil hizmetler bittikten sonra geriye, hijyenik koşulları (suyu, besini, konutu ve beslenmesi) bozulmuş ve koruyucu sağlık hizmetleri kesintiye uğramamış bir toplum kalmaktadır. Böyle bir ortamda yeni hastalıklar ortaya çıkabilir ya da var olanlar salgın boyutuna ulaşabilir. Bu durum afet sırasında oluşandan daha ağır sonuçlar doğurabilir. Hastalıkların, salgın boyutuna ulaşmasını önlemek için, hem afetten etkilenen yerleşim birimlerinde hem de geçici yerleşim alanlarında çeşitli önlemler almak gerekir. Özellikle su, gıda ve kişisel hijyen çok önemlidir. Atık ve vektör kontrolü gibi çalışmalara da özen gösterilmelidir. Afete neden olan olayın etkisi ile, yangın ve toksik madde radyasyon gibi özel kirlilikler devreye girerek daha büyük tehlikelere yol açabilmektedir. Bu türden riskler gözden geçirilerek gerekli önlemler alınmalıdır. Olay ve enkaz kaldırma çalışmaları sırasında yaralananlarda, tetanos oluşma riski fazladır, bu nedenle, aşı takvimine göre aşılanmamış ya da aşılı olup olmadığını bilmeyenlerin mutlaka aşılaması gerekir. Aynı şekilde, çalışmalar sırasında, cesetlerle ve yaralılarla temas edenlere de Hepatit B aşısı yapılmalıdır. Risk grupları, hızla bir ön taramadan geçirilerek, rutin izlemelere, kontrollere ve diğer koruyucu hizmetlere bir an önce başlanmasını sağlayacak bir ortam oluşturulmalıdır. Bu taramalarda, 0-5 yaş grubu çocuklar, gebeler, lohusalar, yaşlılar kronik hastalığı olanlar, engelliler öncelikli risk gruplarını oluşturur.

Olağan Sağlık Hizmetleri Düzeyine Ulaşma: Sağlık hizmetlerinde, önemli olan, olabildiğince erken, rutin koruyucu sağlık hizmetlerine geçebilmektir. Alt yapının tekrar oluşturulması beklenmemeli ve bir an önce düzenli ve sürekli sağlık hizmetlerine geçip, rutin hizmetlerin (aşılama, periodik kontroller vb) afet öncesi düzeye ulaştırılması sağlanmalıdır. Bozulan çevre koşullarına ek olarak, toplumun uzun süre olağan sağlık hizmetlerinden yoksun kalması afet sonrası sorunlara neden olur. Rutin izlemelerde, diğer dönemlerden farklı olarak, kişilerde travma sonrası sendromuna da dikkat edilmelidir.

Diğer birçok sağlık sorununda olduğu gibi afetlerde de birincil ve ikincil koruma uygulamaları özellikle önem taşımaktadır. Birincil korumada afetin ya da etkisinin ortaya çıkmasını engellemeye yönelik çabalar esastır. İkinci koruma da ise afetin önceden tahmini veya zamanında haber alınması, sonuçlarının ortadan kaldırılmasına yönelik tüm çabalar yer alır. Önceden var olan etkili bir acil plan kişilerin acil sağlık bakımlarının sağlanabilmesinde çok etkili olmaktadır. Bu planın basit, açık seçik ve net, kısa ve tam olması gerekir. Esnek, sık gözden geçirilen ve günün koşullarına uydurulan bir plan olmak zorundadır. Planda görev alacağı varsayılan kişilerin plandan haberdar olmaları gerekir. Planın kapsaması gereken öncelikler planda sıralanmalıdır. Yaralıların sağlık hizmetlerine ulaşması veya yaralıların yararlanabileceği bölgelere sağlık hizmetlerinin götürülmesi yangınların önlenmesi, kopan elektrik hatlarının ve iletişim hatlarının onarılması, doğal gaz sızıntılarının engellenmesi, salgın önlenmesine yönelik olarak acilen yapılması gereken uygulamalar bunlar arasında sayılabilir.

Afetlerde çevre sağlığı ile ilgili olarak, barınak sağlama, su sağlama, atık sorununun çözümlenmesi, gıda sağlığı, böcek, kemirici kontrolü, afete uğrayanların günlük yaşam organizasyonu özellikle önemlidir.

Sağlık bakım hizmetleri organize edilmeli, hasta ve yaralı bakımına öncelik verilmelidir. 1. Gönüllü yardımların koordinasyon sağlanması 2. Eldeki olanakların ve var olan kurum ve kuruluşların etkin olarak kullanılması 3. Depolama ve düzenli dağıtım sistemi kurulması 4. Etkin bir haberleşme ağı kurulması 5. Her türlü amaca yönelik taşıma sistem ve araçlarının sağlanması 6. Toplumun bilgilendirilmesi 7. Kayıt düzeni kurulması 8. Trafik ve kalabalığın kontrolü

Bir afet durumunda ağırlık verilmesi gereken başlıca uygulamalar şöyle sıralanabilir; 1. Afete uğrayanların kurtarılması 2. Acil tıbbi bakımın sağlanması 3. Yangın ve gaz sızıntısı gibi tehlikelerin ortadan kaldırılması 4. Tehlike bölgesinin boşaltılması 5. Koruyucu ve diğer hekimlik hizmetlerinin sürdürülmesi 6. Su sağlanması 7. Besin sağlanması 8. Giyecek sağlanması 9. Barınak sağlanması 10. İnsan atıklarının yok edilmesi 11. Vektör kaynaklı hastalıklardan korunma 12. Ölülerin gömülmesi 13. Katı atıkların yok edilmesi.

Afetler sırasında ve sonrasında önemli sosyal sorunlar da ortaya çıkabilir. Afet nedenli göçler, iş olanaklarının azalması, geçim kaynaklarının, özellikle hayvanların zarar görmesi, temel nedenleri oluşturmaktadır. Afet sonrasında kişilerin yeniden kendi kendilerine yeterli hale gelmelerini, iş sahibi olmalarını sağlayacak önlemler üzerinde de durulmalıdır.

Üçüncül Koruma: Afetzedelerin önce yakınlarının yanına veya geçici yerleşim bölgelerine taşınıp, yerleştirilmesi bir yandan da yıkıntıların kaldırılarak yeni binalar kurulması en önemli rehabilitasyon hizmetidir. Eğitim ve sağlık hizmetleri, iş bulma, burs, yiyecek ve yakacak, geçici iskan, toplumun yeniden örgütlenmesini sağlama, kredi verme ve eski bölgeye yerleştikten sonra başlatılan rehabilitasyon çalışmaları verilebilecek desteklerdir. Afet anında olduğu gibi, afet sonrasında da genellikle bir düzensizlik görülebilir. Tüm bunların önlenebilmesi için afet öncesi hazırlıkların planlı ve bilimsel biçimde yapılması gerekmektedir.

Psikolojik Destek

Psikolojik ilk yardım ciddi strese maruz kalan bireylere uygulanan destekleyici ve pratik bir yaklaşımdır. Son yıllarda yaşanan felaket olayları psikolojik desteğe olan ihtiyacı artırmıştır. Birçok uzman afet olaylarında hemen sonra uygulanması gereken ilk ve acil psikososyal müdahalenin psikolojik ilk yardım olduğunu belirtmektedir. Psikolojik ilk yardım, acı çeken, desteğe ve yardıma ihtiyaç duyan bireylere sunulan insancıl ve destekleyici müdahaleler olarak tanımlanmıştır Klinik ortamda verilen ruhsal tedaviden ve profesyonellerin yaptığı terapiden farklıdır. Saygının ve mahremiyetin sağlandığı güvenli herhangi bir yerde ve herkes tarafından sunulabilen bir destek türüdür. Psikolojik ilk yardım felaketten etkilenen tüm bireylerin ciddi ruh sağlığı sorunlarını ve uzun süreli iyileşmesini değerlendirmez. Felaketi yaşayan ve ondan etkilenen bireylerin göstermiş oldukları reaksiyonları anlamaya odaklanır.

Felaketler bireylerin yaşamında derin izler bırakan, bireylerin hem fiziksel hem de psikolojik travma yaşamalarına sebep olan durumlardır. Felaket yaşantılarının olumsuz sonuçlarının engellenmesi için felaketin her aşamasında bireylere uygun psikososyal destek müdahaleleri yapılmalıdır. Psikososyal destek müdahalelerinin en temel bileşeni olan ve felaket sonrasında hemen uygulanması önerilen ilk müdahale yöntemi Psikolojik ilk yardımdır (PİY). Bu müdahalelerin sunulmasında profesyonel bilgi ve beceriye sahip olan hemşireler önemli yardım sağlayıcılarıdır. Hemşirelerin felaket olaylarına maruz kalmış bireylere psikolojik İlkyardım uygulaması yapabilmeleri, gelişebilecek risklerin önlenmesi ve bireylerin iyileşme süreçlerinin hızlanması da son derece önemlidir Bu destekler afet sonrası erken dönemde tüm yaş grubuna ve her kültürden bireye uygulanabilir. Psikolojik ilk yardım olayın süresine, çeşidine ve kişinin ihtiyaçlarının karşılanma zamanına bağlı olarak günlerce sürebilir. Amacı travmatik durumların sebep olduğu stresi azaltmak, kişinin uzun ve kısa süreli uyumuna yönelik başa çıkma becerilerini arttırmaktır. Psikolojik ilk yardım uygulayan kişi olabildiğince çok bireyi en kısa sürede tarayarak ihtiyaç belirler, yönlendirme yapar ve etkilenen bireylerin ilk şoklarını atlatmalarını sağlar. İnsanlar afetlerden çok farklı şekillerde etkilenir. Afetlerde insanlar çok farklı kayıplar yaşarlar. Herhangi bir kaybın ardından gelen doğal bir yas süreci vardır ve bu süreçte insanlar çeşitli sıkıntılar yaşarlar. Afet sonrasında olağan olan bazı tepkiler şunlardır: korku, inanamama, kaybolmuşluk hissi ve hissizlik, sahip olunan mal-mülkten ayrılamama, bilgi alma ihtiyacı, yardım arayışı, yardım sunma, iştahta değişiklik, endişe, kızgınlık ve şüphe, tepkisizlik ve depresyon, ağlama, engellenmiş ve güçsüz olma duygusu, değişken ruh hali ve sinirlilik, artan hastalıklar, uyku ile ilgili sıkıntılar, baş ağrıları, yardım edenlere karşı hayal kırıklığı ve yardımı reddetme, suçluluk duygusu, aile içi şiddet, aktivitelerden zevk alamama vb. Küçük çocuklarda ayrıca şunlar görülebilir; Erken yaşlardaki davranış biçimlerine geri dönüş, ebeveynlerden ayrılamama, yatağa gitmekte isteksizlik, kabuslar görme, dikkatini toplayamama, okula gitmeyi reddetme.

İLKYARDIM

İlkyardım, Acil Yardım Tanımı

Ülkemizde ev, iş ya da trafik kazaları ve doğal afetler nedeni ile çok sayıda vatandaşımız yaşamını kaybetmekte ya da sakat kalmaktadır. Bu gibi durumlarda olay yerinde her zaman bir sağlık görevlisi olamayacağı için olaydan etkilenen ya da ortamda bulunan kişilerin ilk yardım; ilk yardım ile ilgili olarak çok sayıda farklı tanım yapılmış olsa da, 2002 yılında çıkartılan Sağlık Bakanlığı ilk yardım yönetmeliğine göre tanımlar ortak bir noktada toplanmış ve ilk yardım, herhangi bir kaza ya da yaşamı tehlikeye düşüren bir durumda sağlık görevlilerinin yardımı sağlanıncaya kadar hayatın kurtarılması ya da durumun daha kötüye gitmesini önleyebilmek amacıyla olay yerinde, tıbbi araç gereç aranmaksızın mevcut araç ve gereçlerle yapılan ilaçsız uygulamalar şeklinde tanımlanmaktadır

İlk yardım uygulamaları acil tedavi ile karıştırılmaktadır. Acil tedavi tıbbi sorumluluk gerektirir.

Acil tedavi: Acil tedavi ünitelerinde, hasta veya yaralılara doktor ve sağlık personeli tarafından yapılan tıbbi müdahalelerdir. İlkyardım ise bu konuda eğitim almış herkesin olayın olduğu yerde bulabildiği malzemeleri kullanarak yaptığı hayat kurtarıcı müdahaledir.

Önemi

İlk yardım eğitiminin, insan yaşamını kurtarmadaki önemi çok büyüktür. Ancak ülkemizde ilk yardım bilgi ve beceri düzeyleri yetersizdir. Kalp krizi, trafik kazaları, iş kazaları, doğal afetler, yaralanmalar, terör saldırıları gibi önceden beklenmeyen ve yaşamımızı etkileyen bu olaylara bağlı meydana gelen ölüm sayısını ve yaralanmaları azaltmak için insanlarımızı ilk yardım temel bilgilerini bilmeleri gerekir. Binlerce insan geç kalmış ya da yetersiz ilk yardım müdahalesinden dolayı ya sakat kalmakta ya da ölmektedir. Olayın meydana gelme zamanı ile profesyonel yardımın olay yerine gelme zamanı ölüm ve yaşam arasındaki farkı belirlemede önemlidir. Birçok olayda gerçekleşen havayolu tıkanması bir kişinin ölümüne kısa sürede (3-4 dakika) neden olurken, ambulansın olay yerine gelme süresi 8 dakikadan fazla sürebilir. Bu sebeple, İlkyardım eğitimleri uygulamaya dayalı ayrı bir ders olarak yaşam boyunca verilmelidir.

Amacı

İlk yardımın 3 temel amacı bulunmaktadır 1) Yaşamsal fonksiyonların sürmesini sağlamak, 2) Durumun kötüye gitmesini engellemek, 3) İyileştirmeyi kolaylaştırmak. İlkyardım uygulamalarını yapmak için doktor ya da sağlık personeli olmak gerekli değildir. İlkyardım müdahalesini yapanlar olay yerinde kazaya, yaralanmaya, vb. olaylara ilk müdahale eden kişilerdir. Bu nedenle her an herkesin ilk yardım müdahalesi ile karşı karşıya kalabileceği düşüncesiyle en azından temel anlamda ilk yardım uygulamalarını bilmesi gerekir

Dünya Sağlık örgütünün "21. Yüzyılda Herkes İçin Sağlık" politikasının hedefleri arasında dokuzuncu sırada "kazalara bağlı yaralanmaların azaltılması" ilkesi yer alır. Bu ise ilk yardım eğitiminin çağdaş yaşamın bir gereği haline geldiğini ortaya koyar. Yaşamımızın her döneminde ve bulunduğumuz her ortamda kaza ve hastalanma riski bulunmaktadır. Trafik kazası geçirenlerin % 10'u ilk 5 dakikada, % 30-40'ı ilk yarım saatte doğru bir ilk yardım uygulaması ile kurtarılabilir.

Kazaya bağlı yaralanmaların önlenmesi ve müdahalesi, doğal afet ya da diğer felaket durumlarında neyin nasıl ve ne zaman yapılması gerektiğini bilinmesi için ilk yardım eğitimi şarttır. Bu gibi durumlarla karşılaştığımızda, müdahalede bulunanların ilk yardım eğitimi almış olmaları, yaşamın sürdürülmesinde, sakatlanmaların önlenmesinde ve iyileşme sürecinin kısaltılmasında büyük önem taşır. Ülkemiz başta depremler olmak üzere çeşitli afetlerin etkisinde altındadır. Depremlerden sonra ortaya çıkan yaralanmalar kişilerin içinde bulundukları ya da yaşadıkları yapısal çevrenin yıkım ve hasarından kaynaklanmaktadır. Ülkemizde doğal afetler ve sonrası gelişen ikincil yaralanmalara bağlı olarak çok sayıda vatandaşımız yaşamını kaybetmekte ya da sakat kalmaktadır. Bu gibi durumlarda olay yerinde her zaman bir sağlık görevlisi olamayacağı için olaydan etkilenen ya da ortamda bulunan kişilerin kendilerine ya da başkalarına yapacakları ilk yardım uygulamaları son derece önemlidir. Özellikle ülkemizde sağlık personel sayısı yetersizdir. Doğal afetler sonrası, kazalar ya da benzeri durumlarda ilk yardımın kritik dakikaları ilk 5-10 dakikadır. Kalp durması gerçekleştikten sonra bedende dolaşım yetersizliğine bağlı olarak ortalama 5 dakika sonra beyin ölümü gerçekleşmeye başlar. Bu nedenle ilk 5 dakikada ilk yardım müdahalesine başlamak çok önemlidir. İlkyardım ne kadar zamanında yapılır ve 112 olay yerine ulaşırsa kişilerin yaşama şansı artmaktadır. Doğal afetler sonrası ulaşım yolları, iletişim kanalları, doğal gaz boruları gibi sistemler de hasar göreceğinden ve sayısız yerde yaralanma meydana geldiğinden 112 acil servisin olay yerine zamanında gelmesi mümkün olamamaktadır. Bu nedenle bu tür durumlara önceden hazırlıklı olmak ilk yardım bilgi ve becerisine sahip insan sayısını arttırmak büyük önem taşır.

İlk yardımcının tanımı, özellikleri; İlkyardımın tanımında belirtilen amaç doğrultusunda hasta veya yaralıya tıbbı araç gereç aramaksızın mevcut araç gereçlerle ilaçsız uygulamaları yapan eğitim almış kişilere ilk yardımcı denir. Olay yeri genellikle insanların telaşlı ve heyecanlı oldukları ortamlardır. Bu durumda ilk yardımcının, sakin ve kararlı bir şekilde olayın sorumluluğunu alarak gerekli müdahaleleri doğru olarak yapması gerekir. Bunun için bir ilk yardımcıda aşağıdaki özelliklerin olması gerekmektedir:

- Önce kendi can güvenliğini korumalı,
- Sakin, kendine güvenli ve pratik olmalı
- İyi bir iletişim becerisine sahip olmalıdır.
- İnsan vücudu ile ilgili temel bilgilere sahip olmalı,
- Çevredeki kişileri organize edebilmeli ve onlardan yararlanabilmeli,
- Eldeki olanakları değerlendirebilmeli,
- İlkyardımın temel uygulamaları konusunda yeterli bilgi beceri ve tutuma sahip olmalı
- İlk yardımcı sağlık personeli değilse kendi görev ve yetkileri dışına çıkıp sağlık personeli gibi davranmamalı.
- Bilgi ve becerilerini yenilemeli
- Olayı anında ve doğru olarak haber vermeli (112'yi aramalı)

İlk yardım Çantası

İlk yardım çantası herhangi bir acil durumda ilk yardım için gerekli olan malzemeleri içerir. İlk müdahale anında kanı durdurmaya, yaranın mikrop kapmasını önlemeye ya da benzer durumlara karşı ihtiyaç duyulan temel malzemelerdir. Doktor, sağlık görevlisi ve ilk yardım eğitimi almış herkes tarafından rahatlıkla kullanılabilecek malzemeleri içermesi gerekir. Araçlarda bir ilk yardım çantası bulundurulması zorunludur. İlkyardım çantasının içinde bulunması zorunlu olan malzemeler de belirlenmiştir. Bu malzemeleri araçlarda olduğu gibi ev ve iş yerlerinde de bulundurmak yaşanabilecek çeşitli kazalarda ilk yardımı kolaylaştıracaktır. İlk yardım çantasına konulacak bütün malzemelerin uygun ve kullanılabilir durumda olmasına mutlaka dikkat edilmelidir.

İlkyardım çantaları, içinde bulunması zorunlu olan malzemeler; Büyük sargı bezi (10 cm x 3,5 m), 2 adet hidrofil gaz steril (10 x 10 cm 50'lik kutu), 1 kutu üçgen sargı, 3 adet Antiseptik solüsyon (50 ml), 1 adet flaster (2 cm x 5 m), 1 adet çengelli iğne, 10 adet küçük makas (paslanmaz çelik), 1 adet esmark bandajı, 1 adet turnike (en az 50 cm örgülü tekstil malzemeden), 1 adet yara bandı, 10 adet alüminyum yanık örtüsü, 1 adet tıbbi eldiven, 2 çift el feneri birlikte hazır bir şekilde piyasada bulunmaktadır. İlk yardım çantası, zorunlu bulunması haricinde şu malzemelerle de zenginleştirilebilir: İlkyardım el kitabı, deprem düdüğü, suni solunum maskesi, ilk yardım künyesi, not defteri, çok amaçlı çakı, yara tozu, amonyaklı mendil, susuz el antiseptiği, yara-yanık merhemi

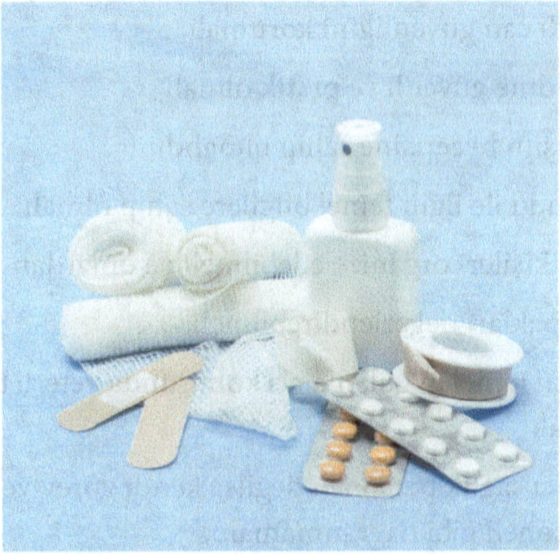

İlk yardımda Temel Uygulamalar

İlkyardımın 3 temel uygulaması vardır. Bunlar Koruma, Bildirme ve Kurtarma'dır. (KBK)

Koruma: İlkyardım yapan kişinin öncelikle kendisini, sonra çevresini ve en sonra yaralanan kişiyi koruması, güvenli bir ortama almasıdır. Kaza sonuçlarının ağırlaşmasını önlemek için olay yerinin değerlendirilmesini kapsar. En önemli işlem olay yerinde yaşanabilecek tehlikeleri belirleyerek güvenli bir çevre oluşturmaktır

Bildirme: Olay veya kaza mümkün olduğu kadar hızlı bir şekilde telefon veya diğer kişiler aracılığı ile gerekli yardım kuruluşlarına bildirilmelidir. Türkiye'de ilk yardım gerektiren her durumda telefon iletişimleri, 112 acil telefon numarası üzerinden gerçekleştirilir. 112'nin aranması sırasında şunlara dikkat edilmelidir:

- Sakin olunmalı ya da sakin olan bir kişinin araması sağlanmalı,

- 112 merkezi tarafından sorulan sorulara net bir şekilde cevap verilmeli,
- Kesin yer ve adres bilgileri verilirken, olayın olduğu yere yakın bir caddenin ya da çok bilinen bir yerin adı verilmeli,
- Kimin, hangi numaradan aradığı bildirilmeli,
- Hasta veya yaralı adı belirtilerek olay hakkında kısaca bilgi verilmeli,
- Hasta veya yaralı sayısı ve durumu bildirilmeli,
- Eğer herhangi bir ilk yardım uygulaması yapıldıysa nasıl bir yardım yapıldığı belirtilmeli,
- 112 hattında bilgi alan kişi, gerekli olan tüm bilgileri aldığını söyleyinceye kadar telefon kapatılmamalıdır

Kurtarma (Müdahale): Olay yerinde hasta veya yaralılara hızlı ve doğru bir şekilde yapılan ilk yardımdır. Olay yerinde hasta veya yaralının durumunun değerlendirilmesine bağlı olarak İlkyardım sakin ve bilinçli bir şekilde yapılmalıdır.

Eğer ilk yardım bilinmiyorsa asla hasta veya yaralıya dokunulmamalı ve hasta veya yaralı kımıldatılmamalıdır.

İlk yardımcının kurtarmayla ilgili yapması gerekenler şunlardır:

- Hasta veya yaralının durumunu değerlendirmek,
- Hasta veya yaralıyı sakinleştirerek korku ve endişelerini gidermek,
- Hasta veya yaralının müdahalede yardımcı olacak kişileri organize etmek,
- Hasta veya yaralının durumunun ağırlaşmasını engellemek için gerekli müdahalede bulunmak,
- Kanama, kırık, çıkık, burkulma vb. durumlarda yerinde müdahale etmek,
- Hasta veya yaralının yarasını görmesine izin vermemek,
- Hasta veya yaralının hareket ettirmeden müdahale yapmak,
- Hasta veya yaralının en uygun şekilde en yakın sağlık kuruluşuna ulaştırılmasını sağlamak.

Hayat kurtarma zinciri; Hayat kurtarma zinciri 4 halkadan oluşur.

1. Halka - Sağlık kuruluşuna haber verilmesi
2. Halka - Olay yerinde Temel Yaşam Desteği yapılması
3. Halka - Ambulans ekiplerince müdahaleler yapılması

4. Halka - Hastane acil servislerinde müdahale yapılmasıdır.

Son iki halka ileri yaşam desteğine aittir ve ilk yardımcının görevi değildir.

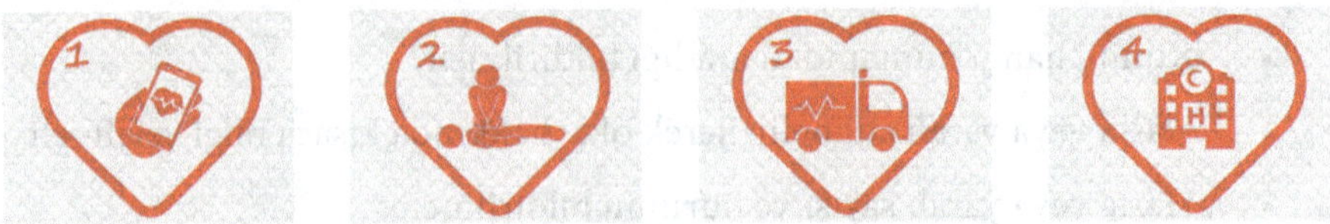

İlkyardımın ABC si; Temel yaşam desteğinin ABC si olarak adlandırılan aşamalar, değerlendirmenin ilk aşamasıdır. İlk yardım esnasında yapılacak uygulamaları ve bunların sırasını daha kolay hatırlamak amacıyla bu uygulamalara ingilizce adlarının baş harflerinden yola çıkılarak "ABC" kuralları denmiştir. İlk yardımcı, hasta veya yaralının yaşamını korumak ve sürdürmesini sağlamak için ilk yardımın ABC'sini uygulamak zorundadır. Öncelikle bilinç kontrol edilmeli, bilinç kapalı ise aşağıdakiler hızla değerlendirilmelidir:

A. Airway-Havayolu: Hava yolu açıklığının değerlendirilmesi

B. Breating-Nefes; Solunumun değerlendirilmesi (Bak-Dinle-Hisset)

C. Circulation-Dolaşım; Dolaşımın değerlendirilmesi

A. Hava yolu açıklığının değerlendirilmesi Hasta veya yaralıya sözlü olarak ya da hafifçe omzuna dokunarak "iyi misiniz?" diye sorulup bilinç durumu değerlendirmesi yapılır. Bilinç durumunun değerlendirilmesi daha sonraki aşamalar için önemlidir. Buna göre hasta veya yaralının ilk değerlendirilme aşamaları şunlardır:

Özellikle bilinç kaybı olanlarda dil geri kaçarak solunum yolunu tıkayabilir ya da kusmuk, yabancı cisimlerle solunum yolu tıkanabilir. Havanın akciğerlere ulaşabilmesi için hava yolunun açık olması gerekir.

Hava yolu açıklığı sağlanırken hasta veya yaralı baş, boyun, gövde ekseni düz olacak şekilde yatırılmalıdır. Bilinç kaybı belirlenmiş kişide; ağız içine önce göz ile bakılmalı, eğer yabancı cisim var ise işaret parmağı yandan ağız içine sokularak cisim çıkartılmalıdır.

Daha sonra bir el hasta veya yaralının alnına, diğer elin 2 parmağı çene kemiğinin üzerine koyulur, alından bastırılıp çeneden kaldırılarak baş geriye doğru itilip Baş geri -Çene yukarı pozisyonu verilir. Bu işlemler sırasında sert hareketlerden kaçınılmalıdır.

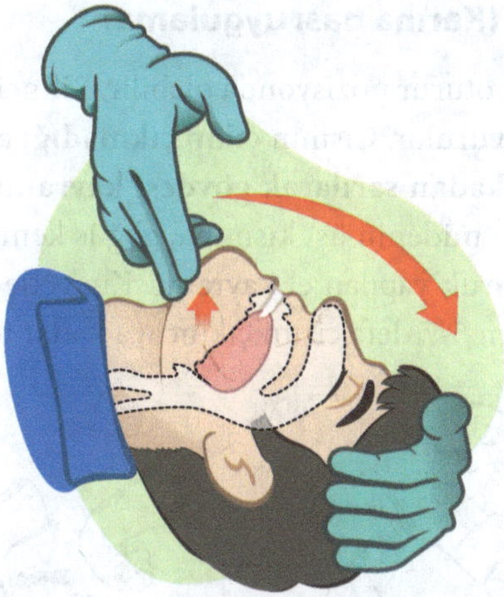

B. Solunumun değerlendirilmesi (Bak-Dinle-Hisset) Hasta veya yaralının solunumu değerlendirilirken; solunum sıklığına, solunum aralıklarının eşitliğine bakılır.

İlk yardımcı, başını hasta veya yaralının göğsüne bakacak şekilde yan çevirerek yüzünü hasta veya yaralının ağzına yaklaştırır, Bak-Dinle-Hisset yöntemi ile solunum yapıp yapmadığını 10 saniye süre ile değerlendirir. Göğüs kafesinin solunum hareketine bakılır,

Eğilip kulağını hastanın ağzına yaklaştırarak solunum dinlenir ve hastanın soluğunu yanağında hissetmeye çalışılır, Solunum yoksa derhal yapay solunuma başlanır.

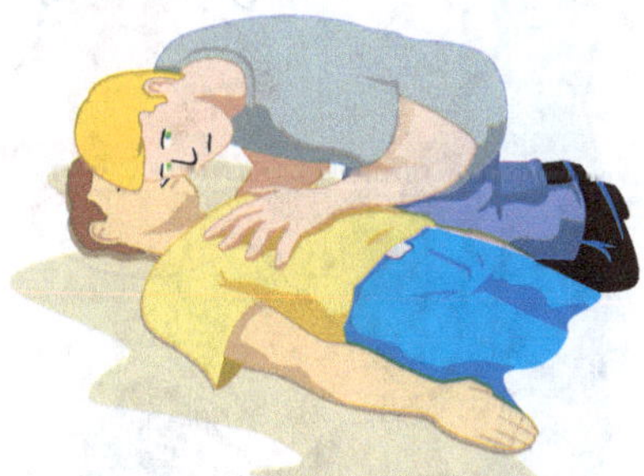

Tam tıkanma belirtileri: hasta veya yaralı nefes alamaz, acı çeker, ellerini boynuna götürür, konuşamaz, rengi morarmıştır. Bu durumda Heimlich Manevrası (Karına bası uygulama) yapılır.

Heimlich Manevrası (Karına bası uygulama)

Hasta ayakta ya da oturur pozisyonda olabilir, Bilinci kontrol edilir, iki kürek kemiği arasına 5-7 kez vurulur. Cismin **çıkıp çıkmadığı ağız içerisinden kontrol edilir. Çıkmadıysa, arkadan sarılarak gövdesi kavranır**. Bir el yumruk yapılarak, başparmak çıkıntısı midenin üst kısmına, göğüs kemiği altına gelecek şekilde konur. Diğer el ile yumruk yapılan el kavranır. Kuvvetle arkaya ve yukarı doğru doğru bastırılır. Bu işlem 5-7 defa cisim çıkıncaya kadar tekrarlanır.

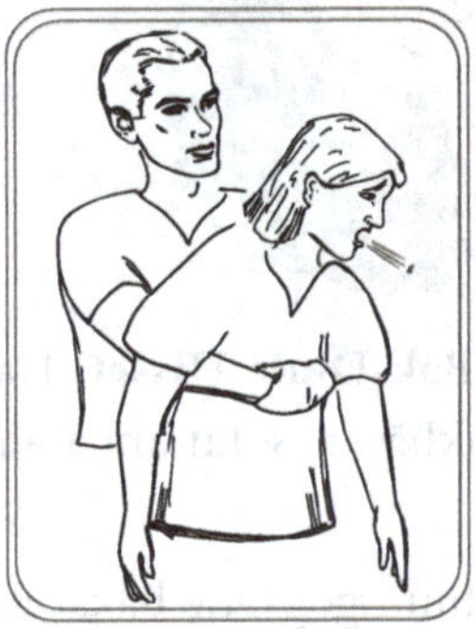

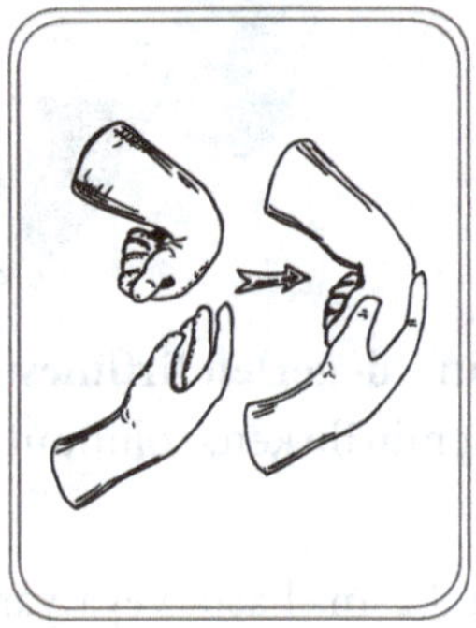

C. Dolaşımın değerlendirilmesi Bu değerlendirme için çocuk ve yetişkinlerde şah damarından, bebeklerde kol atardamarından 3 parmakla 5 saniye süre ile nabız almaya çalışılır. İlk değerlendirme sonucu hasta veya yaralının bilinci kapalı fakat solunum ve nabzı varsa derhal koma pozisyonuna getirilerek diğer yaralılar değerlendirilir. Şah damarı adem elmasının her iki yanında yer alır.

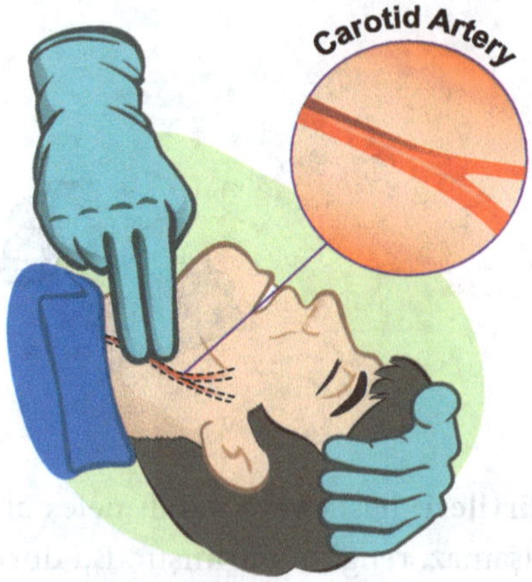

Ön-kol damarı (Bileğin iç yüzü, başparmağın üst hizası), bacak damarı, kol damarı (Kolun iç yüzü, dirseğin üstü)de nabız kontrolü yapılabilir.

İlkyardımın Temel 6 T İlkeleri

1. Tedbir: Ortamın güvenliğini sağlama.
2. Telekomünikasyon: Uygun acil yardım birimini (112, itfaiye, polis vb.) arayıp haberdar etme.
3. Triaj: Birden fazla yaralı olması durumunda yardım önceliğini belirleme.
4. Tanı: İlk yardım yapılacak sorunu belirleme.
5. Tedavi: Gerekli İlkyardım uygulamasını yapma.
6. Taşıma: Hastayı profesyonel tıbbi bakım ve yardım alacağı yere ulaştırma

Hasta veya Yaralının Değerlendirilmesi

Hasta ve yaralının değerlendirilmesindeki amaç Hasta veya yaralının ağırlık düzeyini belirlemek, ilk yardım önceliklerini belirlemek yapılacak ilk yardım yöntemini belirlemek ve güvenli bir müdahale sağlamaktır. İlk değerlendirmede ilk yardımcı önce kendi güvenliğini sonra çevrenin ve hasta yada yaralıların güvenliğini sağlamalıdır. Çok zorunlu olmadıkça hasta yerinden oynatılmamalı, ortam güvenli değilse uygun taşıma tekniklerini kullanarak hastayı güvenli bir ortama taşımalıdır.

Sonra hasta yada yaralının bilinç kontrolü yapılarak bilinç durumu değerlendirilir Sözlü olarak ya da omuzundan hafifçe tutarak -iyi misiniz -diye sorulur. Bilinç yoksa ve ilk yardımcının yanında birisi varsa 112 arattırılır. İlkyardımcı yalnızsa yetişkinlerde hemen, bebek ve çocuklarda ve boğulmalarda 5 tur tyd (temel yaşam desteği) uygulandıktan sonra 112 aranır. Daha sonra yukarda belirtildiği gibi hasta yada yaralının ABC sine bakılır. Hastanın hava yolu kontrol edilir. Hava yolu tıkalıysa baş geri-çene yukarı pozisyonu ile hava yolu açılır. Bu pozisyon esnasında ağız içinde görülebilen yabancı maddeler varsa çıkartılıp, hasta yada yaralının solunumu kontrol edilir. Bunun için "Bak-Dinle-Hisset" yöntemi uygulanır. Solunum varsa hasta yada yaralı rahatlatma pozisyonuna çevrilir ve profesyonel yardım gelene kadar solunumu ve nabzı düzenli olarak kontrol edilir.

Kişinin 1 dakika içinde nefes alma ve verme sayısı solunum sıklığıdır. Solunum sıklığı erişkinlerde dakikada 12–20, çocuklarda 16–22, bebeklerde 18–24 olmalıdır. Kalp atımlarının atardamar duvarına yaptığı basıncın damar duvarında parmak uçlarıyla hissedilmesine nabız denir. Nabız erişkinlerde dakikada 60–100, çocuklarda 100–120, bebeklerde 100–140 olmalıdır.

İlk yardımda vücut ısısı koltuk altından ölçülmelidir. Normal vücut ısısı 36,5 C'dir. Normal değerin üstünde olması yüksek ateş, altında olması düşük ateş olarak belirtilir. 41–42 C üstü ve 34,5 C tehlike olduğunu ifade eder. 31.0 C ve altı ölümcüldür.

Solunum Durması: Solunum hareketlerinin durması nedeniyle vücudun yaşamak için ihtiyacı olan oksijenden yoksun kalmasıdır. Hemen yapay solunuma başlanmalıdır aksi halde kalp durabilir.

Yapay (Suni) Solunum: Hastaya baş geri-çene yukarı pozisyonu verildikten sonra alında bulunan elin baş ve işaret parmağı ile burun kanatları sıkılarak kapatılır. Diğer elin üç parmağı ile çene desteklenerek derin nefes alınıp sonra ağız hastanın ağzına hava kaçağı olmayacak şekilde yerleştirilir. Soluk verirken hastanın ağız ve salgılarına temas etmemek için koruyucu yüz örtüleri kullanabilir. Her bir soluk verildiğinde göğüs kafesinin yükselişini ve ardından inişi izlenir. Verilecek soluk miktarı göğüs kafesini yükseltecek kadar olmalıdır.

Kalp Durması: Bilinci kapalı kişide kalp atımının olmaması durumudur. Kalp durmasına en kısa sürede müdahale edilmezse dokuların oksijenlenmesi bozulacağı için beyin hasarı oluşur. Kişide solunumun olmaması, bilincin kapalı olması, hiç hareket etmemesi ve uyaranlara cevap vermemesi kalp durmasının belirtisidir.

Temel Yaşam Desteği

Yaşam kurtarmak amacı ile hava yolu açıklığı sağlandıktan sonra, solunumu veya kalbi durmuş kişiye yapay solunum ile akciğerlerine oksijen gitmesini, dış kalp masajı ile de kalpten kan pompalanmasını sağlamak üzere yapılan ilaçsız müdahalelerdir.

Temel Yaşam Desteği

1. Kendisinin ve hasta veya yaralının güvenliği sağlar.
2. Hasta veya yaralının omuzlarına hafifçe dokunulup, "İyi misiniz?" diye sorularak bilinç kontrol edilir.
3. Eğer bilinci yoksa, çevreden yüksek sesle yardım çağrılır, 112 aratılır.
4. Hasta veya yaralı sert bir zemin üzerine yatırılır.
5. Hasta veya yaralının yanına diz çökülür.
6. Hasta veya yaralının boynunu ve göğsünü saran giysiler açılır.
7. Ağız içi kontrol edilir, yabancı cisim varsa çıkarılır.
8. Hava yolunu açmak için bir el hasta veya yaralının alnına, diğer elin iki parmağı çene kemiğinin üzerine yerleştirilir.

9. Çene kemiğinin uzun kenarı yere dik gelecek şekilde alından bastırılıp, çeneden kaldırılarak baş geriye doğru itilir; hastaya "Baş Geri-Çene Yukarı Pozisyonu" verilir.
10. Hasta veya yaralının solunum yapıp yapmadığı "Bak-Dinle-Hisset" yöntemiyle 10 saniye süre ile kontrol edilir; Göğüs kafesinin solunum hareketlerine bakılır, eğilip, kulağını hastanın ağzına yaklaştırılarak solunum dinlenirken, diğer el göğüs üzerine hafifçe yerleştirilerek hissedilir.
11. Hasta veya yaralının solunumu yok ise,
12. Çevrede başka kimse yok ve ilk yardımcı yalnız ise, kendisi 112'yi arar,
13. Kalp /Göğüs basısı uygulamak için göğüs kemiğinin alt ve üst ucu tespit edilerek alt yarısına bir elin topuğu yerleştirilir,
14. Diğer el bu elin üzerine yerleştirilir,
15. Her iki elin parmakları birbirine kenetlenir,
16. Ellerin parmakları göğüs kafesiyle temas ettirilmeden, dirsekler bükülmeden, göğüs kemiği üzerine vücuda dik olacak şekilde tutulur,

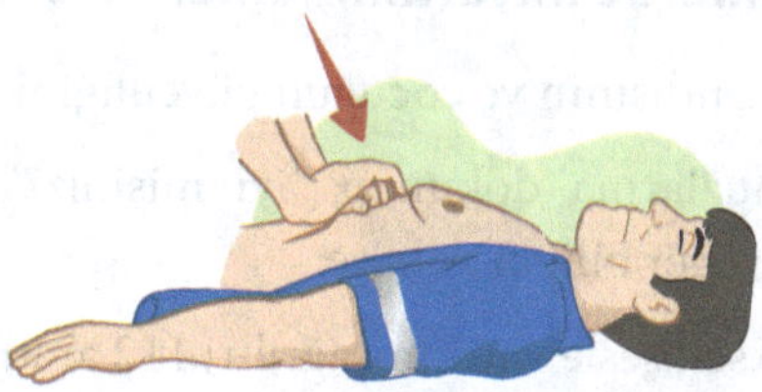

17. Göğüs kemiği 5 cm aşağı inecek şekilde (yandan bakıldığında göğüs yüksekliğinin 1/3'ü kadar) 30 göğüs basısı/kalp basısı uygulanır, bu işlemin hızı dakikada 100 bası olacak şekilde ayarlanır,
18. Baş geri çene yukarı pozisyonu tekrar verilerek hava yolu açıklığı sağlanır,
19. Alnın üzerine konulan elin baş ve işaret parmağını kullanarak hasta veya yaralının burnu kapatılır,
20. Normal bir soluk alınır, baş geri çene yukarı pozisyonunda iken hasta veya yaralının ağzını içine alacak şekilde ağız yerleştirilir,
21. Hasta veya yaralının göğsünü yükseltmeye yarayacak kadar her biri 1 saniye süren 2 (kurtarıcı) nefes verilir, havanın geriye çıkması için zaman verilir,
22. Hasta veya yaralıya 30 kalp masajı/göğüs basısından sonra 2 solunum yaptırılır, (30;2)

23. Temel yaşam desteğine hasta veya yaralının yaşamsal refleksleri veya tıbbi yardım gelene kadar kesintisiz devam edilir.

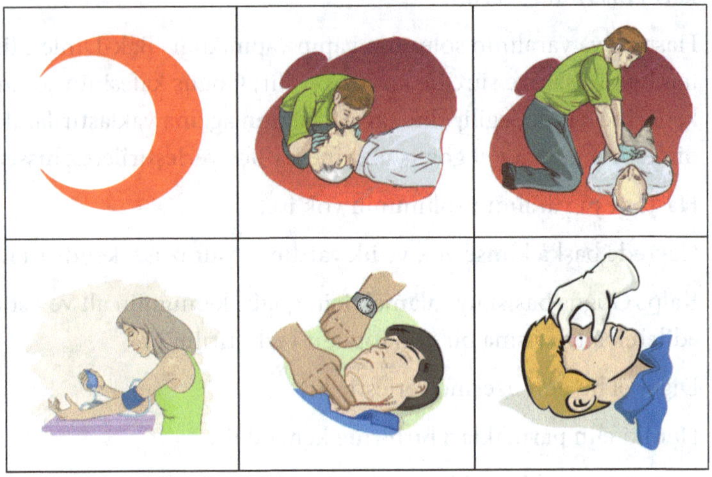

Çocuklarda ve Bebeklerde İlkyardım Temel Yaşam Desteği (0-8 yaş)

1. İlk yardımcı kendisinin ve çocuğun güvenliğini sağlar.
2. Çocuğun omuzlarına dokunup "iyi misiniz?" diye sorularak bilinci kontrol edilir; eğer bilinci yok ise:
3. Çevreden yüksek sesle yardım çağrılır; 112 aratılır.
4. Çocuk sert bir zemin üzerine sırt üstü yatırılır.
5. Çocuğun yanına diz çökülür.
6. Çocuğun boynunu ve göğsünü saran giysiler açılır.
7. Ağız içi gözle kontrol edilir; hava yolu tıkanıklığına neden olan yabancı cisim var ise çıkartılır.
8. Hava yolunu açmak için bir el hasta veya yaralının alnına, diğer elin iki parmağı çene kemiğinin üzerine yerleştirilir.
9. Çene kemiğinin uzun kenarı yere dik gelecek şekilde alından bastırılıp, çeneden kaldırılarak baş geriye doğru itilir; çocuğa baş geri çene yukarı pozisyonu verilir.
10. Hasta veya yaralının solunum yapıp yapmadığı bak-dinle-hisset yöntemiyle 10 saniye süre ile kontrol edilir. Göğüs kafesinin solunum hare-

ketlerine bakılır, eğilip, kulağını hastanın ağzına yaklaştırarak solunum dinlenirken diğer el göğüs üzerine hafifçe yerleştirilerek hissedilir.

11. Solunum yok ise; alnın üzerine konulan elin baş ve işaret parmağını kullanarak çocuğun burnu kapatılır.

12. Baş geri çene yukarı pozisyonunda iken çocuğun ağzını içine alacak şekilde ağız yerleştirilir.

13. Çocuğun göğsünü yükseltmeye yarayacak kadar her biri 1 saniye süren 2 nefes verilir, havanın geriye çıkması için zaman verilir.

14. Kalp basısı uygulamak için göğüs kemiğinin alt ve üst ucu tespit edilerek alt yarısına bir elin topuğu yerleştirilir, (çocuk yetişkin görünümündeyse yetişkinlerde olduğu gibi iki el ile kalp basısı uygulanır).

Bebeklerde ise, aynı işlemler tekrarlanır. Solunum yoksa ağız dolusu nefes alınır ve ağız bebeğin ağız ve burnunu içine alacak şekilde yerleştirilir, bebeğin göğsünü yükseltmeye yarayacak kadar her biri 1 saniye süren 2 solunum verilir, havanın geriye çıkması için zaman verilir, Kalp basısı uygulamak için bebeğin (iki meme başının altındaki hattın ortası göğüs merkezini oluşturur) göğüs merkezi belirlenir Bir elin orta ve yüzük parmağı bebeğin göğüs merkezine yerleştirilir. Göğüs kemiği 4 cm aşağı inecek şekilde (yandan bakıldığında göğüs yüksekliğinin 1/3'ü kadar) 30 kalp basısı uygulanır, bu işlemin hızı dakikada 100 bası olacak şekilde ayarlanır, Bebeğe 30 kalp masajından sonra 2 solunum yaptırılır (30;2). İlkyardımcı yalnız ise; 30;2 göğüs basısının 5 tur tekrarından sonra 112'yi kendisi arar, Temel yaşam desteğine bebeğin yaşamsal refleksleri veya tıbbi yardım gelene kadar kesintisiz devam edilir.

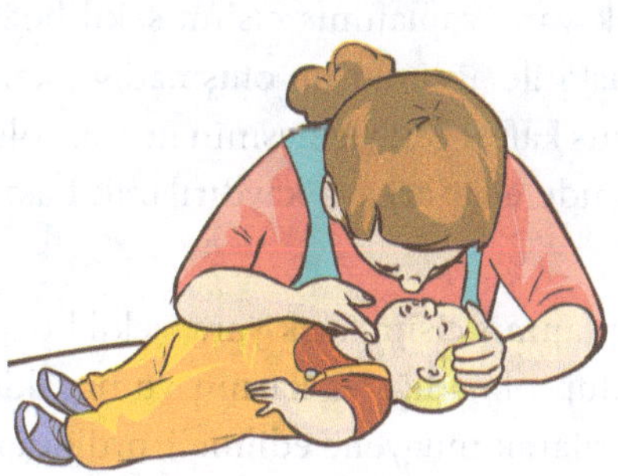

http://www.sanalalemci.com/tag/trafik-kazalarinda-temel-ilk yardim-resimli-anlatim

İlk değerlendirme; sonucu hasta veya yaralının bilinci kapalı fakat solunum ve nabzı varsa derhal koma pozisyonuna getirerek diğer yaralılar değerlendirilir.

Hasta veya yaralının ikinci değerlendirmesi; İlk muayene ile hasta veya yaralının yaşam belirtilerinin varlığı güvence altına alındıktan sonra ilk yardımcı ikinci muayene aşamasına geçerek baştan aşağı muayene yapar. İkinci değerlendirme aşamaları şunlardır:

Görüşerek bilgi edinir:

- Kendini tanıtır,
- Hasta veya yaralının ismini öğrenir ve adıyla hitap eder,
- Hoşgörülü ve nazik davranarak güven sağlar,
- Hasta veya yaralının endişelerini gidererek rahatlatır,

Olayın içeriği, koşulları, kişisel özgeçmişleri, son olarak ne yedikleri, kullanılan ilaçlar ve alerjinin varlığı sorularak öğrenilir.

Baştan aşağı kontrol yapılır:

- Bilinç düzeyi, anlama, algılama,
- Solunum sayısı, ritmi, derinliği,
- Nabız sayısı, ritmi, şiddeti,
- Vücut veya cilt ısısı, nemi, rengi kontrol edilir.

Baş: Saç, saçlı deri, baş ve yüzde yaralanma, morluk olup olmadığı, kulak ya da burundan sıvı veya kan gelip gelmediği değerlendirilir, ağız içi kontrol edilir.

Boyun: Ağrı, hassasiyet, şişlik, şekil bozukluğu araştırılır. Boyun zedelenmesi ihtimali göz önünde bulundurulup ona göre tedbir alınmalıdır.

Göğüs kafesi: Açık yara, saplanmış cisim, şekil bozukluğu ya da morarma olup olmadığı, hafif baskı ile ağrı oluşup oluşmadığı, kanama olup olmadığı değerlendirilmelidir. Göğüs kafesi genişlemesinin normal olup olmadığı araştırılmalıdır. Göğüs muayenesinde eller arkaya kaydırılarak hasta veya yaralının sırtı da kontrol edilmelidir.

Karın boşluğu: Saplanmış cisim, açık yara, şekil bozukluğu, şişlik, morarma, ağrı ya da duyarlılık olup olmadığı ve karnın yumuşaklığı değerlendirilmelidir. Eller bel tarafına kaydırılarak muayene edilmeli, ardından kalça kemiklerinde de aynı araştırma yapılarak kırık veya yara olup olmadığı araştırılmalıdır.

Kol ve bacaklar: Kuvvet, his kaybı varlığı, ağrı, şişlik, şekil bozukluğu, işlev kaybı ve kırık olup olmadığı, nabız noktalarından nabız alınıp alınmadığı değerlendirilmelidir.

İkinci değerlendirmeden sonra mevcut duruma göre yapılacak müdahale yöntemi seçilir.

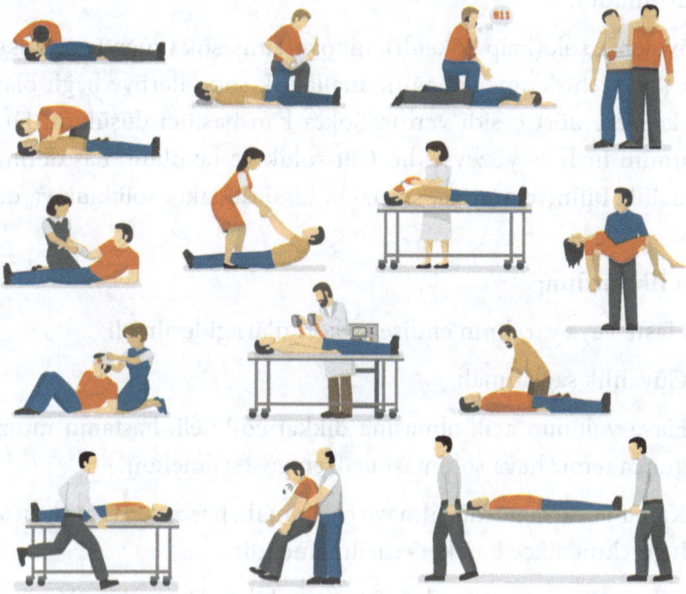

Bilinç Kayıplarında İlkyardım

Bayılma (Senkop); beyne giden kan akışının azalması sonucu oluşan kısa süreli, yüzeysel ve geçici bilinç kaybıdır. Bayılma nedenleri: Korku, aşırı heyecan, sıcak, yorgunluk, kapalı ortam, kirli hava, aniden ayağa kalkma kan şekerinin düşmesi şiddetli enfeksiyonlar sayılabilir. Bayılma belirtileri; yüzde solgunluk, bacakta uyuşma, üşüme, terleme, hızlı yada zayıf nabız, baş dönmesi baygınlık yere düşmedir. Kişi kendini kötü hissediyorsa sırt üstü yatırılır, ayakları 30 cm. kaldırılır (Şok pozisyonu), sıkan giysiler gevşetilir, kendini iyi hissedinceye kadar dinlenmesi sağlanır.

Bayıldı ise,

Etraftakiler uzaklaştırılır

Hasta veya yaralı sırt üstü yatırılır ve ayakları 30 cm yukarı kaldırılır

Solunum yolu açıklığı kontrol edilir ve korunur

Sıkan giysiler gevşetilir

Kusma varsa yan pozisyonda tutulur.

Şok; Dolaşım sisteminin yaşamsal organlara yeterince kan gönderememesi nedeniyle ortaya çıkan ve tansiyon düşüklüğü ile seyreden bir akut dolaşım yetmezliği durumudur.

Kardiyojenik şok (kalp kökenli), hipovolemik şok (vücutta sıvı eksikliği/kaybı), toksik şok (zehirlenmeye bağlı), anaflaktik şok (alerjiye bağlı olarak gelişen şok) olmak üzere dört çeşidi vardır. Şokta kan basıncı düşüktür. Hızlı ve zayıf nabız, solunum hızlı ve yüzeyseldir. Cilt soluk ve nemlidir, baş dönmesi, endişe ve huzursuzluk, bilinçte azalma, susuzluk hissi dudakta solukluk ya da morarma görülebilir.

Şokta İlk yardım;

- Hasta veya yaralının endişe ve korkuları giderilmeli,
- Güvenlik sağlanmalı,
- Hava yolunun açık olmasına dikkat edilmeli, hastanın mümkün olduğunca temiz hava solumasına özen gösterilmelidir.
- Kanama varsa durdurulmaya çalışılmalı, hasta veya yaralı sıcak tutulmalı gerekmedikçe hareket ettirilmemelidir.
- Şok pozisyonu verilerek 112 aranmalıdır. (Hasta düz olarak sırt üstü yatırılır. Hastanın bacakları 30 cm kadar yukarı kaldırılarak bacaklarının altına çarşaf, battaniye, yastık, kıvrılmış giysi vb. bir destek konulmalıdır.

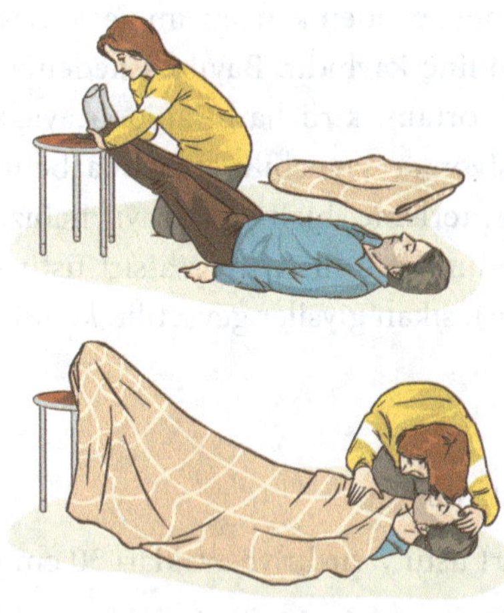

Şok Pozisyonu

Koma; Koma yutkunma, öksürük gibi reflekslerin ve dıştan gelen uyarılara karşı tepkinin azalması ya da yok olması ile ortaya çıkan uzun süreli bilinç kaybıdır. Düşme ya da şiddetli darbe, kafa travmaları, zehirlenmeler şeker hastalığı, fazla alkol, uyuşturucu kullanımı, havale vb. ateşli hastalıklar, karaciğer hastalıklarında görülebilir.

Komada İlkyardım;

- Olay yeri güvenliği sağlanır.
- Hasta veya yaralının yaşam bulguları değerlendirilir.
- Hasta veya yaralının bilinci kontrol edilir.
- Solunum yolu açıklığı sağlanır.
- Koma pozisyonu verilir; hasta veya yaralının döndürüleceği tarafa diz çökülür. İlkyardımcıya yakın kolu baş hizasında omuzdan yukarı uzatılır, hasta yada yaralının karşı tarafta kalan kolu yüzünün altına konur, karşı taraftaki bacağı dik açı yapacak şekilde kıvrılır, karşı taraf omuz ve kalçasından tutularak bir hamlede çevrilir, üstteki bacak kalça ve dizden bükülerek arkaya destek yapılır, başı uzatılan kolun üzerine yan pozisyonda hafif eğik konur.

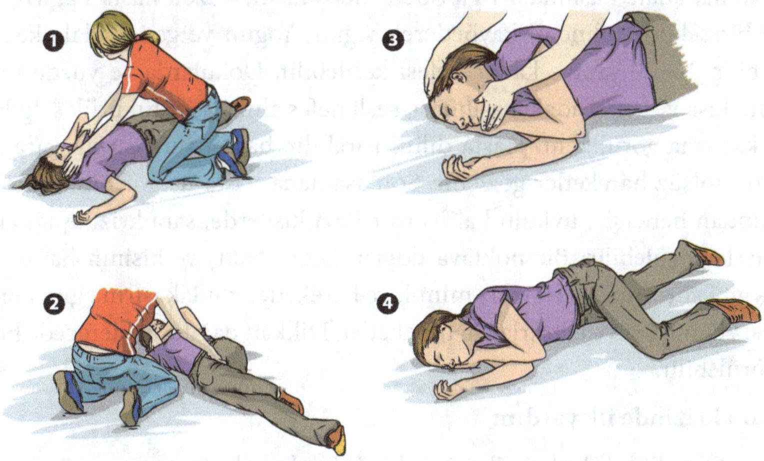

- 112 aranır, Hasta veya yaralı sağlık ekipleri gelene kadar yalnız bırakılmaz. Solunum ve nabız 3-5 dakika ara ile kontrol edilir. 20 dakikada bir pozisyonun yönü değiştirilir.

Havale; Konvülsiyon: Havale geçirmenin tıp dilindeki adıdır. Beyindeki elektriksel aktivitedeki anormallikten kaynaklanan vücutta kasılma, şuur kaybı, nefes alamama ve çırpınma gibi belirtiler veren olağan dışı bir sağlık sorunudur. Konvülsiyon geçiren kişinin vücudu istemsiz bir şekilde sallanır veya kasılır. Tüm beyni veya beynin herhangi bir kısmını etkilenebildiğinden birçok belirtiye sahip çok sayıda konvülsiyon türü vardır. Genellikle 30 saniye ile 2 dakika arası sürer, ancak daha uzunda sürmesi mümkündür. Beyinde meydana gelen elektriksel boşalmalar sonucu oluşur. Kafa travmasına bağlı beyin yaralanmaları, yüksek ateş, beyin enfeksiyonları, bazı hastalıklar havaleye neden olabilir. Havale ateş sebebiyle ya da sara krizi (epilepsi) sebebiyle oluşabilir. Herhangi bir ateşli hastalık sonucu vücut sıcaklığının 38°C'nin üstüne çıkmasıyla oluşan havaleye ateşli havale denir. Genellikle 6 ay ya da 6 yaş arasındaki çocuklarda görülür. İlk müdehale olarak ıslak havlu ya da çarşafa sarılır, eğer etki etmezse ılık duş aldırılır ateş düşmezse hastaneye götürülmelidir.

Sara krizi (Epilepsi). Kronik bir hastalıktır. Doğum sırasında ya da daha sonra herhangi bir nedenle beyin zedelenmesi oluşan kişilerde gelişir. Uzun süreli açlık, uykusuzluk, aşırı yorgunluk, kullanılan ilaçların doktor izni dışında kesilmesi ya da değiştirilmesi, hormonal değişiklikler sara krizinin ortaya çıkmasına neden olabilir. Bazı durumlarda sara krizi, madde bağımlılarının geçirdiği madde yoksunluk krizi ile karıştırılabilir.

Sara krizinin belirtileri; Hastada ön haberci denilen normalde olmayan kokuları alma, adale kasılmaları gibi belirtiler oluşur, Bazen hasta bağırır, şiddetli ve ani bir şekilde bilincini kaybederek yığılır, Yoğun ve genel adale kasılmaları görülebilir, 10–20 saniye kadar nefesi kesilebilir, Dokularda ve yüzde morarma gözlenir, kısa ve genel adale kasılması, sesli nefes alma, aşırı tükürük salgılanması, altına kaçırma görülebilir. Hasta dilini ısırabilir, başını yere çarpıp yaralayabilir, aşırı kontrolsüz hareketler gözlenir, Son aşamada hasta uyanır, şaşkındır, nerede olduğundan habersiz, uykulu hali vardır Bazı kişilerde, sara krizi aşağıdaki hafif belirtilerle görülebilir; Bir noktaya doğru dalgın bakış ve kişinin hayal alemine dalmış gibi görünmesi, istemsiz mimik ve hareketler, dudak ısırma gibi hareketler, anlamsız konuşma ve tekrarlayan hareketler, Dikkati dağıtacak derecede bellek yitimi görülebilir.

Sara krizinde ilk yardım

- Öncelikle, olayla ilgili güvenlik önlemleri alınır.
- Kriz, kendi sürecini tamamlamaya bırakılır, Hasta bağlanmaya çalışılmaz, Kilitlenmiş çene açılmaya çalışılmaz.
- Genel olarak yabancı herhangi bir madde kullanılmaz, koklatılmaz ya da ağızdan herhangi bir yiyecek içecek verilmez.
- Kendisini yaralamamasına dikkat edilir.
- Başını çarpmasını engellemek için başın altına yumuşak bir malzeme konur.
- Yaralanmaya neden olabilecek eşyalar etraftan kaldırılır.

- Sıkan giysiler gevşetilir.
- Kusmaya karşı tedbirli olunur.
- Düşme sonucu yaralanma varsa gerekli işlemler yapılır.
- Tıbbi yardım istenir (112).

Kan şekeri düşüklüğü: Herhangi bir nedenle vücutta glikoz eksildiği zaman ortaya çıkan belirtilerdir Kan şekeri aniden düştüğünde Korku,terleme, hızlı nabız, titreme, aniden acıkma yorgunluk, bulantı baş ağrısı görme bozukluğu, uyuşukluk zayıflık konuşma güçlüğü kafa karışıklığı, sarsıntı ve şuur kaybı görülebilir.

Kan Şekeri Düşmesinde İlkyardım

Hastanın ABC'si değerlendirilir.

Hastanın bilinci yerinde ve kusmuyorsa ağızdan şeker, şekerli içecekler verilir.

15-20 dakikada belirtiler geçmiyorsa sağlık kuruluşuna gitmesi için yardım çağırılır.

Hastanın bilinci yerinde değilse koma pozisyonu verilerek tıbbi yardım çağırılır (112).

Göğüste kuvvetli ağrı: Göğüste kuvvetli ağrı nedenleri arasında en sık kalp spazmı (angina pektoris) ve kalp krizi (miyokart enfarktüsü) görülür. Her ikisi de kalp kasının belli bir yerine gönderilen kanın azalması sonucu oluşur.

Kalp Spazmı (Angina Pektoris) belirtileri: Sıkıntı veya nefes darlığı olur, Ağrı hissi; genellikle göğüs ortasında başlar, kollara, boyuna, sırta ve çeneye doğru ilerler, Sıklıkla fiziksel hareket, fiziksel zorlanma, heyecan, üzüntü ya da fazla yemek yeme sonucu ortaya çıkar, Kısa sürelidir, ağrı yaklaşık 5-10 dakika kadar sürer, Ağrı, dinlenme ile durur, dinlenme halinde ağrı devam ediyorsa durum ciddidir Nefes alıp vermekle ağrının şekli ve şiddeti değişmez.

Kalp Krizi (Miyokart Enfarktüsü) belirtileri: Hasta ciddi bir ölüm korkusu ve yoğun sıkıntı hisseder, terleme, mide bulantısı, kusma gibi şikayetler görülür, Ağrı; göğüs ya da mide boşluğunun herhangi bir yerinde, sıklıkla kravat bölgesinde görülür, omuzlara, boyuna, çeneye ve sol kola yayılır, Süre ve yoğunluk olarak kalp spazmı (angina pektoris) ağrısına benzemekle birlikte daha şiddetli ve uzun sürelidir, En çok hazımsızlık, gaz sancısı veya kas ağrısı şeklinde belirti verir ve bu nedenle bu tür rahatsızlıklarla karıştırılır (Bu tür gaz ya da kas ağrıları, aksi ispat edilinceye kadar kalp krizi olarak düşünülmelidir). Nefes alıp vermekle ağrının şekli ve şiddeti değişmez.

Göğüs Ağrısında İlkyardım

- Hastanın yaşamsal bulguları kontrol edilir (ABC).
- Hasta sakinleştirilir hemen dinlenmeye alınır.
- Yarı oturur pozisyon verilir.
- Kullandığı ilaçları varsa almasına yardım edilir.
- Yardım istenerek (112) sağlık kuruluşuna gitmesi sağlanır.
- Yol boyunca yaşam bulguları izlenir.

Boğulmalarda İlkyardım

Boğulma, vücuttaki dokulara yeterli oksijen gitmemesi sonucu dokularda bozulma meydana gelmesidir. Boğulma nedenleri bayılma ve bilinç kaybı sonucu dilin geriye kayması, nefes borusuna sıvı dolması, nefes borusuna yabancı cisim kaçması, asılma akciğerlerin zedelenmesi, gazla zehirlenme, suda boğulmalarda, boğulma sırasında nefes borusu girişinin kasılmasına bağlı olarak çok az miktarda su akciğerlere girer. Suda boğulanlarda özellikle soğuk havalarda 20–30 dakika geçse bile yapay solunum ve kalp mesajına başlanmalıdır. Suda boğulmalarda, ağızdan ağza ya da ağızdan buruna solunumun suda yaptırılması mümkündür ve bu uygulamaya su içerisinde iken başlanmalıdır. Bu uygulama derin sularda mümkün olmayabilir, bu nedenle hasta veya yaralının hızla sığ suya doğru çekilmesi gerekir. Suya atlama sonucu, boğulma riskinin yanı sıra genel vücut travması ya da omurga kırıkları da akla gelmelidir. Bu nedenle suda, başın çok fazla arkaya itilmemesi gereklidir. Boğulmalarda genel belirtiler nefes almada güçlük, gürültülü, hızlı ve derin solunum, ağızda balgam toplanması ve köpüklenme, yüzde, dudaklarda ve tırnaklarda morarma, genel sıkıntı hali, cevaplarda isabetsizlik ve kararsızlıktır.

Boğulmalarda İlkyardım

- Boğulma nedeni ortadan kaldırılır,.
- Bilinç kontrolü yapılır.
- Hastanın yaşamsal bulguları değerlendirilir.
- Temel yaşam desteği sağlanır.
- Tıbbi yardım istenir (112).

Kanamalar

Damar bütünlüğünün bozulması sonucu kanın damar dışına (vücut içine ya da dışına) çıkmasına kanama denir. Vücutta kanın aktığı bölgeye göre kanamalar 3'e ayrılır.

Dış kanamalar: Kanın vücut dışına doğru akmasıdır.

İç kanamalar: Kanın vücut içine akmasıdır.

Doğal deliklerden olan kanamalar vardır. Bunlar Kulak, burun, ağız, anüs (makat) ve üreme organlarından olan kanamalardır.

Damar Yapısına Göre Kanamalar:

Atardamar kanaması: Açık kırmızı renkli, kalp atışıyla uyumlu şekilde kesik ve fışkırarak akar.

Toplardamar kanaması: Koyu kırmızı renkli ve sızıntı şeklinde akar.

Kılcal damar kanaması: Küçük kabarcıklar şeklindedir.

Dış kanamalarda İlkyardım;

- Yara üzerine direkt baskı yapılır.
- Kanama durmazsa ikinci bir bez konarak basınç arttırılır.
- Gerekirse bandaj ile sarılarak kanlanmış bezler kaldırılmadan basınç arttırılır.
- Kanayan bölgeye en yakın basınç noktasına bası uygulanır.
- Kanayan bölge yukarı kaldırılır.
- Kanama kol veya bacaklardaysa ve kırık şüphesi yoksa kanama bölgesini kalp hizasından yukarıda tutulur.
- Şok pozisyonu verilir.
- Sık sık yaşam bulguları kontrol edilir (2-3 dk. arayla).

Turnike Uygulama Koşulları, Uzuv kopmuşsa, tüm kanama durdurma uygulamaları yetersiz kalıyorsa, hasta veya yaralının uzun mesafede taşınması gerekiyorsa, çok sayıda hasta veya yaralının bulunduğu ortamda tek ilk yardımcı varsa uygulanır.

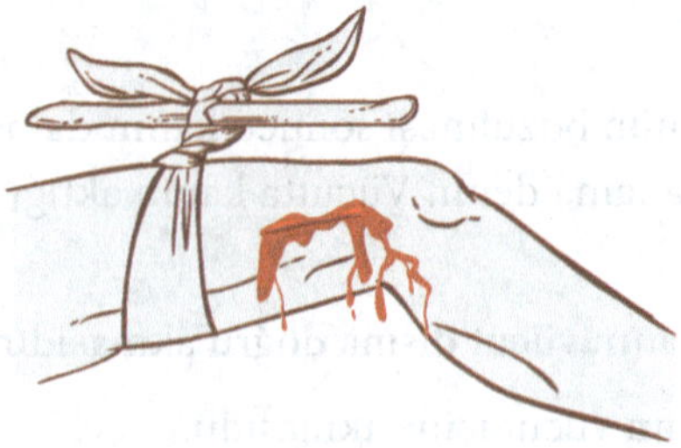

İç kanmalarda İlk yardım

- Hasta veya yaralının bilinci ve solunumu değerlendirilir.
- Üzeri örtülerek ayakları 30 cm. kaldırılır.
- Asla ağızdan yiyecek içecek verilmemelidir.
- Kapalı kırık varsa, kan damarlarının yaralanmasını önlemek ve bir iç kanamaya sebep olmamak için hasta ya da yaralının hareketsiz kalması sağlanır.
- Hasta veya yaralı şok pozisyonuna getirilip 112 aranır.

Burun Kanamasında İlk yardım

- Öncelikle sakin olunmalıdır.
- Hasta veya yaralı sakinleştirilir, oturtulur.
- Başı hafifçe öne eğilir.
- Burun kanatları iki parmakla 5 dakika süre ile sıkılır.
- Uzman bir doktora gitmesi sağlanır.

Kulak Kanamasında İlk yardım

- Hafifse temiz bir bezle temizlenir.
- Ciddi ise;
- Kulak tıkanmadan gazlı bezle kapatılır.
- Hasta veya yaralının hareketsiz olarak, kanayan kulak üzerine yan yatması sağlanır.
- Tıbbi yardım sağlanır.

Unutulmamalıdır ki, kulak kanaması olası bir beyin kanamasının habercisi olabilir.

Yaralanmalarda İlkyardım

Bir travma sonucu deri yada mukozanın bütünlüğünün bozulmasıdır. Aynı zamanda kan damarları, adale ve sinir gibi yapılar etkilenebilir. Derinin koruma özelliği bozulacağından enfeksiyon riski artar.

Yara Çeşitleri

Kesik yaralar: Bıçak, çakı, cam gibi kesici aletlerle oluşur. Genellikle basit yaralardır. Derinlikleri kolay belirlenir.

Ezikli yaralar: Taş, yumruk ya da sopa gibi etkenlerin şiddetli olarak çarpması ile oluşan yaralardır. Yara kenarları eziktir. Çok fazla kanama olmaz, ancak doku zedelenmesi ve hassasiyet vardır.

Delici yaralar: Uzun ve sivri aletlerle oluşan yaralardır. Yüzey üzerinde derinlik hakimdir. Aldatıcı olabilir tetanos tehlikesi vardır.

Parçalı yaralar: Dokular üzerinde bir çekme etkisi ile meydana gelir. Doku ile ilgili tüm organ zarar görebilir.

Yara Tipleri

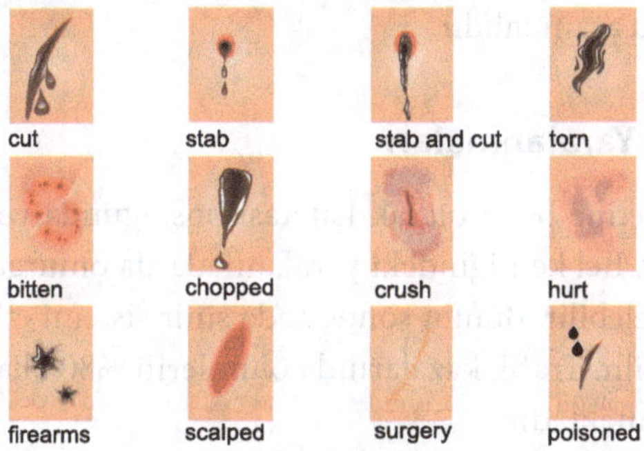

Kirli (enfekte) yaralar: Mikrop kapma ihtimali olan yaralardır. Enfeksiyon riski yüksek yaralar şunlardır: Gecikmiş yaralar (6 saatten fazla), Dikişleri ayrılmış yaralar, Kenarları Muntazam olmayan yaralar, çok kirli ve derin yaralar, Ateşli silah yaraları, Isırma ve sokma ile oluşan yaralardır.

Yaralanmalarda İlkyardım

- Yaşam bulguları değerlendirilir (ABC)
- Yara yeri değerlendirilir. Oluş şekli, süresi, yabancı cisim varlığı, kanama vb.

- Kanama durdurulur.
- Üzeri kapatılır.
- Sağlık kuruluşuna gitmesi sağlanır.
- Tetanos konusunda uyarıda bulunulur.
- Yaradaki yabancı cisimlere dokunulmamalıdır.

Ciddi Yaralanmalar; Kenarları birleşmeyen veya 2-3 cm olan yaralar, kanaması durdurulamayan yaralar, kas veya kemiğin göründüğü yaralar, delici aletlerle oluşan yaralar, yabancı cisim saplanmış olan yaralar, insan veya hayvan ısırıkları, görünürde iz bırakma ihtimali olan yaralar. Ciddi Yaralanmalarda İlkyardım

Ciddi Yaralanmalara İlkyardım

Yaraya saplanan yabancı cisimler çıkarılmamalıdır.

Yarada kanama varsa durdurulmalıdır.

Yara içi ile oynanmamalıdır.

Yara temiz bir bezle örtülmelidir.

Yara üzerine bandaj uygulanmalıdır.

Sağlık kuruluşu aranmalıdır.

Kafatası Omurga Yaralanmaları

Darbenin şiddetine bağlı olarak kafatası boşluğunda yer alan merkezi sinir sistemi etkilenebilir. Bel kemiğindeki yaralanmalarda omurgada ani sıkışma yada ayrılma meydana gelebilir. Bunun sonucunda sinir sistemi etkilenerek bazı olumsuz sonuçlar oluşabilir. Trafik kazalarında ölümlerin %80'i kafatası ve omurga yaralanmalarından olmaktadır.

Kafatası yaralanmaları

Saçlı deride yaralanmalar: Saç derisi kafatası yüzeyi üzerinde kolaylıkla yer değiştirebilir ve herhangi bir darbe sonucu kolayca ayrılabilir. Bu durumda çok fazla miktarda kanama olur, bu nedenle öncelikle kanamanın durdurulması gereklidir.

Kafatası kırıkları: Kafatası kırıklarında beyin zedelenmesi, kemiğin kırılmasından daha önemlidir. Bu nedenle beyin hasarı bulguları değerlendirilmelidir.

Yüz yaralanmaları: Ağız ve burun yaralanmalarında solunum ciddi şekilde etkilenebilir ve duyu organları zarar görebilir. Bir yüz yaralanması sonucunda burun, çene kemiği kemiklerinde yaralanma görülebilir.

Omurga (bel kemiği) yaralanmaları: En çok zarar gören bölge bel ve boyun bölgesidir ve çok ağrılıdır. Kazalarda en çok boyun etkilenir.

Kafatası ve Omurga yaralanmalarının nedenleri: Yüksek bir yerden düşme Baş ve gövde aralanması Otomobil yada motosiklet kazaları Spor ve iş kazaları Yıkıntı altında kalma vb sıralanabilir.

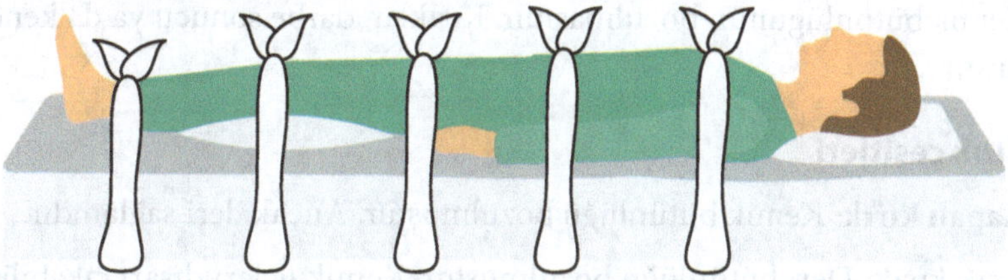

Kafatası ve Omurga Yaralanmalarında İlk yardım

Bilinç kontrolü yapılır,

Yaşam bulguları değerlendirilir,

Hemen tıbbi yardım istenir (112),

Bilinci açıksa hareket etmemesi sağlanır,

Herhangi bir tehlike söz konusu ise düz pozisyonda sürüklenir. Tüm yapılanlar ve hasta/yaralı hakkındaki bilgiler kaydedilmeli ve gelen ekibe bildirilmelidir.

Asla yalnız bırakılmamalıdır. Bölgede; nabız, deri rengi, ısı kontrol edilir. Tıbbi yardım sağlanır.

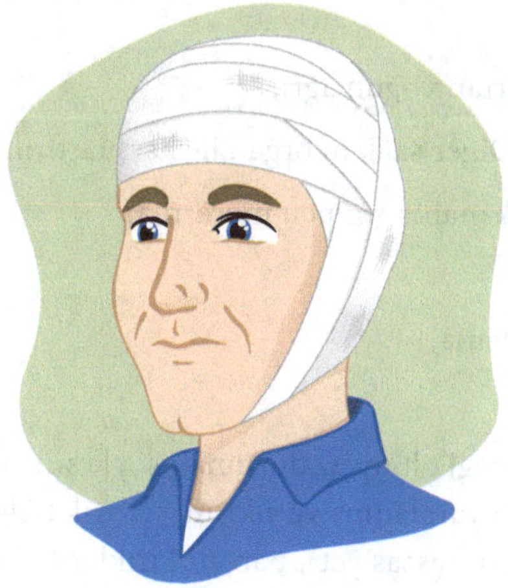

Belirtileri; bilinç düzeyinde değişmeler, hafıza değişiklikleri yada hafıza kaybı, başta, boyunda ve sırtta ağrı. Elde ve parmaklarda karıncalanma yada his kaybı

Vücudun herhangi bir yerinde tam yada kısmi hareket kaybı, baş yada bel kemiğinde şekil bozukluğu burun ve kulaktan beyin omurilik sıvısı ve kan gelmesi baş, boyun ve sırtta dış kanama sarsıntı denge kaybı.

Kırık Çıkık ve Burkulmalarda İlkyardım

Kemik bütünlüğünün bozulmasıdır. Kırıklar, darbe sonucu ya da kendiliğinden oluşur.

Kırık çeşitleri

Kapalı kırık: Kemik bütünlüğü bozulmuştur. Ancak deri sağlamdır.

Açık kırık: Deri bütünlüğü bozulmuştur. Kemik uçları dışarı çıkabilir, beraberinde kanama ve enfeksiyon riski taşırlar.

Parçalı kırık: Kemik birden fazla yerden kırılmıştır.

Kemik Kırıkları Tipleri

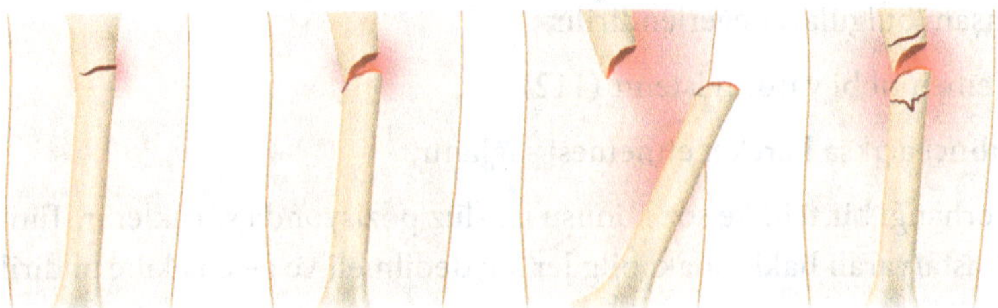

Çatlak **Kapalı Kırık** **Açık Kırık** **Parçalı Kırık**

Kırık belirtileri:

Hareket etmekle artan yoğun ağrı,

Şekil bozukluğu (Diğer sağlam organ ile karşılaştırılır),

Bölgede ödem ve kanama sonucu morarma,

İşlev kaybı,

Hareketlerde kısıtlama,

Şişlik.

Kırığın yol açabileceği olumsuz durumlar şöyle sıralanabilir; kırık yakınındaki damar, sinir, kaslarda yaralanma ve sıkışma, (Kırık bölgede nabız alınamaması, soğukluk, solukluk, aşırı hassasiyet), parçalı kırıklarda kanamaya bağlı şok, açık kırıklarda enfeksiyon riski görülebilir.

Kırıklarda İlkyardım

- Yaşamı tehdit eden başka yaralanma varsa ona öncelik verilmelidir.
- Hasta veya yaralı hareket ettirilmemelidir.
- Ani hareketlerden kaçınılmalı, kırık yerine konulmaya çalışılmamalıdır.
- Kırık kolda ise; ödem oluşacağından yüzük, saat vb. eşyalar çıkartılmalıdır.
- Kırık olan bölge hareket ettirilmemelidir.
- Açık kırık varsa; önce yara üzeri temiz bir bezle kapatılmalıdır.
- Kırık olan bölge, bir üst ve bir alt eklemi de içine alacak şekilde karton, tahta vb. sert cisimle sabitlenmelidir..
- Sabitlenen bölge yukarıda tutularak dinlenmeye alınmalıdır.
- Kırık bölgede sık aralıklarla nabız, derinin rengi kontrol edilmelidir.
- Hasta sıcak tutulmalıdır.
- Tıbbi yardım sağlanmalıdır.

Acil Durumlarda Taşıma

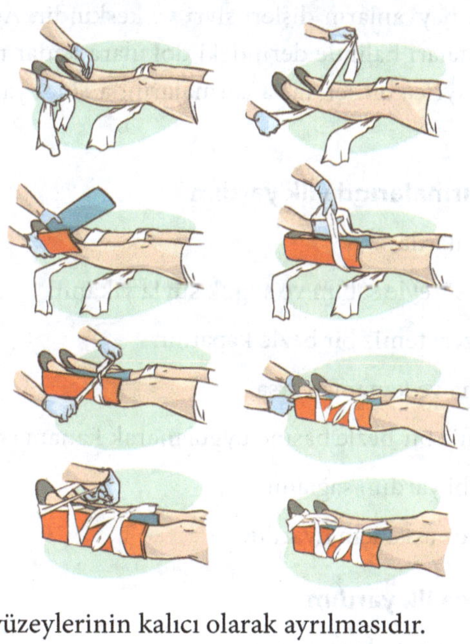

Çıkık, Eklem yüzeylerinin kalıcı olarak ayrılmasıdır.

Çıkıkta İlk yardım

Eklem bulunduğu şekilde sabitlenmelidir.

Çıkık yerine asla oturtulmaya çalışılmamalıdır.

Hasta veya yaralıya ağızdan hiçbir şey verilmemelidir.

Burkulma: Eklem yüzeylerinin anlık olarak ayrılmasıdır

Burkulmada İlkyardım

Sıkıştırıcı bir bandajla burkulan eklem dolaşımı engellemeyecek şekilde sabitlenir.

Şişliği azaltmak için bölge yukarı kaldırılır.

Soğuk uygulama yapılır.

Hareket ettirilmez.

Uzun süre geçmiyorsa, doktora gidilmelidir.

Böcek Sokmaları ve Hayvan Isırmalarında İlk yardım

Kedi köpek vb. hayvanların dişleri sivri ve keskindir. Ağızlarında ise daima mikrop vardır. Isırmaları halinde derindeki dokulara kadar mikropların ulaşmasına neden olurlar. Ayrıca birden fazla ısırmalarında ciddi yaralanmalara yol açabilirler.

Kedi Köpek Isırmalarında İlk yardım

Hafif yaralanmalarda;

- Yara 5 dk. süreyle sabun ve soğuk suyla yıkanır.
- Yaranın üzeri temiz bir bezle kapatılır.

Ciddi yaralanma ve kanama varsa;

- Yaraya temiz bir bezle basınç uygulanarak kanama durdurulur.
- Derhal tıbbi yardım sağlanır.
- Hasta kuduz aşısı için uyarılır.

Arı Sokmasında İlk yardım

- Arının soktuğu bölge yıkanır.
- Derinin üzerinden arının iğnesi görünüyorsa çıkarılır.

- Soğuk uygulama yapılır (soğuk su). Amonyak vb. kullanılmaz.
- Eğer ağızdan sokmuşsa, solunumu güçleştiriyorsa kişinin buz emmesi sağlanır.
- Ağız içi sokmalarında ve alerjisi olanlar için tıbbi yardım istenir.

Akrep Sokmasında İlk yardım

- Hasta sakinleştirilir.
- Sokmanın olduğu bölge hareket ettirilmez.
- Hasta ya da yaralı yatar pozisyonda tutulur.
- Sokulan bölgeye soğuk uygulama yapılır.
- Sokulan yerin dört parmak üst bölümüne dolaşımı engellemeyecek şekilde bandaj uygulanır.
- Turnike uygulanmaz.
- Yara üzerine hiçbir girişimde bulunulmaz (kesilmez, emilmez, vb.).
- Tıbbi yardım istenir.

Yılan Sokma / Isırmalarında İlk yardım

- Hasta sakinleştirilip, dinlenmesi sağlanır.
- Yara soğuk su ile yıkanır.
- Yaraya yakın bölgedeki baskı yapabilecek takı ya da eşyalar çıkarılır (yüzük, bilezik, saat vb.).
- Yaraya soğuk uygulama yapılır.
- Yaralanan bölgenin dört parmak üst bölümüne dolaşımı engellemeyecek şekilde bandaj uygulanır.
- Turnike uygulanmaz.
- Yaralı mümkün olduğunca hareket ettirilmez.
- Yara üzerine hiçbir girişimde bulunulmaz (kesilmez, emilmez, vb.).
- Yaralının yaşam bulguları izlenir.
- Tıbbi yardım istenir (112).

Deniz Canlıları Sokmasında İlk yardım

- Kişi hareket ettirilmez.
- Temas eden ya da etkilenen vücut bölgesi ovulmaz.

- Batan diken varsa ve görünüyorsa çıkarılır.
- Bu hayvanların enzimleri sıcağa karşı dayanıksız olduğundan, temas edilen ya da etkilenen bölgeye sıcak uygulama yapılır.
- Kişi sağlık kuruluşuna sevk edilir.

Kene Isırması Keneler otlaklar, çalılıklar ve kırsal alanlarda yaşayan küçük oval şekilli, 6–8 bacaklı, uçamayan, sıçrayamayan hayvanlardır. Hayvan ve insanların kanlarını emerek beslenirler. Bir önceki kan emdikleri canlının üzerinden aldıkları mikrobu, kanını emdiği diğer canlıya bırakırlar. Bu yüzden kene ısırması sonucu insanlara birçok hastalık bulaşır. Bu hastalıklar arasında en tehlikeli ve ölümcül olanı son yıllarda salgın hâline gelen Kırım-Kongo hastalığıdır. Kene ısırmasından korunmak için tarla, bağ, bahçe ve piknik alanları gibi kene yönünden riskli bir yerde bulunduğunuzda şunlara dikkat edin: • Kenelerin vücudunuza girmesini engellemek için mümkün olduğunca kapalı giysiler giyinmeli. • Pantolonun paçaların çorapların içerisine sokulmalı. • Kenelerin elbise üzerinde rahat görülebilmesi için açık renkli kıyafetler tercih edilmeli. • Kene uzaklaştırıcı ilaçların açıklamalarına dikkat edilerek vücud ve kıyafetlere uygulamalı. • Çiftlik hayvanları kenelere karşı ilaçlanmalı • Hayvan barınak yerleri kenelerin yapışamayacağı şekilde sıvayıp badanalanmalı. • Hayvandan kene çıkarmaya çalışırken mutlaka eldiven kullanılmalı. Orman, piknik alanı vb. kene yönünden riskli alanlardan döndüğünüzde mutlaka vücudunuzu kene açısından dikkatle kontrol edilmeli. Özellikle koltuk altı, kulak içi ve çevresi, göbek deliğinin içi, dizlerin arkası, saç ve kıllı bölgelerin içi ve çevresi, bacak arası, kasıklar, bel bölgesi iyice incelenmelidir.

Kene Isırmasında İlkyardım

Vücuda kene yapışması durumunda yapılacak en iyi ilk yardım, üzerine bir şey sürmeden veya çekmeye çalışmadan hızlıca bir sağlık kuruluşuna başvurmaktır. Eğer bir sağlık kuruluşuna ulaşma imkânı yoksa kenenin ağız kısmını koparmadan ve keneyi ezmeden (bir pensle, çivi çıkarır gibi sağa sola oynatarak) tutunduğu yerden almalıdır. Kene ne kadar erken çıkarılırsa hastalığın bulaşma riski de o kadar azalır. Keneyi çıkartmak için kibrit veya çakmak kullanılmamalıdır. Kenenin üzerine alkol, mazot vb. döküp sürülmemelidir. Bu işlemler kenenin tükürük salgısında artmaya ve hatta kusmasına neden olacağı için enfeksiyon riskini arttırır. Keneye asla çıplak elle dokunulmamalı, kene çıkartılırken eldiven giyilmelidir. Kene çıkarıldıktan sonra çıkartıldığı yere tentürdiyot gibi antiseptik bir solüsyon uygulanmalı, mümkünse incelemeler için kene cam bir tüp veya küçük kavanoz içerisinde saklanmalıdır.

Zehirlenmeler

Zehirleyici maddenin vücuda girmesi sonucu normal vücut fonksiyonlarının bozulmasına zehirlenme denir. Zehirlenmelerde belirtiler şunlardır:

Sindirim sistemi: Bulantı, karın ağrısı, kusma, ishal.

Sinir sistemi: Rahatsızlık hissi, hareketlerde uyumsuzluk, havale, bilinç kaybı.

Solunum sistemi: Nefes darlığı, morarma, solunum durması.

Dolaşım sistemi: Nabız bozukluğu, kalp durması.

Zehirler vücuda; sindirim, solunum ve cilt yoluyla girmektedir.

Sindirim yolu zehirlenmesi: Ev ya da bahçede kullanılan kimyasal maddeler, zehirli mantarlar, bozuk besinler, aşırı ilaç ve alkol alınması sonucu oluşur.

Gıda Zehirlenmeleri Gıda maddelerinin üretimleri, nakledilmeleri, saklanmaları ve tüketimleri sırasında bakteriler, virüsler, parazitler, kimyasal maddeler ve ortam koşulları bozulmaya yol açabilir. Bu besinleri yiyen kişilerde gıda zehirlenmeleri olur. Gıda zehirlenmelerinde belirtiler gıdanın bozulma şekline göre değişiklik gösterir. Genellikle bozuk gıdanın tüketilmesini takip eden birkaç saat içinde bulantı, kusma, karın ağrısı ve ishal görülür. Bozuk gıda sebebiyle oluşan zehirlenmelerin etkisi yenilmiş miktara, yiyen kişinin bünyesine, yaşına ve genel sağlık durumuna göre farklılıklar gösterir. Gıda zehirlenmelerinde en fazla etkilenen gruplar şunlardır: • bağışıklık sistemleri zayıflamış olan yaşlılar • tam olarak gelişmemiş bağışıklık sistemine sahip olan bebekler ve küçük çocuklar • zayıflamış bağışıklık sistemleri sebebiyle kronik rahatsızlığı olanlar

Gıda Zehirlenmelerinde İlkyardım Hafif ve orta şiddetli gıda zehirlenmeleri genellikle kendiliğinden geçer. Aşağıdaki önlemlerin alınması yeterlidir:

- Zehirlendiğinden şüphelenilen kişi kusturulmalıdır. Ancak zehirli gıdayı 4–5 saatten daha önce yemişse kusturulmamalıdır.
- Hastanın dinlenmesi sağlanmalıdır
- Hastaya bol miktarda su içirilmelidir.
- Zehirlenmeye sebep olan bakteri, virüs, parazit ve kimyasal maddelerin vücuttan atılmalarını geciktireceği için ishal giderici ilaçlar kullanılmamalıdır.

Ancak bozuk gıdayı yemiş kişi; • dışkısını şiddetli bir ishal şeklinde yaparsa, • ishali 24 saat içinde kanlı ishale dönüşürse, • yaşlı, bebek, çocuk ya da kronik rahatsızlığı olan biriyse ağır gıda zehirlenmesinden şüphelenilebilir. Hemen en yakın acil servise başvurarak tıbbi yardım alınmalıdır.

Sindirim Yolu ile Zehirlenmede İlkyardım

- Kişinin bilinci kontrol edilir.
- Sadece ağız zehirli maddeyle temas etmiş ise su ile çalkalanır.
- Zehirli madde el ile temas etmişse, el sabunlu su ile yıkanır.
- Hasta ya da yaralının yaşam bulguları değerlendirilir.
- Kusma, bulantı, ishal vb. belirtiler değerlendirilir.
- Özellikle, yakıcı maddenin alındığı ve hasta yaralının ne yiyip içtiğinin bilinmediği durumlarda hasta asla kusturulmaz!
- Bilinç kaybı varsa hasta ya da yaralıya koma pozisyonu verilir.
- Hasta ya da yalının üzeri örtülür.
- Tıbbi yardım istenir.
- Olayla ilgili bilgiler toplanarak kaydedilir. (Zehirli maddenin türü, kişi ilaç ya da uyuşturucu alıyor mu, hastanın bulunduğu saat, evde ne tür ilaçlar olduğu, vb.)

Solunum yolu zehirlenmesi: Genellikle karbonmonoksit gazı (tüp kaçakları, şofben, sobalar) lağım çukurunda biriken karbondioksit, klor, yapıştırıcılar, boyalar, ev temizleyicileri vb. maddelerin solunması sonucu oluşur.

Solunum Yoluyla Zehirlenmelerde İlkyardım

- Olay yeri güvenliği sağlanır (Gaz vanası kapatılır, olay yerine ateşle yaklaşılmaz).
- Cam, kapı vb. açılarak ortam havalandırılır ya da hasta temiz havaya çıkarılır.
- Hastanın bilinci kontrol edilir, solunum yolu açıklığı ve solunumu değerlendirilir.
- Hasta rahat nefes alabilmesi için yarı oturur pozisyonda tutulur.
- Hastanın bilinci kapalı ise koma pozisyonu verilir.
- Tıbbi yardım istenir.

Cilt (deri) yolu zehirlenmesi: Zehirli madde vücuda deri yoluyla girer. İlaç enjeksiyonu, zehirli bitkilere temas, zirai ilaçlar, zehirli hayvanların ısırması ve sokması sonucu oluşur.

Cilt (Deri) Yolu ile Zehirlenmelerde İlkyardım

- Olay yeri güvenliği sağlanır.
- Yaşam bulguları değerlendirilir.
- Ellerin zehirli madde ile teması önlenir.
- Zehir bulaşmış giysiler çıkartılır.
- Zehirle temas etmiş deri 15 - 20 dk. boyunca bol suyla yıkanır.
- Tıbbi yardım istenir.

Zehirlenmelerde Genel İlkyardım Uygulamaları

- Olay yeri güvenliği sağlanır.
- Hastanın bilinci ve yaşam belirtileri değerlendirilir.
- Zehirlenmeye neden olan madde mümkün olduğunca kısa sürede ortamdan uzaklaştırılarak etki azaltılır
- Hastanın yaşamsal fonksiyonlarının (solunum, dolaşım) devamı sağlanmaya çalışılır.
- Tıbbi yardım istenir.

Zehir danışma merkezi (114): Zehir danışma merkezi 24 saat hizmet vermektedir. Zehirlenme vakalarında merkez aranarak, yapılabilecekler hakkında bilgi alınabilir.

Donmalarda ve Yanıklarda İlkyardım

Aşırı soğuk nedeni ile soğuğa maruz kalan bölgeye yeterince kan gitmemesi ve kanın pıhtılaşmasıyla dokularda hasar oluşmasına donma denir.

Birinci derece donmalar: En hafif şeklidir, deride solukluk, soğukluk hissi, uyuşukluk, halsizlik daha sonra kızarıklık ve karıncalanma hissi görülür.

İkinci derece donmalar: Zarar gören bölgede gerginlik hissi, şişlik, ağrı, içi su dolu kabarcıklar, su toplanması, iyileşirken siyah kabuklara dönüşür.

Üçüncü derece donmalar: Dokuların geriye dönülmez biçimde hasara uğramasıdır. Canlı ve sağlıklı deriden kesin hatları ile ayrılan siyah bir bölge oluşur.

Donmalarda İlkyardım

- Hasta ya da yaralı ılık bir ortama alınarak soğukla teması kesilir.
- Donmaya maruz kalan kişi sakinleştirilir.
- Donan kişi hareket ettirilmez, kesin istirahat etmesi sağlanır.

- Kuru giysiler giydirilir.
- Bilinci açık ise sıcak, şekerli içecekler verilir.
- Su toplamış bölgeler asla patlatılmaz, üstü örtülür.
- Donuk bölge asla ovulmaz, kendiliğinden ısınması ya da çözünmesi sağlanır.
- El ve ayaklar doğal pozisyonda tutulur.
- Hala halsizlik varsa bezle bandaj yapılır.
- Tıbbi yardım istenir. (112)

Yanıklar; Ateş, radyasyon, kızgın cisim vb. çeşitli fiziksel ve yakıcı kimyasal etkenlere maruz kalma sonucu oluşan doku bozulmasına yanık denir.

1. Derece Yanıklar, Derinin yüzeyinde, kızarıklık (pembe, kırmızı arası renk) şeklinde görülen doku hasarı vardır. Ağrı vericidir. Yanan bölgede hafif şişlik vardır. Genelde 48 saat içinde kendiliğinden iyileşir.

2. Derece Yanıklar, Derinin 1. ve 2. tabakası etkilenmiştir. En belirgin özelliği deride içi su dolu kabarcıklar oluşmasıdır. Çok ağrılıdır.

3. Derece Yanıklar, Derinin tüm tabakaları etkilenir. Kaslar, sinirler, damarlar etkilenebilir. Yanık bölgede beyaz kuru yaradan, siyah renge kadar aşamaları vardır. Ağrısızdır, çünkü bütün sinirler zarar görmüştür. Yanıklar derinliğine, yaygınlığına ve oluştuğu bölgeye bağlı olarak, organ ve sistemlerde işleyiş bozukluğu gibi olumsuz sonuçlara yol açar Ağrı ve sıvı kaybına bağlı olarak şok meydana gelebilir. Hasta ya da yaralının kendi vücudunda bulunan mikrop ve toksinlerle enfeksiyon riski oluşur.

Isı ile Oluşan Yanıklarda İlkyardım

- Kişi hala yanıyorsa, paniğe engel olunur, koşması engellenir.
- Hasta ya da yaralı ıslak battaniye vb. ile sarılır ya da yuvarlanması sağlanarak yanma durdurulmaya çalışılır.
- Hasta ya da yaralının hava yolu açıklığı ve solunumu (AB) değerlendirilir.
- Yanık çok yaygın değilse yanan bölge en az 20 dk. tazyiksiz ve bol soğuk su altında tutulur.
- Şişlik oluşabileceğinden saat, yüzük, bilezik vb. takılar çıkarılır.
- Yanan bölgedeki giysiler çıkarılır (giysi yanan bölgeye yapışmışsa etrafından kesilerek çıkarılması gerekir).
- Yanan bölge sabunlu su ile dikkatlice temizlenir.

- Su toplayan yerler patlatılmaz.
- Yanan bölgelere (el, ayak gibi) birlikte bandaj yapılmaz.
- Yanık üzeri temiz ve nemli bezle örtülür, yanık üzerine hiçbir madde sürülmez.
- Hasta ya da yaralı battaniye vb. ile örtülür.
- Yanan vücut bölgesi geniş ve sağlık kurumu uzaksa, kusma yoksa, bilinci açıksa; sıvı kaybını gidermek amacıyla hasta ya da yaralıya hazırlanan sıvı (1 lt. su+ 1 çay kaşığı karbonat + 1 çay kaşığı tuz), maden suyu vb. içirilir.
- Tıbbi yardım istenir (112).

Kimyasal Yanıklarda İlkyardım

- Yanan bölgedeki giysiler çıkarılarak, kimyasal maddenin deriyle teması kesilir.
- Yanan bölge bol, tazyiksiz akan suyla, en az 20-25 dk. yıkanır.
- Hasta ya da yaralı battaniye vb. ile örtülür.
- Tıbbi yardım istenir (112).

Elektrik Yanıklarında İlkyardım

- Olabildiğince soğukkanlı ve sakin olunur.
- Hasta ya da yaralıya dokunmadan önce elektrik akımı kesilir.
- Akımı kesme imkânı yoksa yalıtkan bir maddeyle (tahta, plastik) kişinin elektrikle teması engellenir.
- Hasta ya da yaralının solunum yolu açıklığı ve solunumu değerlendirilmelidir.
- Hasta ya da yaralı kımıldatılmamalıdır.
- Hasar gören vücut bölgesi örtülür.
- Hasta ya da yaralının bilinci açık ve kendini iyi hissediyorsa dahi tıbbi yardım istenir.

Sıcak Çarpmasında İlk yardım

- Hasta serin ve havadar bir yere alınır.
- Hastanın giysileri çıkarılır.
- Hasta sırt üstü yatırılarak, kol ve bacaklar yükseltilir.

- Bulantı yoksa ve bilinci açıksa; su ve tuz kaybını gidermek için hastaya su, tuz, karbonatla hazırlanan sıvı ya da maden suyu içirilir

Göze, Kulağa, Buruna Yabancı Cisim Kaçmasında İlk yardım

Göze Yabancı Cisim Kaçmasında İlk yardım

Toz, kirpik gibi madde ise;

- Gözü ışığa çevirin, alt göz kapağına bakılır,
- Gerekiyorsa üst göz kapağına bakılır,
- Nemli, temiz bir bezle çıkartılır,
- Gözünü kırpıştırmasını engellenir,
- Bol su ile yıkanır,
- Göz ovulmaz,
- Çıkmıyorsa sağlık kuruluşuna götürülür.

Metal veya batan bir cisimse;

- Gerekmedikçe hasta kımıldatılmamalıdır,
- Göze hiçbir müdahale yapılmamalıdır,
- Tıbbi yardım istenmeli hastanın göz uzmanlık dalı olan bir sağlık kuruluşuna gitmesi sağlanmalıdır..
- Her iki göz kapatılmalıdır.

Kulağa yabancı cisim kaçmasında ilk yardım

- Kesinlikle sivri ve delici bir cisimle müdahale edilmemelidir.
- Su değdirilmemelidir.
- Tıbbi yardım istenmelidir.

Buruna yabancı cisim kaçmasında ilk yardım

- Burun duvarına bastırarak kuvvetli bir nefes verme ile cismin atılması sağlanır.
- Çıkmazsa tıbbi yardım sağlanır.

Hasta veya Yaralı Taşıma Teknikleri

Hasta veya yaralı taşırken dikkat edilmesi gereken kurallar şöyledir:

Baş - boyun - gövde ekseni esas alınmalı,

Ekip çalışması yapılmalı,

Hasta veya yaralıya yakın mesafede çalışılmalı,

Daha uzun ve kuvvetli kas grupları kullanılmalı,

Sırtın gerginliğini korumak için dizler kalçadan bükülmeli,

Yerden destek alacak şekilde, her iki ayağı kullanma ve birini diğerinden öne yerleştirme,

Omuzlar leğen kemiği hizasında tutulmalıdır,

Ağırlık kaldırırken karın muntazam tutulup, kalça kasılmalıdır,

Kalkarken ağırlığı kalça kaslarına verilmelidir,

Yavaş ve düz adımlarla yürünmelidir (Adımlar omuzdan geniş olmamalı),

Ani dönme ve bükülmelerden kaçınılmalı hasta veya yaralı az hareket ettirilmelidir.

Acil Taşıma Teknikleri • Genel bir kural olarak yaralının yeri değiştirilmemeli ve dokunulmamalıdır ancak bir tehlike söz konusuysa taşıdığı her türlü riske rağmen acil taşıma zorunludur. En kısa sürede yaralılar, güvenli bir yere taşınmalıdır.

- **Sürükleme yöntemi,**
- **Araç içindeki yaralıyı taşıma (RENTEK MANEVRASI).**

Sürükleme Yöntemleri Yaralının sürüklenmesi oldukça faydalı bir yöntemdir. Özellikle kilolu ve iriyarı kişilerin taşınması gerekiyorsa dar, basık ve geçiş güçlüğü olan bir yerden çıkarmalarda herhangi bir yaralanmaya neden olmamak için seçilebilecek bir yöntemdir. İlkyardımcının fiziksel kapasitesi göz önünde bulundurulmalıdır. Mümkünse battaniye kullanılmalıdır.

Sürükleme yöntemleri şunlardır:

Ayak bileklerinden tutarak sürükleme

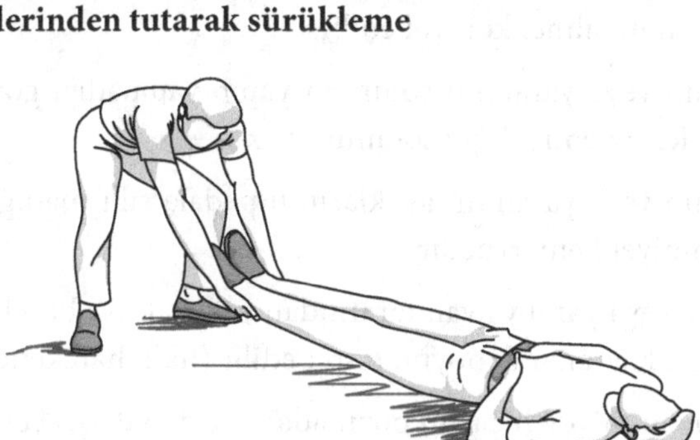

Koltuk altından tutarak sürükleme

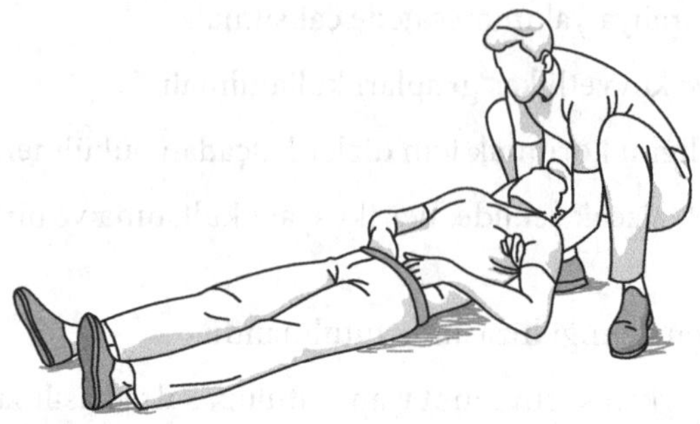

Dar alanda sürükleyerek taşıma

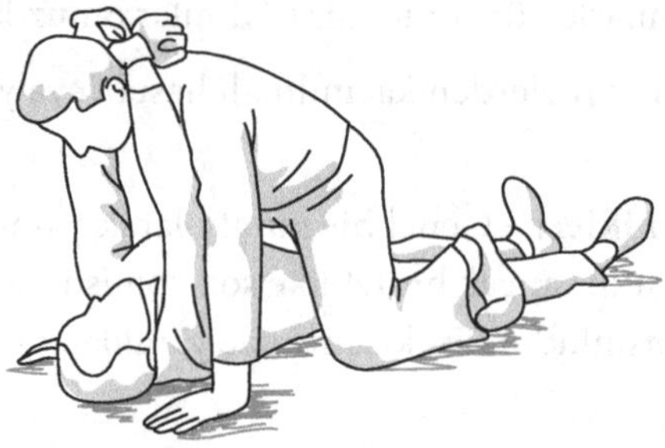

Araç İçindeki Yaralıyı Taşıma (Rentek Manevrası) Tekniği

Kaza geçirmiş yaralı bir kişiyi eğer bir tehlike söz konusu ise omuriliğine zarar vermeden araçtan çıkarma tekniğidir. Bu uygulama, solunum durması (yapay solunum uygulaması yapmak için), yangın ve patlama tehlikesi gibi olağanüstü durumlarda uygulanır.

- Kaza ortamı değerlendirilir: Patlama, yangın tehlikesi belirlenir, çevre ve İlkyardımcının kendi güvenliği sağlanır.
- Hastanın veya yaralının omuzlarına hafifçe dokunarak ve "iyi misiniz?" diye sorarak bilinci kontrol edilir.
- Hastanın veya yaralının solunum yapıp yapmadığı gözlemlenir (göğüs hareketleri izlenir). Eğer solunum yok ise;
- Hastanın veya yaralının ayaklarının pedala sıkışmadığından emin olunur; emniyet kemeri açılır.
- Hastaya veya yaralıya yan tarafından yaklaşılır ve bir elle kolu, diğer elle de çenesi kavranarak boynu tespit edilir (hafif hareketle).
- Baş-boyun-gövde hizasını bozmadan araçtan dışarı çekilir.
- Hasta veya yaralı yavaşça yere veya sedyeye yerleştirilir

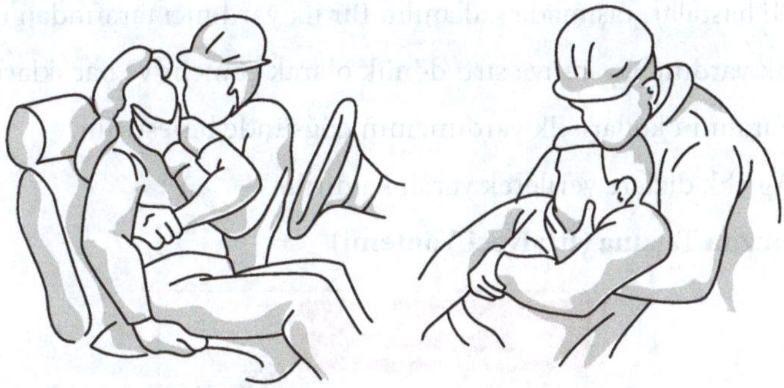

Kısa Mesafede Süratli Taşıma Teknikleri:

1. Kucakta Taşıma

Bilinci açık olan çocuklar ve hafif yetişkinler için kullanışlı bir yöntemdir. Bir İlkyardımcı tarafından uygulanır.

- Bir elle, yaralının dizlerinin altından tutularak destek alınır.
- Diğer elle gövdenin ağırlığı yüklenerek sırtından kavranır.
- Yaralıya kollarını ilk yardımcının boynuna dolaması söylenebilir. Bu yaralının kendini güvende hissetmesini sağlar.
- Ağırlık dizlere verilerek kalkılır.

2. İlkyardımcının Omzundan Destek Alma

Hafif yaralı ve yürüyebilecek durumdaki yaralıların taşınmasında kullanılır. Bir ilk yardımcı tarafından uygulanır. Bu yöntem iki kişi ile de uygulanabilir.

- Yaralının bir kolu, İlkyardımcının boynuna dolanarak destek verilir.
- İlkyardımcı, boşta kalan kolu ile yaralının belini tutarak yardım eder.

3. Sırtta Taşıma

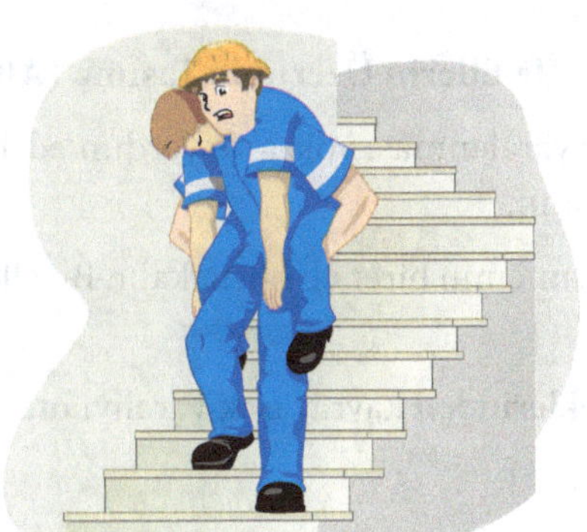

Bilinçli hastaları taşımada kullanılır. Bir ilk yardımcı tarafından uygulanır.

- İlk yardımcı, yaralıya sırtı dönük olarak çömelir ve bacaklarını kavrar.
- Yaralının kolları, ilk yardımcının göğsünde birleştirilir.
- Ağırlık dizlere verilerek yaralı kaldırılır

4. Omuzda Taşıma (İtfaiyeci Yöntemi)

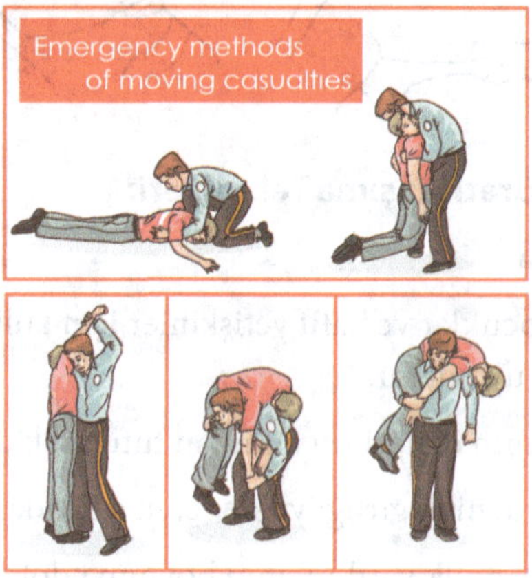

Yürüyemeyen ya da bilinci kapalı olan kişiler için kullanılır. Bir ilk yardımcı tarafından uygulanır. İlk yardımcının bir kolu boşta olacağından, bir yerden rahatlıkla destek alınabilir.

- İlkyardımcı sol kolu ile omzundan tutarak yaralıyı oturur duruma getirir.
- Çömelerek sağ kolunu yaralının bacaklarının arasından geçirir.
- Yaralının vücudunu sağ omzuna alır.
- Sol el ile yaralının sağ elini tutar, ağırlığı dizlerine vererek kalkar.
- Yaralının önde boşta kalan bileği kavranarak hızla olay yerinden uzaklaştırılır.

5. İki İlk yardımcı İle Ellerin Üzerinde Taşıma (Altın Beşik Yöntemi)

Yaralının ciddi bir yaralanması yoksa ve yardım edebiliyorsa iki, üç, dört elle altın beşik yapılarak taşınır.

İki Elle: İki ilk yardımcının birer eli boşta kalır. Bu elleri birbirlerinin omzuna koyarlar.

Diğer elleri ile bileklerinden kavrayarak yaralıyı otururlar.

Üç Elle: Birinci ilk yardımcı bir eli ile ikinci ilk yardımcının omzunu kavrar: Diğer eli ile ikinci ilk yardımcının el bileğini kavrar. İkinci ilk yardımcı bir el ile birinci ilk yardımcının bileğini, diğer eli ile de kendi bileğini kavrar.

Dört Elle: İlkyardımcılar bir elleri ile diğer el bileklerini, öbür elleri ile de birbirlerinin bileklerini kavrarlar.

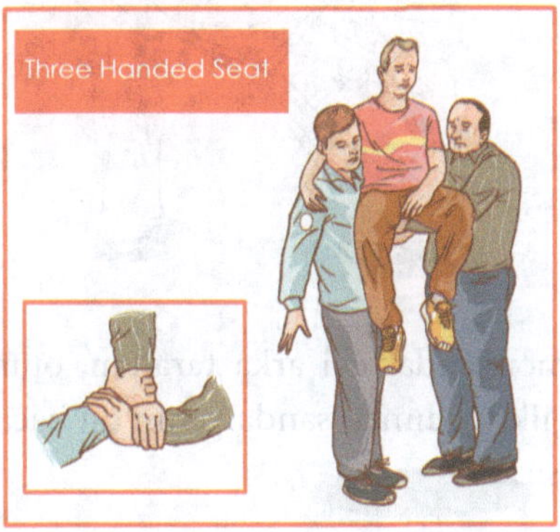

6. Kollar ve Bacaklardan Tutarak Taşıma

Yaralı, bir yerden kaldırılarak hemen başka bir yere aktarılacaksa kullanılır. İki İlkyardımcı tarafından uygulanır.

- İlk yardımcılardan biri, sırtı yaralıya dönük olacak şekilde bacakları arasına çömelir ve elleri ile yaralının dizleri altından kavrar. İkinci ilk yardımcı, yaralının baş tarafına geçerek kolları ile koltuk altlarından kavrar. Bu şekilde kaldırarak taşırlar.

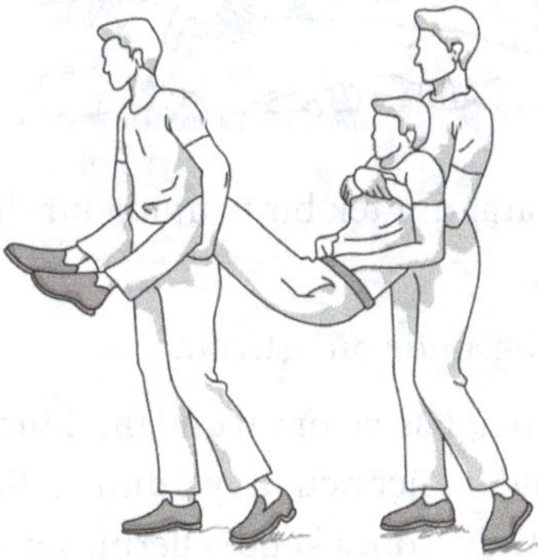

7. Sandalye Taşıma Teknikleri

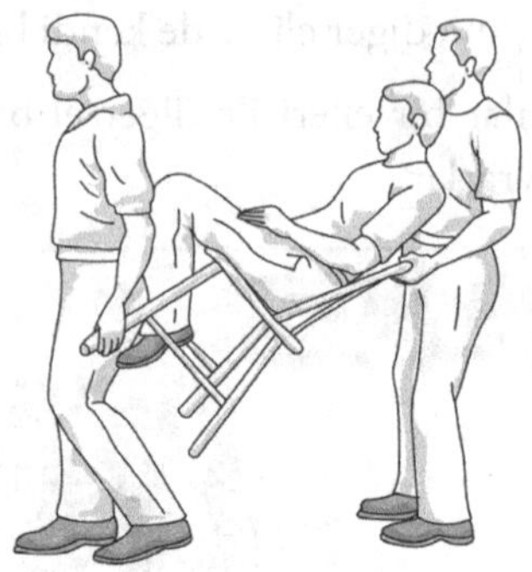

- Bir İlk yardımcı sandalyeyi arka taraftan, oturulacak kısma yakın bir yerden, diğer ilk yardımcı, sandalyenin ön bacaklarını aşağı kısmından kavrayarak taşırlar.

Sedye Üzerine Yerleştirme Teknikleri

1. Kaşık Tekniği

Bu teknik, yaralıya sadece bir taraftan ulaşılması durumunda üç ilk yardımcı tarafından uygulanır.

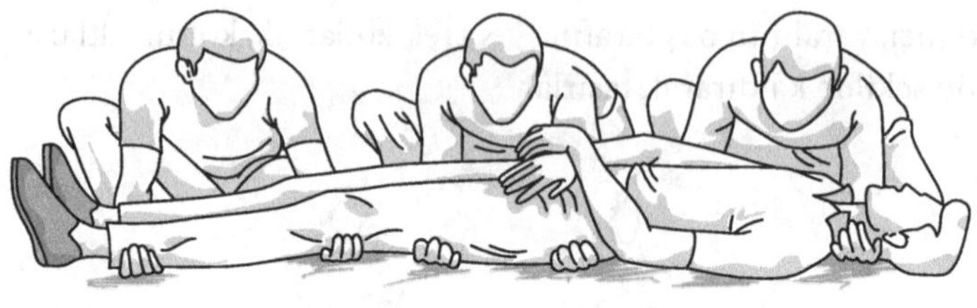

- İlkyardımcılar, yaralının tek bir yanında bir dizleri yerde olacak şekilde diz çökerler.
- Yaralının elleri göğsünde birleştirilir.
- Birinci ilk yardımcı; baş ve omuzundan, ikinci ilk yardımcı; sırtının alt kısmı ve uyluğundan, üçüncü ilk yardımcı; dizlerinin altından ve bileklerinden kavrar. Daha sonra kendi ellerini yaralının vücudunun altından geçirerek kavrarlar.
- Başını ve omzunu tutan birinci ilk yardımcının komutu ile tüm ilk yardımcılar aynı anda yaralıyı kaldırarak dizlerinin üzerine koyarlar.
- Sonra uyumlu bir şekilde ayağa kalkarlar.

- Aynı anda tek bir hareketle yaralıyı göğüslerine doğru çevirirler ve aynı anda düzgün bir şekilde sedyeye koyarlar.

2. Köprü Tekniği

Yaralıya iki taraftan ulaşılması durumunda, dört ilk yardımcı tarafından yapılır.

- İlk yardımcılar bacaklarını açıp yaralının üzerine hafifçe çömelerek yerleşirler.
- Birinci ilk yardımcı; başı koruyacak şekilde omuz ve ensesinden, ikinci ilk yardımcı; kalçalarından, üçüncü ilk yardımcı da dizlerinin altından tutar.

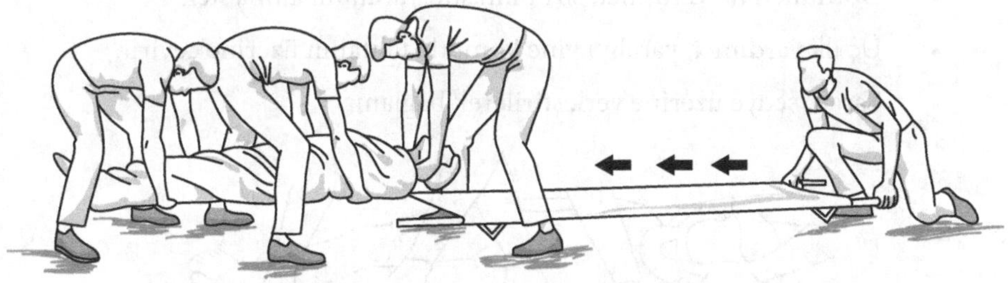

- Birinci ilk yardımcının komutu ile her üç ilk yardımcı hastayı kaldırır.
- Dördüncü ilk yardımcı, sedyeyi arkadaşlarının bacakları arasına iterek yerleştirir.

3. Karşılıklı Durarak Kaldırma

Omurilik yaralanmalarında ve şüphesinde kullanılır. Üç ilk yardımcı tarafından uygulanır.

- İki ilk yardımcı, yaralının göğüs hizasında karşılıklı diz çöker.
- Üçüncü ilk yardımcı, yaralının dizleri hizasında diz çöker.
- Yaralının kolları göğsünün üzerinde birleştirerek düz yatması sağlanır.
- Baş kısımdaki ilk yardımcılar kollarını baş-boyun eksenini koruyacak şekilde yaralının sırtına yerleştirirler.
- Yaralının dizleri hizasındaki üçüncü ilk yardımcı, kollarını açarak yaralının bacaklarını düz olacak şekilde kavrar. Verilen komutla tüm ilk yardımcılar, yaralıyı düz olarak kaldırarak sedyeye yerleştirirler.

4. Kütük Yuvarlama Tekniği

Bu teknik, yaralının ağır olması ve sert sırt tahtası vb. olması durumunda, dört ilk yardımcı tarafından uygulanır.

- Üç ilk yardımcı yaralının tek bir yanında, bir dizleri yerde olacak şekilde diz çökerler.
- Yaralının elleri göğsünde birleştirilir.
- Birinci ilk yardımcı; baş ve omzundan, ikinci ilk yardımcı; sırtının alt kısmı ve uyluğundan, üçüncü ilk yardımcı; dizlerinin altından ve bileklerinden kavrar. Daha sonra ilk yardımcılar kendi ellerini, yaralının vücudunun altından geçirerek kavrarlar.
- Başını ve omzunu tutan birinci ilk yardımcının komutu ile tüm ilk yardımcılar aynı anda yaralıyı yan çevirirler.
- Dördüncü ilk yardımcı, sırt tahtasını yaralının altına iter.
- Üç ilk yardımcı, yaralıyı yine komutla tahtanın üzerine çevirir.
- Yaralı, sedye üzerine yerleştirilerek bağlanır.

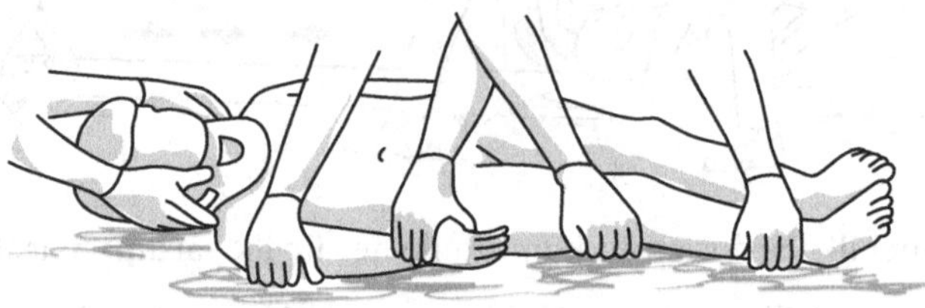

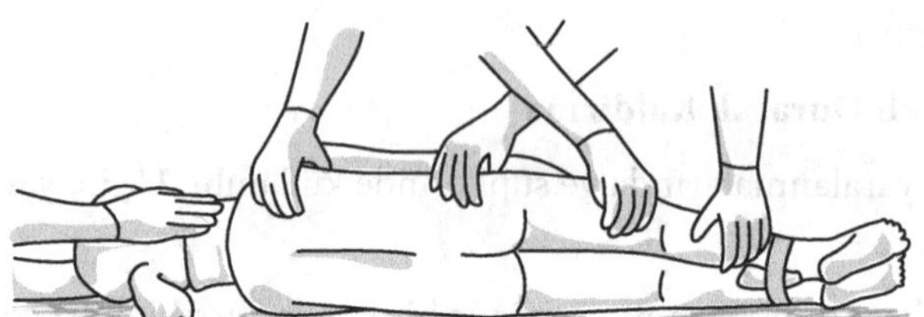

Sedye İle Taşıma Teknikleri

Sedye ile taşımada genel kurallar şunlardır:

- Yaralı, battaniye ya da çarşaf gibi bir malzeme ile sarılmalıdır.
- Düşmesini önlemek için sedyeye bağlanmalıdır.
- Başı gidiş yönünde olmalıdır.
- Sedye daima yatay konumda olmalıdır.
- Öndeki ilk yardımcı sağ, arkadaki ilk yardımcı sol ayağı ile yürümeye başlamalıdır.

- Daima sedye hareketlerini yönlendiren bir sorumlu olmalı ve komut vermelidir.
- Güçlü olan ilk yardımcı, hastanın/yaralının baş kısmında olmalıdır.

1. Sedyenin İki Kişi Tarafından Taşınması

- Her iki İlkyardımcı çömelir, sırtları düz, bacakları kıvrık olacak şekilde sedyenin iki ucundaki iç kısımlarda dururlar.
- Komutla birlikte sedyeyi kaldırırlar ve yine komutla dönüşümlü adımla yürümeye başlarlar.
- Önde yürüyen, yoldaki olası engelleri haber vermekle sorumludur.

2. Sedyenin Dört Kişi Tarafından Taşınması

Yaralının durumu ağır ise ya da yol uzun, zor ve engelli ise sedye 4 kişi ile taşınmalıdır.

- İlk yardımcıların ikisi; yaralının baş, diğer ikisi; ayak kısmında sırtları dik, bacakları bükülü olarak sedyenin yan kısımlarında çömelirler. Sedyenin sapından tutarlar ve yukarı komutu ile sedyeyi kaldırırlar.
- Sedyenin sol tarafından tutan ilk yardımcılar sol, sağ tarafındakiler sağ adımlarıyla yürümeye başlarlar.
- Dar bölgeden yürürken ilk yardımcılar, sırtlarını sedyenin iç kısmına vererek yerleşirler.
- Merdiven ve yokuş inip çıkarken sedye mümkün olabilecek en yatay pozisyonda tutulmalıdır. Bunun için ayak tarafındakiler sedyeyi uyluk hizasında, baş tarafındakiler omuz hizasında tutmalıdır.

Bir Battaniye ile Geçici Sedye Oluşturma

- Tek bir battaniye ile sedye oluşturmada; battaniye yere serilir kenarları rulo yapılır.
- Yaralı üzerine yatırılarak kısa mesafede güvenle taşınabilir.

Bir Battaniye ve İki Kirişle Geçici Sedye Oluşturma

Yeterli uzunlukta iki kiriş ile sedye oluşturmak mümkündür.

- Bir battaniye yere serilir.
- Battaniyenin 1/3'üne birinci kiriş yerleştirilir ve battaniye bu kirişin üzerine katlan
- Katlanan kısmın bittiği yere yakın bir noktaya, ikinci kiriş yerleştirilir.

- Battaniyede kalan kısım, bu kirişin üzerini kaplayacak şekilde kirişin üzerine doğru getirilir.
- Yaralı bu iki kirişin arasında oluşturulan bölgeye yatırılır.

SABİTLEŞTİRME (FİKSASYON) ŞEKİLLERİ:

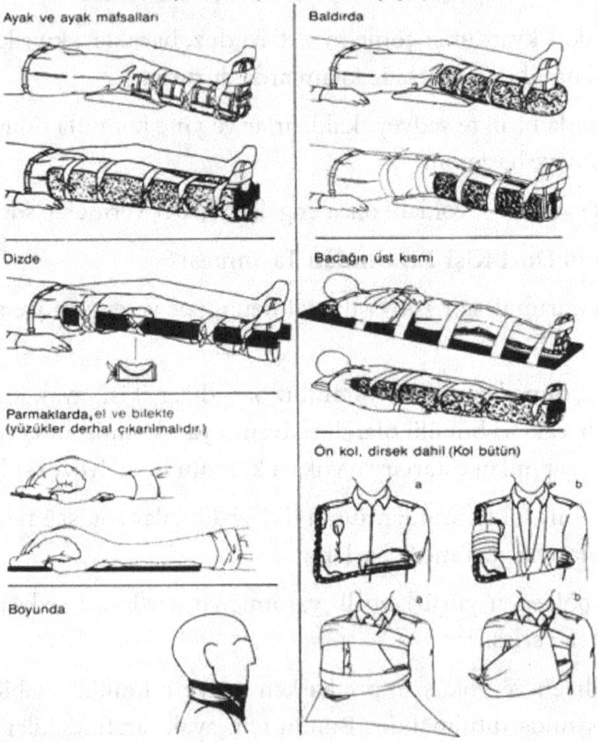

Çalışma Soruları

- Trafik eğitiminin önemini kısaca açıklayınız.
- Trafik kazalarında gelişmiş kurtarma nedir gelişmiş kurtarmada temel kuralları sıralayınız.
- Afetlerde sağlık hizmetleri hangi dönemlere göre, gruplandırarak kısaca açıklayınız.
- Bir afet durumunda ağırlık verilmesi gereken başlıca uygulamalar nelerdir, sıralayınız.
- İlk yardım nedir? İlkyardımın ABC sini kısaca açıklayınız.
- İlk yardımın Temel 6 T ilkeleri nelerdir sıralayarak kısaca açıklayınız.

- Uygulamalar
- Koma pozisyonunu işlem basamaklarına göre arkadaşlarınızla uygulayınız.
- Yetişkinlere temel yasam desteği aşamalarını sıralayarak, sınıfta işlem basamaklarına göre uygulayınız.

Kaynaklar

Afet ve Acil Durum Müdahale Hizmetleri Yönetmeliği,(2014) No: 28855 Açıklamalı Afet Yönetimi Terimleri Sözlüğü, T.C. Başbakanlık Afet ve Acil Durum Yönetimi Başkanlığı, Kasım

Akdur R.(1998) Afetler ve Afetlere Karşı Alınacak Önlemler, Halk Sağlığı, Antıp A.Ş Yayınları Ankara, s:241-270

Aksoy, A. (1995). "Deprem", Bayındırlık ve İskân Bakanlığı İle Belediyeler Dergisi, TAU Genel Müdürlüğü Yayınları, Yıl 9,Sayı 25,s.47, Ankara.

Aktel M.(2010) "5902 Sayılı Yasa İle Türkiye'de Afet Yönetiminde Oluşan Değişim", Dumlupınar Üniversitesi Sosyal Bilimler Dergisi, No 27, Kütahya, s. 169-180.

Amoto Z., Elçi Ö.Ç. (Editör) (1996) Olagan Üstü Durumlarda Sağlık Hizmetleri, TTB yayınları, Açılım yayıncılık, İzmir.

Ataoğlu, T.(1998.) "Türkiye'de Afete Karşı Hazırlık ve Afet Yönetimi Konusunda Yapılan Çalışmalar", Afete Karşı Hazırlık ve Yönetim Kursu, 7-11 Kasım 1998, TAU Genel Müdürlüğü, Ankara, s.83

Boran, Ş,N(2018)Ankara Hacı Bayram Veli Üniversitesi Polatlı Sosyal Bilimler Meslek Yüksekokulu Çocuk Bakımı ve Gençlik Hizmetleri Bölümü İlkyardım dersi notları

Çakmakçı M.: Felakette Sağlık Düzeni, Bilim ve Teknik sayı:382, Eylül 1999

Çuhadaroğlu F., Kara R., Ustaoğlu E. (1992) Deprem ve Erzincan, Erzincan Valiliği yayını, Erzincan

Demir, G, Nuray Bingöl, vd (2007) İlkyardım Kaynak Kitabı, Türk Hava Kurumu Matbaası, Ankara

Ege R.,(1999)Kaza, Hastalık ve Yaralanmalarda İlk ve Acil Yardım, 3. Baskı, Türk Hava Kurumu, Ankara.

Ercan T.: (1991)Yanardağlar Kükremeye Başladı, Cumhuriyet bilim Teknik Sayı: 223, 22 Haziran

Erdil F, Bayraktar N, vd. (2009)Temel İlkyardım. Eflatun Yayınevi, Ankara.

Erdur Baker Ö.(2014) Müdahalelere genel bakış. In: Erdur Baker Ö,Doğan T, editors. Afetler, Krizler, Travmalar ve Psikolojik Yardım.Ankara: Atalay Matbaacılık; 2014. p.113–9.

Erkin Erten, M. Yeğin vb. (2003); "Planlama Sürecinde Yönetmeliklerin Afetler Açısından Etkin Hâle Getirilmesi", Kocaeli Deprem Sempozyumu, s. 334.

file:///C:/Users/user/Desktop/Saglik-Bakanligi-İlk-Yardim.

Genç F. N (2007) Türkiye'de Doğal Afetler ve Doğal Afetlerde Risk Yönetimi Stratejik Araştırmalar Dergisi Sayı; 9 Şubat 2007. yıl 5

Güler Ç. Zakir Çobanoğlu(1994) Afetler. Birinci Baskı Ankara file:///C:/Users/user/Desktop/afet%20kitap.pdf (ET: 21.06.2019/15.40)

Işık Ö,vd.(2012) Afet Yönetimi ve Afet Odaklı Sağlık Hizmetleri Okmeydanı Tıp Dergisi 28(Ek sayı 2):82-123

İçişleri Bakanlığı Emniyet Genel Müdürlüğü Sağlık İşleri Dairesi Başkanlığı. (2010) Temel İlkyardım, EGM İdari ve Mali İşler Dairesi Başkanlığı Basımevi Şube Müdürlüğü Yayınevi, Ankara.

İlkyardım Bilgileri, <http://www.ktu.edu.tr/sivilsavunma-ilk yardimbilgiler>, (ET: 20.06.2019/14.40)

Trafikte Hız ve Kaza Riski, <http://www.trafik.gov.tr/Sayfalar/AsiriHiz.aspx>, Emniyet Genel Müdürlüğü Trafik Hizmetleri Başkanlığı, (ET: 18.06.2019/15.15).

İlkyardım, <http://www.İlk yardim.org.tr/dokumanlar/Saglik-Bakanligi-İlk-Yardim.pdf, (ET: 11.06.2019).

İnan, F vd (2011) Temel İlkyardım Uygulamaları Eğitim kitabı T.C. Sağlık Bakanlığı Temel Sağlık Hizmetleri Genel Müdürlüğü İlk yardım Ve Acil Sağlık Hizmetleri Daire Başkanlığı, Ankara. file:///C:/Users/user/Desktop/Saglik-Bakanligi-İlk-Yardimkaynakça.pdf(ET: 11.06.2019/12.20)

İnandı T.(1997) Depremlerden Bazı Deneyimler, Sürekli Tıp Eğitimi Dergisi (TTB yayını), Cilt:6 Sayı:7, Temmuz Erdur Baker Ö. Müdahalelere genel bakış. In: Erdur Baker Ö,

Karaman, Z (2016) Afetlerde Hızlı Çevresel Etki Değerlendirmesi ve Kriz Yönetiminde Kritik Sorgulama Hastane Öncesi Dergisi Nisan 2016, Cilt 1 – Sayı 1 Sayfa No: 1-16

Kemaloğlu M(2015), Türkiye 'de Afet Yönetiminin Tarihi ve Yasal Gelişimi Akademik Bakış Dergisi Sayı: 52 Kasım – Aralık 2015 Uluslararası Hakemli Sosyal Bilimler E-Dergisi ISSN:1694-528X İktisat ve Girişimcilik Üniversitesi, Türk Dünyası Kırgız – Türk Sosyal Bilimler Enstitüsü, Celalabat – KIRGIZİSTAN http://www.akademikbakis.org.

Koçyiğit A(:1992)Erzincan ve 5 Milyon Yıllık Fayı, Cumhuriyet bilim Teknik Sayı: 265, 11 Nisan

Kuş,G(2019) Doğal Afetler Sonrasında İnsanların İlk yardım Bilgi Ve Beceri Düzeyi: Ne Yapabiliriz? * Eskişehir Teknik Üniv. Bil. Tek. Der. B– Teorik Bil. 6 / (UDMSK Özel Sayısı) - 2018, Cilt:6 - syf. 204 - 210,

Kutlutürkan S, Fesci H(2006). Epilepside İlkyardım nasıl olmalı? Atatürk Üniversitesi Hemşirelik Yüksekokulu Dergisi 2006; 9: 98-104.

Özmen,, B, M. Nurlu, H. Güler. (1997) Coğrafi Bilgi Sistemi İle Deprem Bölgelerinin İncelenmesi, T.C. Bayındırlık ve İskân Bakanlığı Afet İşleri Genel Müdürlüğü, Özyurt Matbaası, Ankara,

Pampal S.(1999): Depremler, ALFA Basım Yayım Dağıtım, İstanbul,

Payam, M.(2012), İlk ve Ortaöğretim Okullarında Trafik Eğitimindeki Temel Sorunlar: Siirt İli Örneği, Doktora Tezi, Polis Akademisi Başkanlığı Güvenlik Stratejileri ve Yönetimi Anabilim Dalı, Ankara

Sert, Z, vd (2006).Lise Sağlık Bilgisi. Devlet kitapları ikinci baskı Ilıcak Matbacılık, İstanbul.

Sağlık Hizmetleri Yönetimiİ (24-28 Ekim 2000-YALOVA) Kurs Notları Şubat 2001-Ankara

T.C. Sağlık Bakanlığı(2006), Ankara İl Sağlık Müdürlüğü, Acil Sağlık Hizmetleri Şubesi, Temel İlkyardım Uygulamaları Eğitim Kitabı, Ankara,

Taymaz T.(1994): Türkiye'nin Gerçeği Deprem, Cumhuriyet Bilim Teknik, sayı:447, 14 Ekim

Tiryaki D.(2005) İlkyardım Nedir? İlkyardım El Kitabı. Artı Sağlık Çevre Kalite Yayınları, İstanbul

Trafik Kazaları Eğitim Kitabı İstanbul Büyükşehir Belediyesi İtfaiye Daire Başkanlığı file:///C:/Users/user/Desktop/kazalarda%20 ilk yardım%20 kitap.pdf (ET:07.06.2019/12.30)

Türk Kızılayı Ulusal İlkyardım Programı. (2016). Temel İlkyardım Bilgileri http://www.ilk yardim.org.tr/temel-ilk-yardim-bilgileri.html. (ET:02.06.2019/17.10)

Umut.F.(2012) İlkyardım. ISBN: 978-605-4628-07-0 İkinci baskı, İstanbul, 2012 AEP Uygulama ve Yaygınlaştırma Projesi - 2012

Yetiş G, Gürbüz,P (2018) Sağlık Hizmetleri Meslek Yüksekokulu Öğrencilerinin İlkyardım Bilgi Düzeylerinin Belirlenmesi İnönü Üniversitesi Sağlık Hizmetleri Meslek Yüksekokulu Dergisi, ISSN: 2147-7892, Cilt 6, Sayı 2 s,64-76

Yıldırım S, Çadırcı D. (2016) Ev Kazaları Nedeniyle Acil Servise Başvuran Hastaların Değerlendirilmesi, Harran Üniversitesi Tıp Fakültesi Dergisi, 2016; 13(1): 68-73.

Yılmaz İ, Ersoy A, vd (2007) İlkyardımla ilgili temel bilgiler. Trafik ve ilk yardım. Anadolu Üniversitesi Açıköğretim Fakültesi Yayını; Eskişehir.

Yılmaz, A. (2003). Türk Kamu Yönetiminin Sorun Alanlarından Biri Olarak Afet Yönetimi, Pegem-A Yayıncılık, Ankara.

Görüşme

Ömer Faruk Aksoy, sağlık memuru,UMKE, 08.05.2019

YAZARLAR HAKKINDA

Prof. Dr. Saime KÜÇÜKKÖMÜRLER

Lisans eğitimini Kız Teknik Öğretmen Okulu Aile-Ekonomisi ve Beslenme Eğitimi programında tamamlamıştır. Yüksek lisans Eğitimini Hacettepe Üniversitesi Sağlık Bilimleri Fakültesi-Beslenme ve Diyetetik programında tamamlamıştır. Doktora eğitimini Gazi üniversitesi, Sosyal Bilimler Enstitüsü Gıda ve Beslenme Eğitimi programında tamamlamıştır. Meslek hayatı boyunca Gazi Üniversitesi, Mesleki Eğitim Fakültesi, Aile Ekonomisi ve Beslenme Eğitimi programı, Gıda ve Beslenme Eğitimi Anabilim Dalında araştırma görevlisi ve Öğretim üyesi olarak çalışmıştır. Mesleki Eğitim Fakültesi'nin kapatılması nedeniyle, Gazi Üniversitesi Turizm Fakültesi, Gastronomi ve Mutfak Sanatları bölümünde çalışmaya devam etmektedir. Gastronomi, Gıdalar, Türk mutfak kültürü ve Sağlıklı beslenme konularında çalışmalarına devam etmektedir.

Doç. Dr. Hüsne DEMİREL

Lisans ve yüksek lisansını Gazi Üniversitesi Mesleki Eğitim Fakültesi Aile Ekonomisi ve Beslenme Eğitimi Bölümünde, doktorasını Ankara Üniversitesi Ev Ekonomisi Yüksek Okulu Aile Ekonomisinde tamamladı. Gazi Üniversitesi Mesleki Eğitim Fakültesi Aile Ekonomisi ve Beslenme Eğitimi Bölümünde 1996 yılında araştırma görevlisi, 2003 yılında öğretim görevlisi ve 2007 yılında yardımcı doçent oldu. Mesleki Eğitim Fakültesi kapatıldıktan sonra kadro aktarımı Gazi Üniversitesi Sağlık Bilimleri Fakültesi Sosyal Hizmet bölümüne yapıldı. 2018'de Doçent unvanını alıp halen Gazi Üniversitesi Sağlık Bilimleri Fakültesi Sosyal Hizmet Bölümünde çalışmaktadır. Çalışma alanları, kadın, aile ve tüketici eğitimidir. İş ve yaşam tatmini, yaşam kalitesi, aile bağları, iş-aile; aile-iş çatışması konusunda yayınları ile ulusal ve uluslararası projelerde araştırmacı ve yönetici olarak görevleri vardır.

Dr. Öğr. Üyesi Şadan TOKYÜREK

Lisans öğrenimini Kız Teknik Yüksek Öğretmen Okulu Aile Ekonomisi ve Beslenme Bölümünde tamamladı. Yüksek lisans ve doktora eğitimini Gazi Üniversitesi Sosyal Bilimler Enstitüsü Ev Yönetimi ve Beslenme Anabilim Dalında tamamladı. Meslek hayatı boyunca Aile Ekonomisi ve Beslenme Eğitimi bölümünde araştırma görevlisi, öğretim görevlisi ve öğretim üyesi olarak çalıştı. 1991 yılında YÖK-Dünya Bankasının Türkiyede Mesleki Eğitimi Geliştirme Projesi kapsamında ABD Indiana / Purdue Üniversitesinde 9 ay süre ile kurs, seminer, gezi-gözlem v.b ekinliklere katıldı. Yurt içinde çeşitli kurslara ve seminerlere eğitimci veya kursiyer olarak katıldı. Çeşitli konferans ve kongrelerde bildiriler sundu ve yayınlar yaptı. 2003 yılında İnsan Kaynağını Geliştirme Vakfının Cinsel Sağlık Bilgileri Hizmet Öncesi Eğitim programına katıldı. Aile Ekonomisi Ana Bilim Dalında Ev Yönetimi, Aile Ekonomisi, Aile Kaynaklarının Yönetimi, İnsan İlişkileri, Cinsel Sağlık Bilgileri derslerini yürüttü.

Uzm. Nağme ŞİRVAN BORAN

Lisans eğitimini Gazi Üniversitesi Mesleki Eğitim Fakültesi Çocuk Gelişimi Aile-Ekonomisi ve Beslenme Eğitimi programında, yüksek lisans eğitimini Gazi Üniversitesi Sosyal Bilimleri Enstitüsü Aile-Ekonomisi ve Beslenme Eğitim. Programında tamamlamıştır. Doktora eğitimini Gazi Üniversitesi, Eğitim Bilimleri Enstitüsü Ev Ekonomisi ve Beslenme Eğitimi programında sürdürmektedir. Meslek hayatı boyunca Ankara 7. Akşam sanat okulu ve halk eğitim merkezinde, Ankara Gülen Muharrem Pakoğlu İlköğretim Okulunda ardından Bahçelievler 100. Yıl Mesleki ve Teknik Anadolu lisesinde öğretmen, atölye şefi, bölüm şefi olarak çalışmıştır. AÇEV, METGE ve MEGEP projelerinde modül yazım, seminer düzenleme, kurslarda öğretim görevlisi vb. görevlerde aktif olarak görev yapmıştır. TRT programlarında danışman ve konuk olarak görev almıştır. Gazi Üniversitesi, Ankara Meslek Yüksekokulunda adı değiştikten sonra Polatlı Sosyal Bilimler Meslek Yüksekokulunda Çocuk Gelişimi ve Gençlik Hizmetleri bölümünde öğretim görevlisi olarak görev almıştır. Beslenme, çocuk beslenmesi, Gastronomi, Gıdalar, Türk mutfak kültürü ve Sağlıklı beslenme konularında çalışmalarına devam etmektedir